幼儿卫生保育教程

主 编/刘 馨 万 钫

编 委/赵丽丽 刘晓晔 潘 扬 李叶兰
　　　李淑芳 钟桂英 刘 婷 韩 梅

（第3版）

北京师范大学出版集团
BEIJING NORMAL UNIVERSITY PUBLISHING GROUP
北京师范大学出版社

图书在版编目(CIP)数据

幼儿卫生保育教程 / 刘馨,万钫主编. —3 版 . —北京:北京师范大学出版社,2020.8(2024.6 重印)

ISBN 978-7-303-25947-2

Ⅰ.①幼… Ⅱ.①刘… ②万… Ⅲ.①幼儿—卫生保健—高等职业教育—教材 Ⅳ.①R174

中国版本图书馆 CIP 数据核字(2020)第 106349 号

教 材 意 见 反 馈　gaozhifk@bnupg.com　010-58805079
营 销 中 心 电 话　010-58802755　58801876
编 辑 部 电 话　010-58807468

YOU'ER WEISHENG BAOYU JIAOCHENG

出版发行:北京师范大学出版社　www.bnupg.com
　　　　　北京市西城区新街口外大街 12-3 号
　　　　　邮政编码:100088

印　　刷:天津市宝文印务有限公司
经　　销:全国新华书店
开　　本:787 mm×1092 mm　1/16
印　　张:18.25
字　　数:350 千字
版　　次:2020 年 8 月第 3 版
印　　次:2024 年 6 月第 37 次印刷
定　　价:39.00 元

策划编辑:苏丽娅　张丽娟　　责任编辑:梁宏宇　朱冉冉
美术编辑:焦　丽　　　　　　装帧设计:焦　丽
责任校对:康　悦　　　　　　责任印制:陈　涛　赵　龙

前　言

《幼儿卫生保育教程》第 1 版是在 1999 年根据教育部原师范教育司《三年制中等幼儿师范学校教学方案(试行)》(教师[1995]1 号)的有关精神,结合中等幼儿师范学生和教育教学的特点与规律,在对 10 所幼儿师范学校进行专业课教学改革试验的基础上,组织高等师范院校和幼儿师范学校的专家与教师编写而成的专业基础类教材。

随着我国幼儿教育事业的发展,曾经的幼儿师范学校越来越多地升格为幼儿师范高等专科学校。国家和社会也对幼儿园教师学历层次提出了更高的要求,从原来的中职层次逐渐向专科提升。基于此,我们在第 1 版教材被使用十余年后,结合国家颁布的《托儿所幼儿园卫生保健管理办法》(2010)、《托儿所幼儿园卫生保健工作规范》(2012)、《3—6 岁儿童学习与发展指南》(2012)、《幼儿园教师专业标准(试行)》(2012)等相关文件,以及托幼机构保育、教育与卫生保健工作的需要,于 2015 年启动了对第 1 版教材的修订工作。在修订过程中,《幼儿园工作规程》(2016年修订)、《幼儿园建设标准》(2016)等重要文件陆续颁布。第 2 版教材在原版基础上更新并丰富了幼儿生理与心理卫生、保育工作、卫生保健工作等相关内容。

在修订第 1 版教材的过程中,我们敬爱的万钫教授带着重病不辞辛劳、精益求精地亲自动笔修改主要章节,她把全部精力和专业智慧献给了幼儿卫生学的教学与研究。我们谨以此书来表达对她老人家的敬仰、爱戴和缅怀!

为了贯彻《中共中央 国务院关于学前教育深化改革规范发展的若干意见》中关于"大力培养初中毕业起点的五年制专科学历的幼儿园教师"的文件精神,进一步加强托幼机构教师专业素质与能力的培养,丰富教育教学内容,适应职业院校学生的学习能力,2019 年我们对《幼儿卫生保育教程(第 2 版)》进行了适当修订。在修订教材中，我们更加聚焦初中起点五年制高职学生的学习特点，在进行知识讲解时，以案例和"学习导引"为切入点，将专业知识和教育实践紧密结合，拓宽视野；在各章最后，通过"巩固与练习"和"实践与体验"两个栏目引导学生对所学内容予以复习和提升，力求帮助学生循序渐进地熟悉和理解每一章内容，夯实基础知识的学习，激发学生学习的自主性。

此外，在修订第2版教材的过程中，我们还对专业基础知识、国内外相关领域研究成果进行了更新，特别是丰富了来自幼教一线的实践指导与案例分析，以期全面提升学生的观察与分析、解决问题及实践操作的能力。同时，我们还有效地利用信息技术对教材形态进行了改革，将部分拓展学习内容以扫描二维码在线浏览的形式呈现，从而满足不同学生的学习需求，丰富学生的课外学习资源。在此，我还要特别感谢韦洁璇、李一辰、李静、李迎春、张卫红、张凤真、张静钊、李倩、李鑫妍、王弛等人在拓展阅读、案例分析等方面给予的支持和帮助。

本教材在修订过程中，坚持以习近平新时代中国特色社会主义思想为指导，落实立德树人根本任务，始终秉承以帮助学生树立正确的健康观和保育观为基本原则，力图使学生在刚开始接触学前教育专业时，就能以一种较高的、较广阔的视角来认识和理解幼儿保育和教育工作对幼儿健康成长的重要价值。

本教材共八章，从幼儿的健康与保育开篇，在全面阐述幼儿生理特点与保健、幼儿生长发育规律与特点，以及幼儿心理卫生与保健的基础上，围绕托幼机构的环境创设、保育工作和卫生保健工作展开，同时帮助学生学习和掌握预防医学、护理急救、保育与能力培养的基础知识和技能，为今后从事幼儿教育工作、维护和促进幼儿的身心健康奠定扎实的专业基础。

由于编写组成员水平所限，教材中难免存在疏漏，敬请包涵，并期待学习者和同行提出宝贵意见。我们将针对大家的使用反馈意见，不断修订完善教材。

刘馨

2020年5月

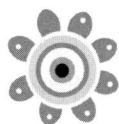

目 录

第一章 幼儿的健康与保育 ……………………………………… 1

  第一节 幼儿的健康 ……………………………………………… 3

  第二节 幼儿的保育 ……………………………………………… 15

第二章 幼儿的生理特点与卫生 ………………………………… 25

  第一节 神经系统 ………………………………………………… 27

  第二节 感觉器官 ………………………………………………… 34

  第三节 运动系统 ………………………………………………… 41

  第四节 血液循环系统 …………………………………………… 48

  第五节 呼吸系统 ………………………………………………… 54

  第六节 消化系统 ………………………………………………… 58

  第七节 泌尿系统 ………………………………………………… 64

  第八节 皮肤及体温调节 ………………………………………… 68

  第九节 内分泌系统 ……………………………………………… 71

  第十节 免疫系统 ………………………………………………… 73

  第十一节 生殖系统 ……………………………………………… 76

第三章 幼儿的生长发育 ………………………………………… 79

  第一节 幼儿生长发育的一般规律 ……………………………… 81

  第二节 幼儿生长发育的评价与测量 …………………………… 86

第四章 幼儿的心理卫生 ………………………………………… 93

  第一节 幼儿心理卫生概述 ……………………………………… 95

  第二节 幼儿的心理问题 ………………………………………… 112

第五章 幼儿的日常保育与能力培养 …………………………… 123

  第一节 幼儿的膳食 ……………………………………………… 125

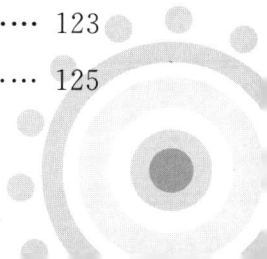

第二节　幼儿的睡眠 …………………………………………………… 143

第三节　幼儿的着装 …………………………………………………… 147

第四节　幼儿的排泄 …………………………………………………… 154

第五节　幼儿的盥洗 …………………………………………………… 160

第六节　幼儿的户外活动 ……………………………………………… 164

第七节　有特殊需要幼儿的保育 ……………………………………… 169

第六章　幼儿常见疾病及意外事故的预防与处理 ……………………… 175

第一节　幼儿常见传染病的预防 ……………………………………… 177

第二节　幼儿常见疾病的预防 ………………………………………… 188

第三节　幼儿常用护理技术 …………………………………………… 197

第四节　幼儿意外事故的预防与处理 ………………………………… 201

第七章　托幼园所的物质环境卫生 ……………………………………… 215

第一节　托幼园所房舍与室外环境的卫生要求 ……………………… 217

第二节　托幼园所常用设备与用具的卫生要求 ……………………… 224

第八章　托幼园所的卫生保健制度 ……………………………………… 233

第一节　生活制度 ……………………………………………………… 235

第二节　健康检查制度 ………………………………………………… 241

第三节　膳食管理制度 ………………………………………………… 244

第四节　消毒制度 ……………………………………………………… 246

第五节　隔离制度 ……………………………………………………… 248

第六节　预防接种制度 ………………………………………………… 250

附　录 …………………………………………………………………… 253

附录一　儿童体格生长发育标准差数值表 …………………………… 254

附录二　中国营养学会推荐的婴幼儿喂养指南(2022) ……………… 277

附录三　中国居民膳食营养素参考摄入量表(DRIs 2022) ………… 278

附录四　托幼园所环境和物品预防性消毒方法 ……………………… 281

主要参考文献 …………………………………………………………… 283

第一章
幼儿的健康与保育

学习目标

1. 理解健康和保育的含义。
2. 领会影响幼儿健康的主要因素。
3. 了解健康幼儿的主要表现。
4. 了解托幼园所保育工作的基本内容和要求。

本章导读

案例：欣欣是一个 5 岁 3 个月的小女孩，原来活泼可爱、爱说爱笑。在她 5 岁体检时，身高 112 厘米，体重 19.1 千克，其余各项指标都正常。但后来，她逐渐变得沉默寡言，不愿与小朋友和老师交流，饭量明显下降，在幼儿园午睡时经常在睡梦中哭泣或者突然惊醒，在近期体检时体重下降到 18 千克，体检情况与上一次相比有后退现象。老师了解到该幼儿的父母近一段时间因闹离婚经常吵架，并都想争夺欣欣的抚养权。

幼儿阶段是个体身心机能发展最为迅速的时期，是形成健康体魄和健全人格的重要时期，但幼儿健康也容易受到各种不利因素的影响。因此，正确认识幼儿健康、实施科学的保育，是保障和促进幼儿健康的重要手段，是托幼园所的重要任务和职责。

■ 内容概览

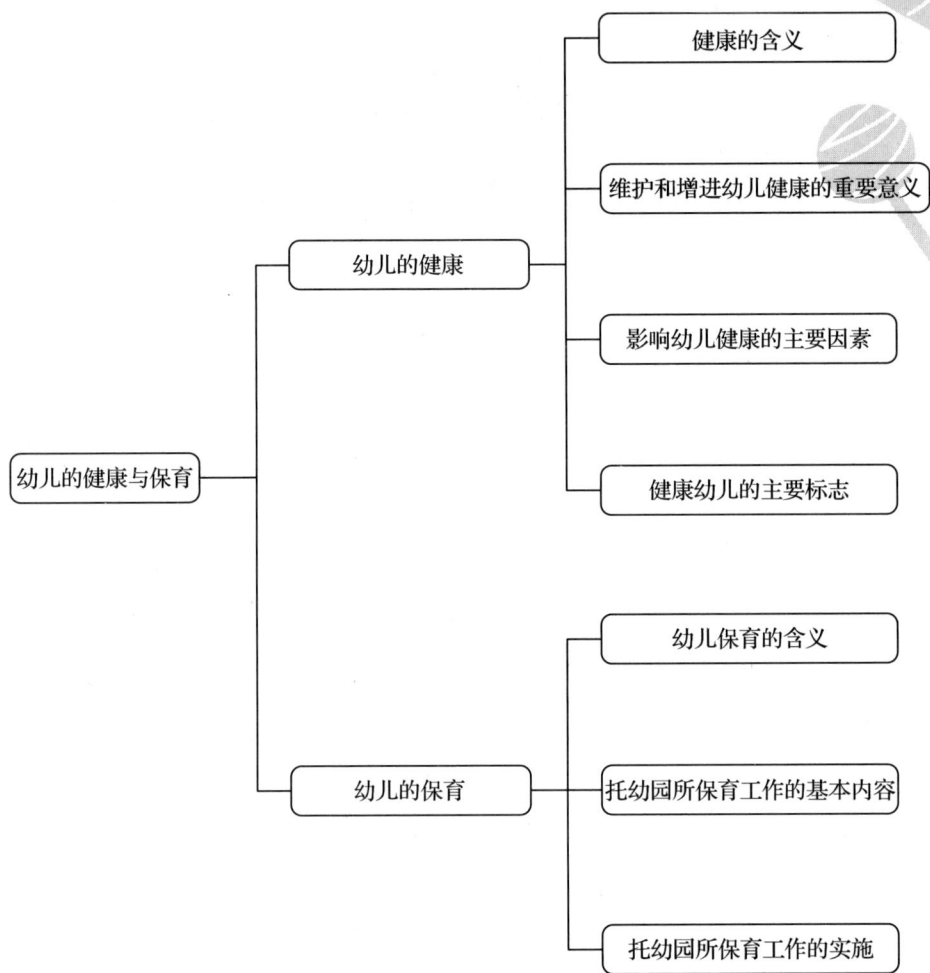

幼儿的健康与保育

幼儿的健康
- 健康的含义
- 维护和增进幼儿健康的重要意义
- 影响幼儿健康的主要因素
- 健康幼儿的主要标志

幼儿的保育
- 幼儿保育的含义
- 托幼园所保育工作的基本内容
- 托幼园所保育工作的实施

第一节
幼儿的健康

◎ 学习导引

1. "健康"这两个字，你一定会经常使用吧？但是，你是否真的理解健康的含义呢？在本节中，期望你能从自己最朴实的理解出发，在了解健康观发展的基础上，结合自身感受、生活经验、与他人的交流互动，以及健康对幼儿成长的重要价值，来进一步加强对健康内涵的理解。我们只有对健康有了一个较全面的、正确的理解，才能在我们的工作中，为维护和促进幼儿的健康做出适宜的、有效的努力。

2. 健康是一个人生存和发展的前提条件，那么你是否思考过一个人的健康状况会受到哪些因素的影响呢？在本节中，期望你能够结合已有经验和所学知识来理解健康的影响因素。我们只有综合全面地考虑到各方面因素对幼儿健康的影响，才能在保教工作中尽可能避免威胁到幼儿健康的因素，努力探寻维护和促进幼儿健康的正确途径和适宜方法。

3. 维护和促进幼儿健康是幼儿教育的首要任务，那么如何判断一个人是否健康呢？在本节中，期望你能基于自身感受、生活经验及对健康概念的理解综合掌握健康幼儿的主要表现。我们只有明确幼儿健康的发展目标，才能在保教工作中努力创造促使幼儿身心健康发展的条件。

一、 健康的含义

过去，人们普遍认为，健康就是不生病，不生病就是健康。在这样的观念影响下，能吃、能睡、不生病的孩子，长得白白胖胖、结结实实的孩子，通常都被认为是健康的幼儿。然而，对于健康的这种理解存在一定的片面性。

有关健康概念的研究，最早当属医学领域。健康和疾病是医学中最重要的两个概念，虽然它们是对立的，但它们之间却存在着密切的联系。随着社会的进步、医学的发展，以及人们对自身认识的不断深入，人们逐渐认识到只从生物学的角度来理解健康是不全面的。人不仅仅是生物的人，也是社会的人，是生物属性和社会属性共存的一个有机整体；人不仅有生理活动，而且还有心理活动，以及对社会环境、社会事件的反应。医学研究不断证实，不仅生物因素会导致疾病，许多心理因素、社会因素也会作用于人体，引起相关疾病，影响人的健康。

随着现代社会科技的进步与发展，疾病谱和死亡谱发生了很大的变化。过去的传染病和寄生虫病已不再是威胁人类健康的主要疾病，取而代之的则是心血管病、脑血管病和恶性肿瘤。这三大疾病在许多经济发达国家中已占据死因的前三位，因而被称为"现代病""文明病"。研究发现，引起这些疾病的主要原因与精神紧张、压力大及不良的生活方式等因素有密切关系。心理和社会等因素使人产生不良的情绪反应，会改变体内激素平衡，影响机体的代谢过程，降低免疫系统的功能，从而导致疾病。

为此，对于健康的理解，我们不能仅从生物学的角度考察，还应从更广阔的视角来分析，只有这样才能探寻出人类健康的真正内涵。

20世纪40年代，世界卫生组织（WHO）曾对健康的概念做了这样的解释：健康是指身体、心理和社会适应方面的健全状态，而不只是没有疾病或虚弱现象。世界卫生组织对健康概念所做的这一界定，是从生理、心理及社会的多维角度来阐释健康的深刻内涵的，因而，它产生了世界性的影响，推动了医学界对健康这一重要概念的深入研究，并使人们的健康观发生了重大转变。当今的医学领域已较为一致地认为，人们应该从生理、心理及社会视角来理解健康这一概念。

2012年教育部颁布的《3—6岁儿童学习与发展指南》（以下简称《指南》）明确指出："健康是指人在身体、心理和社会适应方面的良好状态。"良好的心理状态和社会适应能力从广义上讲均属于心理健康的范畴，故健康可概括地分为身体健康和心理健康两大层面。

同时，由于人的身体与心理之间存在着密切的关联性，因而，对于健康概念的理解还应该考虑这两者之间的相互关系。健康，首先是身体健康。人的认知、语言、情绪情感、个性、社会性等方面的发展都需要建立在良好的身体发育之上。身体是心理发展的物质基础，发育良好的大脑是心理发展的基本保证，只有身体主要器官、系统发育正常，功能良好，才能保证心理功能得到正常发挥和良好发展。因此，身体健康是心理健康的基础。一个人的心理发展状态，尤其是人的情绪表现、个性特征和社会适应能力，对身体健康也会产生重要的影响，因而健康的心理又是身体健康的重要条件。

综上所述，全面、正确的健康观应包括以下主要内涵。第一，健康包含身体健康和心理健康两个层面。第二，身体健康与心理健康之间是密切关联、相互影响的。身体健康是心理健康的基础，心理健康又是身体健康的重要条件。一个人只有在身体和心理两个方面都处于良好的发展状态，相互协调发展，才能成为一个真正健康的人。

明确健康概念的内涵，树立全面、正确的健康观念是从事幼儿保育与教育工作的观念基础。

二、　维护和增进幼儿健康的重要意义

学前阶段是人生发展的最初阶段。在这一阶段，幼儿的身体和心理能否得到良好的发育与发展，不仅关系到幼儿的健康，也关系到民族和国家的兴旺及社会的稳定和发展。

处于生命早期的个体，在身体和心理各方面的基础都相当薄弱，主要表现为：身体各个器官、系统正在发育之中，机体组织较柔嫩，机能不够成熟和完善；机体的调节和适应能力较差，对疾病的抵抗能力较弱，机体易受损伤、易感染疾病；基本动作处于学习与发展中，动作能力和身体素质较差，体质较弱；认知能力不足，知识经验欠缺，自我保护能力较弱；心理能力脆弱，自我调节能力较差，社会适应性不强。因此，他们需要成人给予精心的照料与呵护，应当尽量减少外界不良因素对幼儿的影响。

同时，我们还应该看到，学前阶段是身体发育与机能发展极为迅速及体质增强的重要阶段，也是获得安全感、形成积极的情绪情感与良好个性品质的重要阶段，而且，幼儿的可塑性很大，这就为幼儿身体与心理的良好发展提供了十分有利和有效的时机。因而，他们需要成人给予积极的引导和科学的养育。

教育部颁布的《幼儿园教育指导纲要(试行)》(以下简称《纲要》)指出："幼儿园必须把保护幼儿的生命和促进幼儿的健康放在工作的首位。""幼儿园的教育是为所有在园幼儿的健康成长服务的。"由此可见，对于幼儿来说，健康是第一位的。保证幼儿良好的生长发育，促使幼儿身心和谐、健康地发展是托幼园所保教工作的重要任务。

不仅如此，幼儿阶段身心的健康发展还将为其一生的健康奠定良好的基础。

对于一个家庭而言，幼儿是家庭的希望，是家庭幸福的重要来源，每个家庭都期望自己的孩子能健康成长。

从社会的发展来看，现代社会需要身心健康的公民来从事社会的各项工作，这是促使社会进步与发展的重要条件。重视幼儿早期的身心健康，不断提高幼儿的健康水平，必将提高新一代人口的基本素质，使其未来能更好地适应社会发展的需要，更好地为社会发展贡献力量。可见，重视幼儿身心健康也是提高人口素质、民族素质的重要方面。

三、 影响幼儿健康的主要因素

影响幼儿健康的因素来自许多方面，这些因素不仅相互关联，而且错综复杂，对幼儿的健康具有综合作用和深远影响。

为了便于理解，我们将影响幼儿健康的主要因素相对地分为物质环境、社会环境、个体自身和生活方式四个方面。

（一）物质环境因素

物质环境是人类赖以生存的首要条件。无论是来自自然界的空气、阳光、水、植物、动物，还是经人类建造的建筑和生产的、食品、药物、用具用品等，都会直接或间接地对幼儿的健康产生重要的影响。

良好的物质环境是幼儿正常发育与良好发展的重要保证。

对于幼儿来说，卫生的居住环境、新鲜的空气、适宜的阳光、安全与营养均衡的膳食、安全的设施与用具用品等，都是保证和促进幼儿健康的重要物质条件。

适度的阳光照在幼儿的皮肤上，能让幼儿机体产生一定的维生素 D，这有利于机体对钙的吸收，促进骨骼的生长发育；定期给幼儿的玩具消毒能减少玩具上有害细菌的数量，起到预防疾病的作用；安全、营养丰富和平衡的膳食是幼儿生长发育所必需的，尤其是幼儿早期大脑良好发育的重要物质保障，且能有效地提高幼儿机体的免疫力。

然而，在幼儿生活的环境中也存在许多对健康乃至生命而言极具危险的因素。车水马龙的街道，南方农村众多的小池塘、小河沟，到处可见的高压电线、电源插座，无护栏的高层楼房窗台，刚烧开的热水、热粥……都有可能成为幼儿生活中的"杀手"。雾霾天气中的 PM 2.5，煤、烟叶等物质燃烧后产生的有害物质，室内装修后释放出的有害物质，被污染的饮用水，过强的光辐射、电磁辐射或噪声，农药或杀虫剂的污染，致病性细菌、病毒和寄生虫等，都有可能通过各种途径损害幼儿的机体，影响幼儿的生长发育和健康。

交通事故、溺水、坠落、中毒、烫伤等意外伤害均与生活环境中的危险因素有直接关联。

铅是广泛存在于物质环境中的一种重金属。燃煤、钢铁冶金、化工厂等排放的废水或废气，汽车排放的尾气，油漆、水管、绘画材料、塑料奶瓶、口红等物品，松花蛋、爆米花、含色素的饮料等食物，其中的铅含量均较高。环境中的铅主要是通过呼吸系统和消化系统进入人体，相对于成人而言，幼儿更容易受到铅的污染和影响。铅中毒对幼儿的危害相当大，影响幼儿机体主要器官和系统的发育，尤其会使神经系统受损，导致智力发育迟缓、下降或出现情绪、行为等问题。目前在我国一些地区，幼儿铅中毒的比例较高，应引起政府有关部门和家长的高度重视。

某些药物具有一定的毒副作用，如庆大霉素、新霉素、卡那霉素、链霉素等药物属于耳毒性药物，幼儿阶段不适宜使用或慎用，否则有可能导致幼儿听力损失。

拓展阅读 ···

常见室内环境污染对婴幼儿健康的影响

对婴幼儿来讲，环境卫生主要指的是室内环境的卫生。因为婴幼儿有80％以上的时间在室内度过，他们处于生长期，抵抗力和免疫力发育不完全，最容易受到环境污染的影响。婴幼儿单位体重摄入的空气量远远多于成人。这些特点决定了婴幼儿比成人更容易受室内环境污染的伤害。

(1)二氧化碳污染。

二氧化碳污染是最常见也是最容易被忽视的。二氧化碳的浓度超过一定的标准时就会对婴幼儿造成严重的影响。在室内环境中，二氧化碳主要来源于人体呼出的气体、厨房燃料的燃烧、生物发酵和吸烟。当二氧化碳的浓度达到0.07％时，婴幼儿就会出现一些症状，如头痛、胸闷、嗜睡、恶心、易疲劳、皮肤黏膜干燥、红斑、皮肤刺激瘙痒。因为婴幼儿表达不清，所以成人经常会误认为婴幼儿有其他需要或病症。因此，平时要加强婴幼儿房间的通风换气，避免太多的人长时间聚集在婴幼儿房间内，避免在婴幼儿房间内吸烟。

(2)可吸入颗粒物污染。

可吸入颗粒物污染主要来源于生活燃料、灰尘、吸烟、驱蚊剂等。室内空气中可吸入颗粒物的浓度高会使婴幼儿呼吸道免疫力降低，呼吸道疾病的患病率增加。因此，要注意婴幼儿房间的通风、清洁、除尘，不要在婴幼儿房间内吸烟，要慎重选用驱蚊剂。

(3)甲醛污染。

甲醛是一种无色有刺激性的气体，其污染源非常广泛，主要有装修材料、地板、家具、布艺、婴幼儿的玩具。甲醛对人体健康的影响很大。室内空气中甲醛浓度超标可使婴幼儿打喷嚏，皮肤出现红斑、红肿等过敏反应，甚至诱发哮喘、白血病。因此，婴幼儿房间装修时要选择甲醛含量少的木地板和家具，并且要尽量少放置家具，新买的婴幼儿衣物要先清洗后再使用。

（4）微生物超标。

微生物是评价室内空气质量、环境卫生的重要标准。在微生物方面，空气质量的好坏以菌落总数指标来衡量。房间大小、室内人员多少、通风换气情况、采光、室内温度、灰尘含量、周围环境都会影响菌落总数的多少。空气中细菌总数越高，存在致病微生物的可能性越高，使婴幼儿感染致病的机会越多，因此，婴幼儿房间要尽量选择大一点的房间，采光要好，要经常清扫，保持经常通风，并且不要聚集太多的人员。

总之，室内空气污染对婴幼儿健康的影响是直接的、不容忽视的。

[资料来源：中国就业培训技术指导中心，育婴员（初级），中国劳动社会保障出版社，2013：95-96。]

（二）社会环境因素

人类的生存和生活状况与其所处的社会环境密切相关。社会环境中的各种因素，如政治制度、经济状况、文化、教育、传统风俗、社会变迁、人际关系等对幼儿的发展与健康都会产生重要的影响。

良好的社会环境有益于幼儿健康的成长；相反，不良的社会环境则会对幼儿的健康产生不利，甚至有害的影响。

我国 1995 年颁布的《中华人民共和国母婴保护法》就是专门为保障母亲和婴儿的健康提出的。它以法律条文的形式明确了政府各相关部门的职责，确保母亲和婴儿获得必要的医疗保健服务，以提高出生人口的素质。

随着我国经济的不断发展，生活物资日益丰富充裕，人们的生活、医疗条件也不断得到改善，这些都为幼儿获得良好的营养以及接受计划免疫提供了基本的保障。

完善儿童医疗保健设施，提高儿童医疗保健服务的水平和质量，是保证儿童健康的重要方面。目前，我国儿童医疗保健的社会服务已基本形成较为系统的网络体系，这在一定程度上为我国儿童的健康发展提供了良好的社会保障。但我国地域辽阔，人口众多，经济发展尚不够发达和不平衡，城乡差异较大，儿童医疗保健的社会服务还需要不断扩展和深入，尤其需要惠及广大的农村和边远地区。

由于我国不同地区在经济和生活条件上存在较大的差异，某些偏远农村和山区尚存在一些因营养不良导致的低体重儿；在一些大中城市，由于营养摄入过剩或不平衡而导致的超重和肥胖的儿童却越来越多，超重和肥胖已逐渐成为危害我国儿童健康的重要问题之一。这两种状况都不利于儿童的健康成长。

现代科技的发展，把人类带入了信息化与多媒体时代，电视、电脑、手机的广泛使用使幼儿从小就接触很多的信息和科学技术，这对幼儿的发展和健康将会产生一定的影响。幼儿有可能从中获得丰富的信息、知识、词汇量，以及计算机等方面的技能，但同时也有可能受到一些不良信息的影响。此外，幼儿较长时间处于坐姿和观看状态，还有可能影响脊柱的正常发育及视力的健康，在一定程度上也减少了与同伴交往、游戏或户外运动的机会。

家庭是幼儿早期生活最基本的社会环境。每个幼儿都生活在不同的家庭环境中，受到家庭中各种因素的影响，如家庭结构、家庭经济状况、家庭成员之间的关系，以及家长的价值观念、文化程度、职业特点、个性特征、行为习惯、对子女的期望与教养方式等。

家庭成员之间相互尊重与关爱，处事通情达理，就能使幼儿生活在一个温暖、安宁、融洽的家庭氛围中，幼儿会感到安全、轻松、心情愉悦，这有助于幼儿身体和心理的健康发展。相反，如果幼儿生活在一个父母经常打骂争吵、缺乏关爱、关系紧张，甚至对幼儿进行虐待的家庭中，这就有可能使幼儿失去对父母的信任感和安全感，产生焦虑、敏感、多疑、胆怯、孤僻等不健康的心理，也有可能导致某些心理问题或身心疾病，严重影响幼儿的健康。为幼儿提供一个良好的家庭环境，是促使幼儿健康成长的重要因素。

托幼园所是幼儿最早进入的集体保育和教育机构，也是幼儿生活的社会环境。托幼园所中的安全管理、疾病预防、营养与膳食，以及教师的教育观念与行为、师幼关系、保育教育与卫生保健工作等，都会对幼儿的健康产生重要影响。保教人员应具备有关幼儿健康、安全、营养等方面的专业知识和教育能力，为幼儿提供良好的保育和教育环境，促进幼儿良好生活习惯的养成，培育幼儿良好的身体、情绪情感、个性和社会性等，从而为其未来的健康和幸福奠定良好的基础。

幼儿不仅生活在家庭、托幼园所中，还生活在更为复杂、广泛的社会环境中。一个社区、地区、国家，乃至国际社会对幼儿的关心和保护机制都会直接或间接地影响幼儿的发展与健康。

（三）个体自身因素

每个人都是一个独立的个体，与众不同。一个人的健康状况如何，除了受来自外界的环境因素影响外，还与个体自身的生物和心理因素有着密切关联。

影响幼儿健康的生物因素主要有遗传、先天素质、疾病、机体损伤等。

遗传因素对幼儿在身体形态和生理机能等方面的影响较为明显，同时也会对幼儿的行为产生一定的影响。研究表明，幼儿的身高、体重在一定程度上受到遗传因素的影响；注意缺陷多动障碍症具有明显的家族倾向；同卵双生子心理问题的一致率要明显高于异卵双生子。做好婚前检查，避免近亲结婚等可以在一定程度上减少遗传疾病的发生。

先天素质是一个较为复杂的因素，它是个体的遗传因素与胎儿在母体内发育过程中的环境之间相互作用的结果。研究表明，女性的生育年龄以及在怀孕期间所接触的环境、饮食与营养状况、患病与用药情况、情绪状况、胎儿的生产过程等，都会对新生儿的先天素质产生重要的影响。孕妇在孕期的保健以及产前诊断与检查非常重要。

人体各系统、各器官的活动是相互关联的，处于生长发育阶段的幼儿若患有某些较严重的疾病且没有得到及时、有效的治疗，有可能会并发其他疾患，甚至导致生长发育障碍。例如，若幼儿患麻疹、流行性腮腺炎后治疗不及时、不彻底，就有可能导致耳聋；若幼儿甲状腺等内分泌腺机能出现紊乱或异常，有可能导致生长发育迟缓或引起心理异常及障碍；摇晃综合征会导致幼儿脑部受损，极易诱发注意缺陷多动障碍等。

幼儿阶段意外伤害导致的机体损伤，如高处跌落、烫伤、烧伤或气管异物、溺水、交通事故等，不仅会使幼儿遭受痛苦，导致躯体残疾，严重者还有可能危及生命。

影响幼儿健康的心理因素主要有认知水平、情绪反应、个性特征、动机与需要、社会经验等。例如，年龄较小的幼儿对事物的认知能力和社会经验很有限，对行为的后果缺乏一定的判断能力，所以经常会将自己置于危险之中，如把绳子套在脖子上玩，用手指去摸电源插座的小孔，跟陌生人走等。随着认知能力的发展与社会经验的不断积累，年龄较大的幼儿可以在成人的正确引导和积极教育下提高自我保护的能力。

由各种因素引发的人的不同情绪反应，将会引起神经系统、内分泌系统等一系列的变化。当幼儿的情绪处于安定、愉悦的状态时，机体会分泌出一些对身体有益的物质，这有利于幼儿身体的生长发育与健康，不仅如此，良好的情绪状态还能促使幼儿积极地探索周围环境，与他人友好交往，并与他人建立良好的相互关系。相反，如果幼儿不良的情绪反应较强烈或持续较久，如生气、紧张、焦虑、恐惧等，则有可能造成生理机能失调，甚至引起内分泌系统、神经系统、免疫功能的紊乱或内脏器官的病变，导致身体或心理的疾患。幼儿良好的情绪状态是保证身心健康及产生良好社会适应行为的重要条件。

人与人之间的差异与其独特的个性特征及不同的经历和经验有密切关系。不同的气质特点、性格特征、自我意识，以及应对压力的适应能力等，都会影响一个人的心理活动和行为表现，进而对健康产生一定的影响。性格外向、活泼开朗、情绪稳定、自信、自主、乐于与人交往、变通性较强的幼儿更容易表现出积极良好的情绪，遇到挫折或困难时也能较好地应对，具有一定的社会适应能力。相对而言，那些性格较内向、孤僻、退缩、易焦虑、较敏感、经常哭闹、不太合群的幼儿较易产生挫折感，社会适应性较差，也较容易产生一些情绪或行为方面的问题。

(四)生活方式因素

生活方式是指个体在日常生活中表现出来的行为与习惯的总体特征，显示出个人的生活态度与生活习惯，它包括了衣、食、住、行、休息、娱乐、社会交往等多个方面。一个人的生活方式，受社会的经济、文化、教育、民族、传统风俗等多方面的影响，与社会和个人的价值观密切相关，同时，也受到家庭的影响。

良好的生活方式有益于人的健康。例如，生活起居有规律；膳食平衡，细嚼慢咽，常喝白开水；讲究个人卫生，勤洗手、洗澡，勤剪指甲，勤换衣服，每天早晚刷牙；保持环境卫生与整齐；不吸烟，少饮酒；娱乐健康有度；经常运动；定期体检等。

相反，不良的生活方式则有损于健康。例如，生活没有规律，经常熬夜；膳食不平衡，暴饮暴食，挑食、偏食，常吃油炸、烧烤、腌制食物，常喝碳酸饮料、含色素饮料，贪吃冷饮；不注意个人卫生；不注意环境卫生，随地吐痰，乱扔垃圾；娱乐无节制；缺乏运动等。

现代流行病学的研究表明，许多心血管病、脑血管病和癌症的发生都与不良的生活方式有密切关联。例如，医学研究发现，食物经过油炸、烧烤、腌制后会产生对人体有害的物质，这些有害物质是导致癌症的重要诱因之一，因此，经常吃油炸食品、烧烤食品或腌制食品的人群患癌症的比例相对较高。

饮食习惯对幼儿的生长发育与健康十分重要。健康、平衡的膳食是保证幼儿机体正常发育的重要条件。在患有肥胖症的幼儿中，除了遗传因素外，膳食不平衡、暴饮暴食、缺乏运动等也是导致幼儿肥胖的重要原因。幼儿如果经常偏食或挑食，则有可

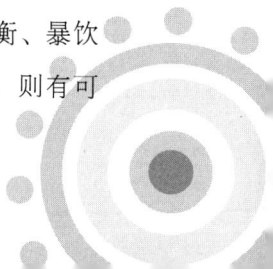

能造成体内某些营养素的缺乏，继而影响正常的生长发育，甚至导致某些疾病。

幼儿正处于生长发育的重要阶段，充足的睡眠及适宜的入睡时间直接影响生长发育。如果幼儿睡眠不足或晚上入睡时间较晚，会使生长激素分泌不足，长期如此有可能导致生长发育迟缓、身材矮小。

幼儿时期是逐渐形成生活方式的重要阶段，家长的生活方式会直接影响幼儿生活方式的形成。家长帮助幼儿逐步形成良好的生活方式不仅有益于幼儿的生长发育与健康成长，还将对其一生的健康产生深远影响。

概括而言，幼儿的生长发育与健康状况是许多因素共同作用的结果。我们的工作就是要全方位地考虑这些因素对幼儿的影响，尽可能将威胁幼儿健康的因素降到最低程度，并努力探寻维护和增进幼儿健康的积极途径和适宜方法。例如，为了减少铅污染给幼儿健康带来的危害，我们应尽可能做好环境的保护工作，加强对家长的宣传与教育，减少幼儿接触含铅环境或物品的机会，培养幼儿勤洗手、讲卫生等良好的生活习惯，做好幼儿定期的健康检查，发现问题及时干预和解决。只有多方共同努力，相互配合，才能更好地维护幼儿的健康。

三岁左右的幼儿在入园初期通常会因分离焦虑而哭闹不止、郁郁寡欢，我们应充分理解和认识到幼儿的年龄特点和个体特征，积极做好家庭与托幼园所之间的沟通与合作，为幼儿提供充满关爱、温暖，具有安全感、轻松愉悦的班级环境，并针对幼儿的个体特征与需要给予适宜的帮助和引导，使幼儿逐渐适应新的环境和新的生活，以消除或减少幼儿因入园焦虑而产生的某些心理问题。

◈ 拓展阅读

儿童少年肥胖发生的影响因素

艾利森（Alison）等研究者认为，人群中约有 10％的人的肥胖发生由遗传因素决定，即无论在任何环境下都会发生肥胖，同时，也有 10％的人即使在肥胖的易感环境中也不会发生肥胖，而大多数人的肥胖是肥胖相关基因与环境因素共同作用的结果。儿童少年肥胖的影响因素也主要包括以上两方面。

想要了解相关具体内容，可扫描文旁二维码。

四、 健康幼儿的主要标志

健康的幼儿不仅应该在身体发育与发展方面表现良好，还应该在情绪表现、个性品质、社会适应性等方面发展良好。

《指南》指出："发育良好的身体、愉快的情绪、强健的体质、协调的动作、良好的生活习惯和基本生活能力是幼儿身心健康的重要标志，也是其他领域学习与发展的基础。"具体来讲，可以包括以下两大方面。

(一)身体健康

1. 生长发育良好，体型正常，身体姿势端正

(1)身高、体重、头围、胸围等几项指标均在该年龄组幼儿发展的正常值范围之内，可参见附录一的相关数据。

(2)形态发育正常，如脊柱发育正常，身材的比例符合该年龄组幼儿发展的基本特点等。

(3)身体各器官、系统的生理功能正常，并处于不断发展与完善的过程。

(4)能经常保持较正确的身体姿势，如站姿、坐姿等。

(5)无明显的身体疾病或缺陷，如无龋齿、斜视、弱视、近视、佝偻病、贫血、肥胖症等。

(6)食欲良好，睡眠较沉，精力充沛等。

2. 机体具有一定的适应能力

(1)具有一定的抵抗疾病的能力，并不断增强。

(2)具有一定的抗寒、抗热的适应能力。

(3)能逐渐适应颠簸、摆动、旋转等体位的变化。

(4)能较快地适应新的环境，睡眠、饮食表现较正常。

3. 动作和身体素质发展良好

(1)基本动作能适时地产生，如行走、跑、跳跃、投掷、攀登、悬垂等。

(2)走、跑、跳跃、投掷、钻、爬、攀登、推、拉、搬运、悬垂等动作能力不断提高。

(3)具有一定的平衡能力、协调性、灵敏性、力量和耐力。

(4)具有一定的手眼协调能力及操作常见工具的能力等。

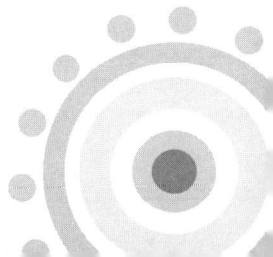

(二)心理健康

1. 智力发展正常

感知觉、注意力、记忆力、想象力、思维能力、语言等方面的发展良好，符合该年龄组幼儿发展的基本特点等。

2. 具有良好的情绪情感表现

情绪安定愉快，表现出较多的积极情绪；情绪反应较适度，逐渐学会表达、调节与控制自己的情绪；具有安全感，对亲人表现出适度的依恋，对他人表现出一定的信任感等。

3. 个性特征良好

活泼、开朗、乐观、自信、自立、积极、宽厚、勇敢，具有一定的坚持性和意志力等。

4. 具有良好的社会适应能力

乐于与人交往、较合群，能和人分享与合作，能遵守基本的社会规则和要求等。

5. 具有良好的生活习惯及基本的生活能力

生活和卫生习惯良好，具有一定的生活自理能力、自我保护意识和能力等。

6. 无明显的心理问题或心理疾患

无夜惊、梦魇、遗尿症、攻击性行为、咬指甲、口吃、智力发展迟缓、焦虑症、恐惧症、注意缺陷多动障碍、孤独症等。

这里需要特别说明的是，幼儿的健康状况是一种动态的发展过程，而非静止的状态。幼儿阶段正处于身体和心理不断发育和发展的过程，我们在观察、分析和评价幼儿是否健康的时候，不能简单地依照上述这些特征进行判断，而应该充分考虑幼儿在发展过程中的年龄特点及个体差异，应从积极培养与发展的视角出发，明确幼儿发展的方向，努力创造条件促使每个幼儿都能在身、心两个方面朝着健康的目标发展。上述两个方面与其说是幼儿健康的标志，不如说是幼儿健康的发展目标，幼儿教育正是要努力培养出身心健康的幼儿。

第二节
幼儿的保育

学习导引

1. "保育"是幼儿教育工作的重要组成部分，那么你是否真正理解保育的含义呢？在本节中，期望你能够基于对幼儿健康的理解，结合幼儿生长发育需要和心理发展需求，树立全面积极的保育观，明确保育的内涵。我们只有全面正确地理解保育，才能在工作中为维护和增进幼儿的健康创设条件。

2. 托幼园所保育工作的顺利开展为幼儿健康奠定了重要基础，那么你是否知道托幼园所保育工作具体包括哪些内容呢？在本节中，期望你能结合对保育内涵的理解、与他人的交流互动，以及对托幼园所一日活动的见习和观察，全面了解托幼园所工作的基本内容。只有全面了解托幼园所保育工作内容，我们才能在工作中提高保育意识，促进幼儿身心的健康发展。

3. 托幼园所保育工作直接关系到幼儿的生长发育和健康成长，那么你是否清楚保育工作的顺利开展需关注哪些重要方面？在本节中，期望你能结合幼儿生长发育和心理发展的需要、自身生活经验、保育工作的内容，理解托幼园所保育工作实施的基本原则和要求。基于此，我们在工作中才能对自身工作要求和能力有更清晰的定位，从而为增进幼儿的健康做出努力。

幼儿的身体和心智都不成熟，不具备独立生存的能力，缺乏自我照顾、自我保护以及生活自理能力，他们必须依赖成人的照料才能生活和成长。成人为他们提供必需的生活条件和生活环境，给予他们一定的保护、照顾和养育，这是幼儿得以生存及健康成长的重要保证。有关这方面的工作，在托幼园所中通常被称为保育工作。

教育部 2016 年修订的《幼儿园工作规程》指出："幼儿园的任务是：贯彻国家的教育方针，按照保育与教育相结合的原则，遵循幼儿身心发展特点和规律，实施德、智、体、美等全面发展的教育，促进幼儿身心和谐发展。"《纲要》也明确指出，幼儿园的教育要"保教并重"。《指南》针对幼儿的发展特别提出："帮助幼儿园教师和家长了解 3—6 岁幼儿学习与发展的基本规律和特点，建立对幼儿发展的合理期望，实施科学的保育和教育，让幼儿度过快乐而有意义的童年。"由此可见，实施科学的保育和教育是我国政府对幼儿园工作的基本要求。

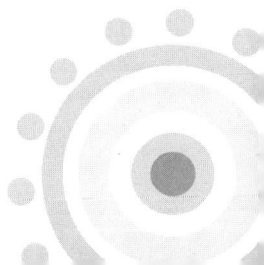

一、 幼儿保育的含义

保育工作是托幼园所工作的重要组成部分。幼儿年龄越小，保育工作就越显重要。

对保育一词的传统理解是指成人对幼儿身体方面进行保护和照顾。例如，为幼儿提供安全、卫生的环境；保证供给幼儿生长发育所需要的膳食和营养；照顾好幼儿吃、喝、拉、撒、睡等生活环节，避免幼儿出现意外伤害等。对于保育的这种理解是最基本的，但是还不够全面。首先，它只强调了"保"的含义，即对幼儿的保护与照顾；没有体现"育"的成分，如对幼儿的培育与促进。其次，它涉及的主要是幼儿身体层面的保护和照顾，没有关注幼儿心理层面的爱护和关注。随着人们对健康概念理解的不断深入，对幼儿生理、心理发展特点的进一步理解，以及学者对幼儿教育的不断探索与研究，人们对幼儿保育这一概念的认识也在不断扩展和深化。

我们认为，保育是指成人为幼儿的成长提供良好的生活环境，给予幼儿精心的保护、照顾和养育，以保证幼儿正常的生长发育，促进幼儿身心良好的发展。幼儿保育应包括身体保育和心理保育两个层面。身体保育是指成人对幼儿身体及其机能的保护、照顾和促进。它既包含对幼儿的身体进行保护和照顾，使其免受伤害或不良因素的影响，以使他们正常地生长发育，也包含采取积极有效的保健措施，促进幼儿身体形态、结构与机能的发展和完善。例如，当外界气温变冷时，保教人员应及时为幼儿添加衣服，防止幼儿身体受凉，这就是对幼儿身体进行保护和照顾的过程，是身体保育的基本环节。不仅如此，为了促使幼儿身体能更好地适应外界环境变化，保教人员还应循序渐进地让幼儿在户外较冷的空气中进行适当的身体锻炼，逐步提高幼儿对寒冷天气的适应能力，这便是对幼儿身体机能的促进，是一种积极的身体保育。

心理保育即心理保健，是指保教人员对幼儿心理的保护及心理能力的增进。它既包括保教人员对幼儿的心理加以呵护和关心，使其免受伤害或不良因素的影响，以使他们正常地发育和发展，也包含积极地应对幼儿面临的问题，采取适宜的方式与方法加以引导与培育，增强幼儿的心理能力。例如，当幼儿在活动中受到挫折而伤心或退缩时，保教人员应表现出对幼儿的理解和关爱，这可以使幼儿感受到温暖，保护幼儿的心理不受伤害。不仅如此，保教人员还应该引导幼儿调整情绪，让幼儿学习逐渐从不良情绪中解脱出来，学会调整，进而愉快地投入新的活动中去，这便是对幼儿心理能力的培育，也是一种积极的心理保育。

　　幼儿的身体与心理之间是相互关联、不可分割的，在对幼儿进行保育的过程中，我们还应该考虑身体保育和心理保育的有机结合，不能顾此失彼。只有将这两者有机地结合起来，才能真正有效地维护和增进幼儿的健康，促使幼儿身心和谐发展。例如，托幼园所为幼儿提供营养丰富、搭配合理的膳食，保教人员应尽可能引导每个幼儿吃完一定量的食物，以满足其身体生长发育的需要。保教人员为了完成这项任务而采取消极的办法，如逼迫幼儿吃完，则会使幼儿对进餐过程产生消极的情绪，这不但会影响幼儿机体对食物的消化和吸收，反之还会逐渐导致幼儿产生不良的条件反射或厌食。因此，保教人员在对幼儿进行身体保育的过程中，必须高度重视对幼儿心理的保育，关注幼儿的心理感受，为幼儿提供一个轻松、愉快的进餐环境，积极鼓励幼儿多吃一些食物，如果幼儿实在不想吃，应该尊重幼儿的意愿。

　　又如，两三岁的幼儿在午睡时偶尔会出现尿床的现象，对此，保教人员应该对幼儿表现出理解和关心，帮助幼儿悄悄地换下尿湿的裤子，把尿湿的褥子悄悄拿出去晒一晒，并且想办法帮助幼儿逐渐改掉尿床的毛病。这样做，既是对幼儿的身体进行了保育，也保护了幼儿的自尊心，并帮助了幼儿逐渐适应集体生活，这便是对保育全面深刻的理解。

　　综上所述，全面、积极的保育观应包括以下主要内涵。

　　第一，保育包括了身体保育和心理保育两个方面。

　　第二，无论是身体保育还是心理保育都含有两层含义：一是对身体和心理的保护和照顾，使其免受伤害，能正常发育；二是对身体机能和心理能力的促进，使其更好地发展和完善。这一层面体现出保育和教育之间的内在关联性。

　　第三，在对幼儿进行保育的过程中，要将身体保育和心理保育有机地结合起来，不能忽视任何一方，其目的是促使幼儿身心得到全面、和谐、健康的发展。

　　树立全面的保育观十分重要，这是做好托幼园所保育工作的基础，更是维护和增进幼儿健康的重要前提和条件。

◎ **案例与分析** ···

不再尿裤子

　　春天，我们班新来了一位名叫鹏鹏的小朋友。他是个文静、羞怯的小男孩。

　　鹏鹏的妈妈告诉我，鹏鹏以前上过一所幼儿园，去了三个多月，哭了三个多月。

一提起送他上幼儿园，妈妈就犯愁。她还说，鹏鹏在幼儿园还常常尿裤子，时常穿着湿裤子回家。我听了之后大致知道了其中的原因。

刚入园的幼儿对幼儿园有一种陌生感，对新环境不熟悉、不适应，会产生紧张情绪，这是很常见的事。但长期下去就会影响幼儿的身心健康，甚至会形成一种病态。我决心要治好鹏鹏的"病"。

我从第一天开始就注意多关心他，多和他接触。我告诉他厕所的位置，并常提醒他去上厕所。他时常用一双小眼睛胆怯地看着我。这时，我就对他笑笑，摸摸他的头，或者把他搂在怀里说几句悄悄话。发现他尿了裤子，我就赶忙帮他把裤子脱下来，一边脱一边笑着说："没关系的，鹏鹏今天尿裤子是因为没有快一点上厕所，以后有尿快去厕所就好了，对不对呀?"他不好意思地点点头，看我在笑，他也微微地笑了笑。我让他坐在床上盖着被子，拿几本小画书让他看，然后给他晾晒裤子。几天过去了，鹏鹏脸上慢慢地有了笑容，尿裤子现象也逐渐消失了。有时，他会主动走到我身边对我说："老师，我上厕所了。"我表扬他一下，他便会满足地离开。

一天，鹏鹏的妈妈拉住我的手感激地说："肇老师，鹏鹏说他喜欢肇老师，喜欢这个幼儿园。我这个做家长的真不知该怎么感谢你才好……"

新入园的幼儿由于情绪紧张而尿裤子是常事，老师不应为此轻易批评幼儿，或流露出厌恶表情，而应想方设法让幼儿熟悉环境、喜欢老师。等到幼儿消除了紧张感和陌生感，熟悉并适应了环境，感到老师是可亲近的、可信任的，这种现象就会消失。你看，鹏鹏不是不再尿裤子了吗?

（肇艳秋，山东龙口市实验幼儿园）

点评:

陌生的环境和陌生的人，必然会使新入园的幼儿产生紧张和恐惧心理，以致影响幼儿身心健康。为此，幼儿教师必须以更大的热情及更多的关心、耐心和爱心对待每一个新入园的幼儿，以使其尽快地消除陌生感、紧张感和恐惧感。

肇老师在《不再尿裤子》这篇随笔中，阐述了她是怎样对待入园的幼儿并使幼儿尽快地适应新环境、喜欢和信任老师。鹏鹏不仅消除了紧张情绪和恐惧心理，而且克服了由于紧张而经常尿裤子的问题。老师的微微一笑、轻轻一摸、一搂一抱、一个眼神、一个手势、一句悄悄话、一个提醒和一次帮助，不仅给幼儿创造了一个和谐、宽松的氛围，而且会在幼儿幼小的心灵里深深地播下爱的种子，使之很快忘记陌生、忘记烦恼。这对幼儿身心健康极为有利。对于广大幼儿教师来说，只要有一颗爱心，这些都能够做到。为了幼儿身心健康，大家一定能做到。

（陈冬华）

［资料来源：郑晓边，现代幼儿心理保育与教育——全国幼儿园保教实例精选与专家点评(上)，武汉水利电力大学出版社，1999：185-186。］

二、 托幼园所保育工作的基本内容

托幼园所的保育工作涉及幼儿的生活、游戏和学习等各个方面，概括归纳如下。

（一）为幼儿提供良好的生活环境

托幼园所是幼儿的生活环境，为幼儿提供良好的生活环境是幼儿保育工作最基本的内容。

主要包括：

(1)提供安全、卫生、有利于幼儿生长发育的物质环境；

(2)提供温暖、轻松、支持幼儿发展的心理环境。

（二）做好幼儿日常生活的保育

幼儿每天从入园到离园，在园内生活 8～9 小时，其间包括了众多生活环节，需要保教人员全面、细心地做好每个环节的保育工作，照顾好幼儿的生活，保证幼儿的安全，这是幼儿保育工作最主要的部分。

主要包括：

(1)科学、合理地安排幼儿一日生活，保证幼儿定时进餐，以及有充足的睡眠、游戏、户外活动时间；

(2)对幼儿进餐、饮水、睡眠、排泄、盥洗、穿脱衣服、户外活动、入园、离园等环节给予精心照顾，并逐渐培养幼儿良好的生活习惯与基本生活能力。

◎ 案例与分析

"小猫脸"不见了

天气渐渐地凉了下来，托班幼儿又到了爱闹病的时期。"老师，菲菲流鼻涕了。"我抬头一看，菲菲早已左一把右一把地抹成"小花猫"了。我拿纸帮她擦干净，心想："孩子们在玩得尽兴的时候，肯定不会主动到盥洗室拿纸擦鼻涕，如果纸放在他们自己可以拿得着的地方，是不是会好一些呢？"

我找来了几个颜色鲜艳的废旧玩具纸盒，固定在美工区、生活技能区里，放在孩子们拿取方便的位置，一角一个。远远望去，不知情的人还以为是什么装饰物呢！小纸盒的出现为孩子们的生活提供了极大的便利。他们有了鼻涕之后不再举着小手喊"老师"，而会跑到小纸盒前，自己拿纸学着擦。尽管还擦得不那么干净，但孩子有了可贵的自主意识。班里的"小猫脸"也少多了……

小纸盒放在墙上、玩具柜上、活动区里和幼儿经常光顾的盥洗室中，颜色既鲜艳又和谐，在为幼儿提供方便的同时又美化了环境。

点评：

教师通过观察发现，在秋冬两季托班幼儿上呼吸道易受感染，需要成人细致到位的护理。稍有疏忽幼儿就会抹成"小猫脸"。对这样的实际问题，教师进一步思考：如何改变幼儿完全被动地依赖成人的呵护，培养幼儿初步的自理意识。应运而生的小纸盒，为托班幼儿的自我学习、主动发展创造了机会、提供了条件。在这个过程中，教师看重的不仅仅是解决流鼻涕的问题，更重要的是从培养幼儿良好的生活习惯入手，使幼儿在一种自然的生活情景中，获得良好的生活习惯的陶冶，使孩子在自主选择中学会自理、提高生存质量。

另外，教师在培养习惯的过程中非常注重吸引幼儿的兴趣，经常利用环境中的小纸盒提示幼儿为小车里的娃娃擦擦鼻涕，帮助小布熊擦擦眼泪，使幼儿在游戏中学会照顾自己的同时也知道关心别人。

（资料来源：万军、戴晓萱，"小猫脸"不见了，学前教育，2002年增刊：50。）

（三）做好幼儿游戏、运动、教学活动中的保育

幼儿园的活动包括游戏、运动和各类教学活动，需要保教人员在此过程中注意对幼儿的保育。

主要包括：

(1)依据幼儿的年龄特点，合理安排幼儿游戏和各类教育活动的时间；

(2)注意幼儿活动的动静交替；

(3)合理安排和灵活调节幼儿的运动量；

(4)注意幼儿用眼卫生、听力和声带的保护；

(5)促进幼儿良好身体姿势的形成,如坐姿、站姿;

(6)注意绘画、玩沙、户外运动后手部的清洁等。

(四)做好特殊需要幼儿的保育

有一些幼儿在身体发育或心理发展上存在某些特殊状况,需要托幼园所对这些幼儿给予特殊的、有针对性的照料、帮助和指导。与家长配合,做好特殊需要幼儿的保育工作是促使每个幼儿健康成长的必要环节。

主要包括:

(1)为体弱、肥胖、过敏体质等状况的幼儿提供适宜的照顾和指导;

(2)为残疾儿提供适宜的照顾和指导;

(3)为有心理问题或行为异常的幼儿提供照顾和指导等。

三、 托幼园所保育工作的实施

托幼园所的保育工作直接关系到幼儿的生长发育与健康成长,是幼儿教育的重要组成部分。为此,应当做好以下几个方面。

(一)实行保育和教育相结合的原则

实行保育和教育相结合的原则,是我国幼儿园工作的基本原则,这是由幼儿的年龄特点与发展需要所决定的。这就要求保教人员既要做好幼儿的保育工作,也要做好幼儿的教育工作,做到保中有教,教中有保,保教结合。

例如,帮助幼儿穿脱衣服是对幼儿进行身体保育的过程,这一过程也是培养幼儿生活自理能力的有利契机,因此,保教人员应在耐心帮助幼儿的同时,积极鼓励和逐步引导幼儿自己学习穿脱衣服。

又如,幼儿绘画通常属于教育活动的范畴,保教人员在组织幼儿进行这一活动时需要注意对幼儿身体的保育,如桌椅的高矮是否符合幼儿的身高,光线来源与亮度是否合理,幼儿用眼时间与握笔时间是否适宜等。此外,保教人员还应当利用这一过程对幼儿进行适当的引导和帮助,逐步培养幼儿良好的坐姿和握笔姿势,教育幼儿爱护眼睛、讲究用眼卫生。

只有将对幼儿的保育和教育紧密、有机地联系在一起,相互兼顾、相互渗透、相互促进,才能最大限度地促进幼儿身心和谐、健康的发展,共同完成幼儿教育的任务。

(二)保育工作需要全体工作人员的共同努力

托幼园所的保育工作不只是幼儿教师和保育员的工作,还需要园所中全体工作人

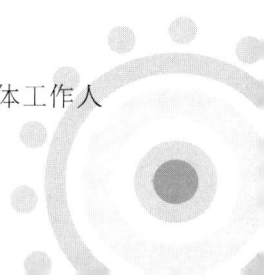

员的共同参与和配合。托幼园所的安全与卫生需要落实到每项制度、每个具体工作之中，这离不开每位工作人员的辛勤工作，而园所充满关爱、温暖的心理环境，则与每位工作人员的良好态度和行为密切相关。例如，幼儿的卫生保健工作主要依靠卫生保健人员具体负责与实施；幼儿膳食的烹调过程需要厨房工作人员的直接参与；幼儿入园、离园时的安全离不开园所保安人员的配合……只有园所的全体工作人员相互配合、协同工作，才有可能将幼儿的保育工作圆满完成。

（三）保育工作需要家庭的支持与配合

家庭是幼儿生活的重要场所，家长理应承担起维护和增进幼儿健康的重任。要做好幼儿的保育工作，只靠托幼园所单方面的努力是不够的，还需要得到幼儿家庭的支持与配合。例如，有些新入园的幼儿不太适应幼儿园的环境，午睡时不能很快入睡或不能自然入睡，午睡时间明显不足，这很可能会使幼儿每日的睡眠时间不够充足。为此，保教人员除了要做好幼儿午睡时的保育工作，还要及时与家长取得联系，相互沟通与配合，适当调整晚间作息时间，培养幼儿自然入睡习惯。

总之，保育工作是幼儿教育中最基础的工作，是维护和增进幼儿健康的重要保证，保教人员应掌握必备的专业知识和技能。

拓展阅读 ···

儿童早期教育环境中基于关系的保育

儿童早期教育过程中与教师、同伴、家长之间的关系影响着他们一生发展的所有阶段，这在托幼机构中是非常重要的。基于关系的保育，强调儿童与成人、成人与成人之间需要建立一种信任感，从而构建良好的关系；倡导重视父母的价值，鼓励教师有意识地将儿童的家庭经验与早期教育环境联系起来，使家长和老师之间形成和谐的同伴关系，形成"照料共同体"的凝聚力。

基于关系的保育关注儿童和"在一个安全和亲密的环境中，儿童与一个特定成人之间的持续性关系"。当儿童没有在托幼机构中时，这个特定的成人是父母；当儿童在托幼机构中时，这个特定的成人就是老师。儿童对父母的依恋发生在生命的最初几个月，如果护理适应儿童的需要，将形成安全型依恋；反之则不会形成较强的依恋。通过教师指导，家长学会调整做法，则可以帮助儿童形成更具有安全感的依恋。同时，如果教师能够对儿童的需求保持敏感并有效回应，对儿童和家长两者来说都会产生积极的支持作用。

儿童进入托幼机构，需要敏感的教师对他们的需求和气质性格做出回应。教师具有敏感性和一致性的照料是儿童形成安全依恋的重要因素之一，因此每个儿童都应该有一个主要照顾者或教师，以便形成安全型依恋。较大的师幼比、较小的班额，使教师更容易根据每个儿童的类型提供敏感的、回应性的保育。理想的状态是教师可以为儿童提供持续性的照料，并且随着儿童的成长、阶段的转变，始终与儿童保持密切关系。

基于关系照料的课程立足于儿童的兴趣和动机，以促进儿童整体的自我意识发展为宗旨，并尊重儿童自己的节奏。这个课程是专供婴儿照顾者和学步儿照顾者学习的，主要分为三个阶段：首先，教师应该观察儿童口头和非口头暗示；其次，教师应思考儿童表达的内容及此刻他们的需求，当然也包括直接询问儿童他们的需求；最后，教师调整自己的行为以适应儿童的需求。

这个反应步骤可以贯穿一日生活中的每时每刻，除了观察、询问、调整、回应步骤，教师也可以询问家长儿童在家里更喜欢以何种方式互动。当教师熟知儿童的需求、行为和反应时，他们可以从整体角度去欣赏和尊重儿童，并提供相应的课程以促进儿童的发展。

当婴儿成长为学步儿时，在反应性照料中，他们可能要经历一些挑战。学步儿想要探索周围的环境，因此需要保证学步儿环境的安全性、发展适宜性和支持性。学步儿时常想要出去和独立探索环境，然后再回到他们与教师亲切互动的熟悉的环境中。问题的关键依旧是教师要时刻关注儿童，观察儿童的动向，了解儿童的兴趣和能力，从而鼓励儿童进行新的体验和更高级的探索。这个年龄段的儿童喜欢探索活动，但他们更需要熟悉的老师提供一日生活的可预见性和一致性。这将帮助儿童自我调节。学步儿已经准备好真正开始与其他儿童互动。当他们得到积极的回应时，他们的互动会更具亲社会性和积极性。

当儿童到了进入幼儿园的年龄时，他们将与老师产生真正的合作伙伴关系，他们不断地发展自己的社会情感、认知和语言技能。他们有能力构建健康的社会关系，也能够用言语表达需求，并能够遵守规则。这些都会对儿童的全面发展产生积极的作用。在这个过程中，儿童、家长和教师都将获益：不断成长的儿童，为儿童提供高质量、一致性家庭照料的家长和知道自己能真正影响儿童生命的教师。

[资料来源：根据《儿童早期教育中的安全、营养与健康》(凯西·罗伯逊著，刘馨等译，北京师范大学出版社，2018：450-452)改编。]

巩固与练习

一、名词解释

1. 健康。

2. 保育。

二、简答题

1. 简述健康幼儿的主要表现特征。

2. 简述托幼园所保育工作的基本内容。

三、论述题

结合生活实际和案例论述影响幼儿健康的主要因素。

实践与体验

1. 结合影响幼儿健康的因素，尝试提出一些有助于促进幼儿健康的教育建议。

2. 通过查阅资料、见习和参与实践活动，谈谈如何更好地实施托幼园所保育工作。

第二章
幼儿的生理特点与卫生

学习目标

1. 了解人体各系统的组成和功能。
2. 了解幼儿机体各系统的生理发育特点。
3. 掌握幼儿卫生保健的要点。
4. 能够根据幼儿生理发育特点有针对性地开展幼儿卫生保健工作。

本章导读

案例：午餐时间到了，中一班的小朋友们洗完手后，领餐吃饭。保育员请每个小朋友都坐在自己的小凳子上，安静地听轻音乐吃饭。保育员巡回观察幼儿用餐情况。当保育员来到壮壮身边时，只见他扭曲着整个身子，驼着背，狼吞虎咽地吃着饭。保育员对壮壮说："壮壮，你挺直背，坐好了再吃好吗?"壮壮马上坐直了，可是不久，他又歪着身子驼背了。老师发现壮壮平时在参加美工活动和户外活动时也常常是耸着肩膀驼着背。壮壮比较壮实，身高也达到了125厘米，但是在中班，还是用的与其他中班小朋友一样高的小椅子和桌子。此外，保育员了解到壮壮在家里吃饭时也经常驼背，晚上睡觉睡的是柔软的席梦思，枕着比较厚的枕头。

幼儿骨骼为什么容易弯曲变形？这是由幼儿的生理特点决定的。全面了解幼儿的生理特点及卫生保健要点是做好幼儿卫生保健工作的基础，据此才能有针对性地照顾好幼儿，更好地促进幼儿的生长发育和健康成长。

■ 内容概览

```
                                          ┌─────────────────────────┐
                                          │          概述            │
                            ┌─────────┐    ├─────────────────────────┤
                            │ 神经系统 │────┤   幼儿神经系统的特点    │
                            └─────────┘    ├─────────────────────────┤
                                          │ 幼儿神经系统的卫生保健  │
                                          └─────────────────────────┘
                                          ┌─────────────────────────┐
                                          │          概述            │
                            ┌─────────┐    ├─────────────────────────┤
                            │ 感觉器官 │────┤   幼儿感觉器官的特点    │
                            └─────────┘    ├─────────────────────────┤
                                          │ 幼儿感觉器官的卫生保健  │
                                          └─────────────────────────┘
                                          ┌─────────────────────────┐
                                          │          概述            │
                            ┌─────────┐    ├─────────────────────────┤
                            │ 运动系统 │────┤   幼儿运动系统的特点    │
                            └─────────┘    ├─────────────────────────┤
                                          │ 幼儿运动系统的卫生保健  │
                                          └─────────────────────────┘
                                          ┌─────────────────────────┐
                                          │          概述            │
                          ┌───────────┐    ├─────────────────────────┤
                          │ 血液循环系统│───┤  幼儿血液循环系统的特点 │
                          └───────────┘    ├─────────────────────────┤
                                          │幼儿血液循环系统的卫生保健│
                                          └─────────────────────────┘
  幼                                       ┌─────────────────────────┐
  儿                                       │          概述            │
  的        ┌─────────┐    ├─────────────────────────┤
  生        │ 呼吸系统 │────┤   幼儿呼吸系统的特点    │
  理        └─────────┘    ├─────────────────────────┤
  特                                       │ 幼儿呼吸系统的卫生保健  │
  点                                       └─────────────────────────┘
  与                                       ┌─────────────────────────┐
  卫                                       │          概述            │
  生        ┌─────────┐    ├─────────────────────────┤
            │ 消化系统 │────┤   幼儿消化系统的特点    │
            └─────────┘    ├─────────────────────────┤
                                          │ 幼儿消化系统的卫生保健  │
                                          └─────────────────────────┘
                                          ┌─────────────────────────┐
                                          │          概述            │
                            ┌─────────┐    ├─────────────────────────┤
                            │ 泌尿系统 │────┤   幼儿泌尿系统的特点    │
                            └─────────┘    ├─────────────────────────┤
                                          │ 幼儿泌尿系统的卫生保健  │
                                          └─────────────────────────┘
                                          ┌─────────────────────────────┐
                                          │            概述              │
                          ┌───────────┐    ├─────────────────────────────┤
                          │皮肤及体温调节│──┤  幼儿皮肤及体温调节的特点   │
                          └───────────┘    ├─────────────────────────────┤
                                          │幼儿皮肤及体温调节的卫生保健 │
                                          └─────────────────────────────┘
                                          ┌─────────────────────────┐
                                          │          概述            │
                          ┌───────────┐    ├─────────────────────────┤
                          │ 内分泌系统 │───┤         脑垂体          │
                          └───────────┘    ├─────────────────────────┤
                                          │         甲状腺          │
                                          ├─────────────────────────┤
                                          │          胰岛           │
                                          └─────────────────────────┘
                                          ┌─────────────────────────┐
                                          │          概述            │
                            ┌─────────┐    ├─────────────────────────┤
                            │ 免疫系统 │────┤   幼儿免疫系统的特点    │
                            └─────────┘    ├─────────────────────────┤
                                          │ 幼儿免疫系统的卫生保健  │
                                          └─────────────────────────┘
                                          ┌─────────────────────────────┐
                                          │            概述              │
                            ┌─────────┐    ├─────────────────────────────┤
                            │ 生殖系统 │────┤幼儿生殖系统的特点及卫生保健│
                            └─────────┘    └─────────────────────────────┘
```

第一节
神经系统

⊘ **学习导引**

1. 人体的各种生理活动均受神经系统的支配和调节,那么神经系统包括哪些结构?各部分结构又发挥着什么功能呢?在本节中,期望你结合自身生活经验及与他人的交流互动来理解神经系统的具体含义、其构成部分的位置结构及其功能,进而为理解幼儿神经系统的结构特点奠定基础。

2. 幼儿期是神经系统发育的关键期,那么你是否思考过幼儿神经系统发育有什么特点?在本节中,希望你能结合一些拓展阅读和案例来理解幼儿的神经系统发育特点,进而为明确促进幼儿神经系统发育的卫生保健措施提供依据。

3. 幼儿神经系统的发育有赖于成人为其提供全面科学的保护和照料。那么你思考过成人应如何为幼儿提供科学的保健措施才能促进其神经系统的良好发育和发展吗?在本节中,期望你能结合幼儿神经系统发育特点及实例来掌握幼儿神经系统的保育与教育要点。只有基于此,我们在保教工作中才能为促进幼儿的健康和发展做出积极、有效的努力。

一、 概述

人的意识产生于脑。人体的各种生理活动均受神经系统的控制与调节。

神经系统分为中枢神经系统和周围神经系统两部分。中枢神经系统包括脑和脊髓;周围神经系统包括脑神经、脊神经和植物性神经(见图2-1)。

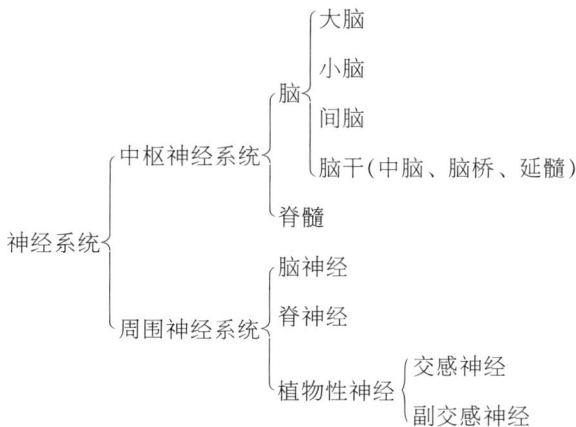

图 2-1 神经系统结构

（一）神经元

神经元即神经细胞，是神经系统的基本结构和功能单位。神经元的结构可分为细胞体和突起两部分。细胞体是神经元营养和代谢的中心，并能整合信息。突起分为轴突和树突。每个神经元有众多短小的分支，就是树突。树突能接受刺激并将刺激传向细胞体。神经上有一条细长的分支，是轴突。它能将神经冲动从细胞体传出。有的轴突外包有髓鞘，起保护和绝缘的作用(见图 2-2)。

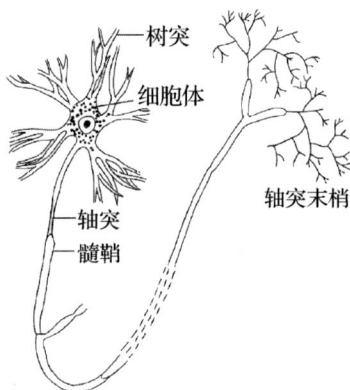

图 2-2　神经元

（二）脊髓和反射

脊髓位于脊柱的椎管内，上与脑干相连，下达腰椎。

脊髓是中枢神经系统的低级部位。许多神经从脊髓发出，通过椎间孔分布于躯干、四肢和内脏，称为脊神经。来自躯干、四肢及内脏器官的刺激先传到脊髓，再传到大脑。如果脊髓受到横断损伤，损伤面以下的身体各部位将失去与脑的联系，发生感觉和运动障碍，被称为截瘫。

反射是人体对内外环境中各种刺激发出的反应，是神经系统调节机体活动的基本方式。按照巴甫洛夫的观点，反射可分为无条件反射和条件反射两种。无条件反射是指先天具备的、不学而会的反射活动，如将奶头放到新生儿嘴里，他就能吮吸并吞咽乳汁；膀胱贮满尿液，新生儿就要排尿等。无条件反射在脊髓及脑干参与下即可完成。在无条件反射的基础上，经过后天学习训练而形成的反应叫条件反射。比如，妈妈每次给新生儿喂奶时，都抱成一定的姿势，大约到新生儿出生后的第 11 天，当妈妈把新生儿抱成喂奶的一定姿势时，奶头还没放到新生儿的嘴里，新生儿便做出吸吮的动作，这就是对喂奶姿势的条件反射。

(三)脑

脑位于颅腔内，分为大脑、小脑、间脑和脑干四部分。

脑干将脑与脊髓连接起来，自下而上可分为延髓、脑桥和中脑。脑干中有调节呼吸、循环、吞咽等基本生理活动的神经中枢，脑干受损伤可危及生命。

间脑在脑干上方，大部分被大脑覆盖，包括丘脑和下丘脑。

丘脑能将全身各部位传入的神经冲动进行简单分析，更换神经元后，传递到大脑皮层的相应区域。全身传入的神经冲动在到达丘脑前交叉到对侧，因此，一侧丘脑受伤时，对侧肢体的感觉将会丧失。

下丘脑位于丘脑前下方，体积很小，作用却很大。它有控制体温、食欲及干渴感觉的中枢，还有调节人体对环境刺激发生情绪性反应的中枢。下丘脑前部的脑垂体是影响幼儿生长发育的重要内分泌腺，它分泌的生长激素能调节幼儿生长发育的速度。

小脑位于大脑后下方的脑干背侧。小脑通过神经纤维与脑干、大脑、脊髓发生联系。小脑能处理大脑发向肌肉的信号，维持肌肉的紧张度，控制人体的活动并保持人体随意运动的平衡与协调。

大脑是中枢神经系统的最高级部分，也是人类进行思维和意识活动的器官。

大脑分左、右两半球，表面凹凸不平，凹陷处称"沟"(深的叫裂)，隆起处称"回"，"沟"与"回"大大增加了大脑的表面积。较大的沟裂有中央沟、大脑外侧裂和顶枕裂，这些沟裂将大脑表面分成额叶、顶叶、颞叶和枕叶四部分(见图2-3)。

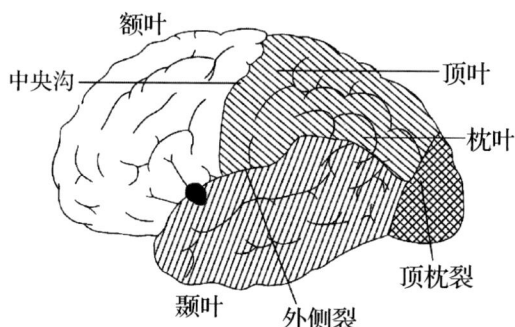

图 2-3 大脑半球背外侧面

大脑的表面集中了大量神经元细胞体，2～3毫米厚，被称为大脑皮层。大脑皮层的神经元能接受刺激，整合、处理信息，并以记忆的形式储存各种信息。大脑皮层以内是众多的神经纤维，神经纤维使大脑两半球之间及大脑与大脑的其他部分之间发生广泛联系。

根据大脑皮层各部位主要机能的不同，可划分为许多机能区，叫"大脑皮层机能定位"，也叫某种活动的中枢。如额叶有记忆、思维中枢；枕叶有视觉中枢；颞叶有听觉中枢；顶叶有躯体感觉中枢。

脑神经从脑发出，主要分布于头、面部的器官。

(四)植物性神经

植物性神经从脑和脊髓发出，分布于内脏器官。在中枢神经系统的控制下，植物性神经通过支配内脏器官的活动，调节机体的营养、呼吸、循环、内分泌、排泄、生长及生殖等生理活动，并影响机体的新陈代谢。

植物性神经可分为交感神经和副交感神经两类，它们分布于同一器官，作用相反，相互制约，使内脏器官的活动协调、准确。

◎拓展阅读

发育中的大脑

在胎儿时期，大脑的发育取决于基因和母体子宫的环境。从外在环境来说，母亲的营养状况、对毒素和药物的接触，以及母亲自身的经历(如压力)等因素都会影响子宫中胎儿大脑的发育。婴儿出生时，基因奠定了大脑发展的生理基础，而出生后的第一年，大脑神经系统将迅速地发展和变化。新生儿的大脑重量大约是成年人大脑重量的25%，两岁时大约能达到成年人的75%。

想要了解相关具体内容，可扫描文旁二维码。

二、 幼儿神经系统的特点

(一)脑发育非常迅速

婴幼儿时期脑的发育非常迅速，从出生到7岁，脑重量增加近4倍，7岁左右已基本接近成人。与此同时，脑的机能也逐渐复杂、成熟和完善起来，为建立各种条件反射提供了生理基础(见图2-4)。

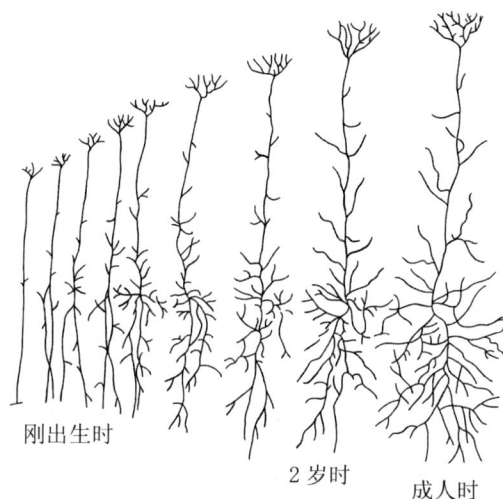

刚出生时

2岁时

成人时

图 2-4 神经细胞的发育

(二)中枢神经系统的发育不均衡

脊髓和脑干在出生时即已发育成熟，而小脑发育则相对较晚，1岁左右迅速发育，3～6岁逐渐发育成熟。所以，1岁左右学走路时步履蹒跚；3岁时已能稳稳地走和跑，但摆臂与迈步还不协调；5～6岁时，就能准确协调地进行各种动作，如走、跑、跳、上下台阶，而且能很好地维持身体的平衡。

大脑皮层发育极为迅速。到8岁左右，儿童大脑皮层发育已基本接近成人。

脑的发育是否完善主要受两种因素的影响：一是遗传基础，即发展的潜力；二是个体生长环境中各种刺激的作用，丰富、适度的刺激可促进脑细胞结构和机能的发育。优生，为幼儿提供了脑发育的良好潜力；优育，给予幼儿丰富的生活体验，使潜力得以充分发挥。

(三)大脑皮层的兴奋与抑制过程发展不平衡

幼儿大脑皮层发育尚未完善，兴奋占优势，抑制过程形成较慢，但兴奋持续时间较短，容易泛化，主要表现为对事物保持注意的时间不长，常随兴趣的改变而转移注意力，动作缺乏准确性等。

(四)植物性神经发育不完善

幼儿交感神经兴奋性强而副交感神经兴奋性较弱。例如，婴幼儿心率及呼吸频率较快，但节律不稳定；胃肠消化能力极易受情绪影响。

⊘ **拓展阅读** ··

受虐性脑伤

受虐性脑伤(AHT)，也称摇晃婴儿综合征(SBS)，是一种典型的虐待儿童的结果，具体是指剧烈摇晃0～5岁婴幼儿造成其脑部损伤。

剧烈摇晃特别容易使婴幼儿受伤，因为他们的头比较大，颈部肌肉还没有发育完全，大脑及其周围的组织还非常脆弱。儿童的大脑中水含量较高，神经细胞还没有开始形成髓鞘，剧烈摇晃会引起幼儿大脑的某些组织脱落，导致脑细胞和血管的破裂。除了剧烈摇晃之外，钝器敲打儿童头部、用儿童头部撞向硬物或将儿童抛出去再接住都有可能导致其出现受虐性脑伤。

摇晃婴儿综合征的三大典型症状是脑部积水、眼膜下部肿胀、视网膜出血，通常还伴有肋骨骨折等其他症状。遭受这种剧烈摇晃的婴儿中，除了25％的婴儿死亡外，其他婴儿都难逃终生脑部损伤的厄运。大多数婴儿可能出现完全或部分失去视力和听力、癫痫、脑瘫、发育障碍、孤独症、行为异常、吮吸和吞咽困难等，严重的还可能成为植物人。

想了解更多受虐性脑伤的信息，可扫描文旁二维码。

··

三、 幼儿神经系统的卫生保健

(一)保证合理的营养

婴幼儿正值脑细胞发育的高峰期，如果缺乏必需的营养物质，如优质蛋白质、脂类、无机盐等将影响神经细胞的数量及质量。

(二)保证空气新鲜

成人脑的耗氧量占全身耗氧量的1/4，婴幼儿脑耗氧量几乎占全身耗氧量的1/2。因此，婴幼儿生活的环境应空气新鲜。新鲜空气含氧多，可以确保婴幼儿发育对氧气的需求。

(三)保证充足的睡眠

睡眠可使全身各系统、器官，特别是神经系统得到充分休息，消除疲劳，积蓄养料和能量。睡眠时脑垂体分泌的生长激素多于清醒时的分泌量。长时间睡眠不足会影响婴幼儿身体和智力的发育。睡眠时间有明显的个体差异，总的要求是年龄越小，睡眠时间越长，体弱儿睡眠时间应多一些。

(四)制定和执行合理的生活制度

托幼园所应根据幼儿的年龄特点，合理地制定生活制度，安排好不同年龄班幼儿一日活动的时间和内容。幼儿生活有规律，形成良好的习惯，可以更好地发挥神经系统的功能。

(五)创设良好的生活环境，使幼儿保持愉快的情绪

托幼园所保教人员要热爱、关心幼儿，为幼儿创设良好的生活环境与社会环境；与幼儿建立良好的师幼关系，帮助和引导幼儿与同伴友好相处；坚持正面教育，不伤害幼儿的自尊心；不歧视有缺陷的幼儿；更不能体罚及变相体罚幼儿，以保证幼儿在托幼园所中生活愉快。

(六)安排丰富的活动及适当的体育锻炼

丰富的活动，特别是适合幼儿年龄特点的体育锻炼，能促进脑的发育，能提高神经系统反应的灵敏性和准确性。为使大脑两半球均衡发展，保教人员应使幼儿的动作多样化，如让幼儿两手同时做手指操、攀爬及做各种幼儿基本体操等；日常活动中保教人员注意让幼儿多动手，尽早用筷子进餐，学会使用剪刀，玩串珠子游戏等；幼儿在活动中"左右开弓"，能更好地促进大脑两半球的发育。

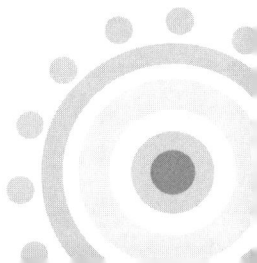

第二节
感觉器官

◎ 学习导引

1. 感觉是我们认识世界的途径，其中视觉和听觉是我们认识世界的主要途径，那么你知道我们的视觉和听觉器官的结构及其发挥的功能吗？在本节中，期望你能结合自身感受、生活经验及图例讲解来了解眼睛和耳朵的结构与作用，从而更好地理解幼儿感觉器官的发育特点。

2. 幼儿的感觉器官还在不断发育，那你是否思考过幼儿感觉器官的发育特点，以及应如何促进幼儿感觉器官的良好发育？在本节中，希望你能结合案例讲解及与他人的交流互动来了解幼儿感觉器官的发育特点，掌握促进幼儿感觉器官发育的保健要点，进而在保教工作中有意识地创设良好的环境，培养幼儿良好的用眼和用耳习惯，为幼儿感觉器官的良好发育提供适宜刺激。

一、概述

感觉是人们认识世界的途径。感觉包括视觉、听觉、嗅觉、触觉、味觉及本体感觉等。视觉和听觉是人们认识世界的主要途径，人们获得的知识70％以上来自视觉和听觉。

(一)眼部器官

眼球是感受光线刺激的视觉器官。眼球由眼球壁和眼球内折光物质组成。眼球周围的附属结构除眼肌外，还包括眼睑、结膜、泪腺、睫毛、眉等(见图2-5)。

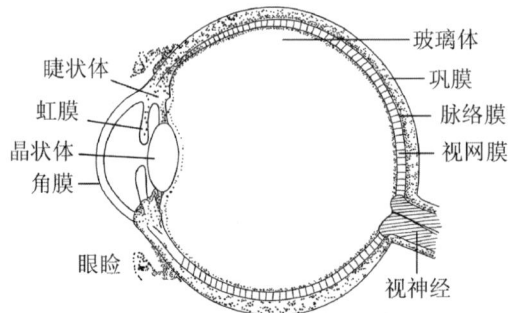

图 2-5　眼球的结构

1. 眼球壁

眼球壁的最外层是巩膜和角膜，较厚、白色、坚韧的巩膜能保护眼球，巩膜前方是透明的角膜，有丰富的神经末梢。

眼球壁中层后 2/3 为脉络膜，有大量色素和血管，能防止光线散射并为眼球输送营养。脉络膜前缘是由睫状肌构成的睫状体，睫状体借悬韧带与晶状体相连。睫状体向前是环形的虹膜，虹膜含色素，决定"眼球"的颜色。虹膜中央是圆形的瞳孔，随着光线强弱的变化，瞳孔可改变大小，进而调节进入眼内光线的强弱。

眼球壁最内层是视网膜，视网膜能将光刺激转化为神经信号，传到大脑皮层，形成视觉形象。视网膜上有两种感光细胞：一种是视锥细胞，能感觉强光和有色光；另一种是视杆细胞，能感受弱光刺激，使人们在较黑暗的环境中仍能看清物体的轮廓。

2. 眼球内的折光物质

折光物质包括房水、晶状体和玻璃体，其中最重要的是晶状体。晶状体位于虹膜后方，形似双凸透镜，有弹性。晶状体借悬韧带与睫状体相连，通过睫状肌的收缩和舒张而改变其凸度，光线经过晶状体的折射，在视网膜上聚焦成像。晶状体的弹性随年龄增长而下降。

晶状体与角膜之间是房水。房水有营养角膜和晶状体的作用，并维持眼压。晶状体与视网膜之间是一个较大的空隙，填充着无色透明的胶状物，被称为玻璃体，它能支撑眼球并加强聚光效果。

若光线经过折光物质不能准确地在视网膜上聚焦成像，大脑皮层不能收到清晰的信号，难以形成清晰的图像，就被称为屈光不正，包括近视、远视和散光。

(二)耳部器官

耳是听觉和平衡觉器官，分外耳、中耳和内耳三部分(见图 2-6)。

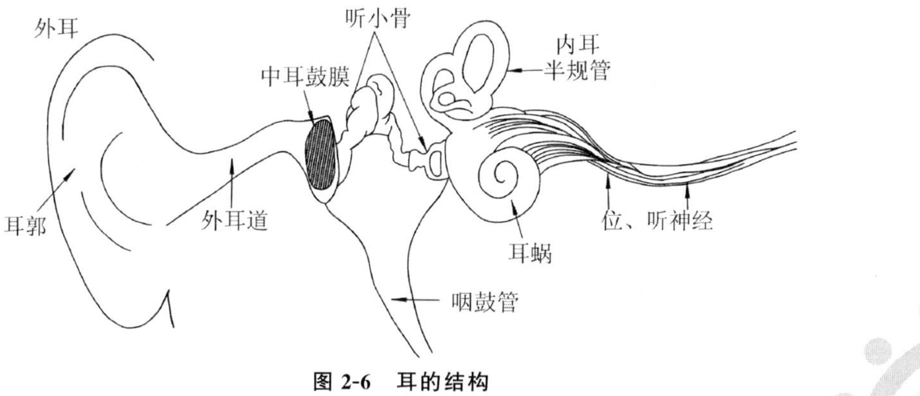

图 2-6 耳的结构

外耳包括耳郭、外耳道。耳郭主要由软骨和皮肤构成，能收集声波，也是传统中医学进行耳针穴位疗法的部位。外耳道的外 1/3 由软骨构成，软骨外的皮肤上有耳毛和能分泌耵聍的耵聍腺。外耳道是声波进入中耳的通道。

中耳包括鼓膜、三块听小骨和咽鼓管开口。鼓膜介于外耳和中耳之间，是一块椭圆形的薄膜。三块听小骨外连鼓膜，内与耳蜗相连，可以把鼓膜振动传到耳蜗。中耳的空隙叫鼓室，鼓室有通向咽部的咽鼓管开口。吞咽时，空气从咽部进入中耳，使鼓膜两侧的气压相等，保证鼓膜正常振动，人们才能听到清晰的声音。

内耳包括耳蜗、半规管和前庭。耳蜗内有数千个听觉神经纤维末梢并充满液体。声波使鼓膜振动并带动听小骨，听小骨振动引起耳蜗内液体的振动，听觉神经将振动转化为神经信号传送到大脑皮层听觉中枢，形成听觉。半规管和前庭内有位觉感受器，人体运动时，特别是头部位置改变时，位觉感受器将刺激传到大脑，形成位觉。

二、 幼儿感觉器官的特点

（一）幼儿眼睛的特点

幼儿眼球前后径较短，呈生理性远视，一般到 5～6 岁转为正视。

幼儿晶状体弹性大，调节能力强，能看清很近的物体。如果幼儿形成不良的用眼习惯，长时间视物过近则会使睫状肌过度紧张而疲劳，致使晶状体变凸，形成近视。

（二）幼儿耳的特点

幼儿外耳道比较狭窄，外耳道壁尚未完全骨化。

幼儿咽鼓管相对比较短、平直、管径较粗。当鼻腔有感染时，病菌易侵入中耳，引起中耳炎。

三、 幼儿感觉器官的卫生保健

（一）幼儿眼的卫生保健

1. 为幼儿创设良好的采光条件

幼儿活动室窗户大小要适中，使自然光充足。室内墙壁、桌椅家具等宜用浅色，反光较好。自然光不足时，宜用白炽灯照明。

2. 为幼儿提供的图画书和教具要适宜

为幼儿提供的图画书的字体宜大，字迹、图案应清晰。教具大小要适中，颜色鲜艳，画面清晰。

3. 培养幼儿良好的用眼习惯

(1)不在光线过强或过暗的地方看书、画画。

(2)看书写字时眼距书本保持1尺(约33厘米)以上的距离。

(3)不躺着看书，以免眼与书距离过近；不在走路或乘车时看书，身体活动可导致书与眼的距离经常变化，极易造成视觉疲劳。

(4)集中用眼一段时间后应望远或去户外活动，以消除眼的疲劳。

(5)容易导致幼儿用眼时间过长的活动主要是看电视、玩电脑游戏等，因此要限制幼儿看电视的时间，一般每周1～2次，每次不超过1小时，小班不超过半小时。看完电视后适当进行户外活动。

(6)不用眼去看太阳光、焊接光、电灯光、手电筒光等强光。

4. 提供均衡营养

良好的视力需要充足、均衡的营养做保障，学前阶段尤其需要保证蛋白质、维生素A、胡萝卜素等营养素的供给。

5. 定期给幼儿测查视力

幼儿期是视觉发育的关键期，也是矫治视觉缺陷效果最明显的时期。定期为幼儿测查视力，以便及时发现异常，及时矫治。在日常生活中，保教人员要注意观察幼儿的行为，当幼儿出现某些特殊行为时，要提醒家长，及时到医院检查治疗。例如，两眼"黑眼珠"不对称；经常眨眼、皱眉、眯眼；眼睛发红或常流泪；看东西经常偏着头；经常混淆形状相近的图形；看图片只喜欢大的；手眼协调差等。

6. 注意眼部的清洁与卫生

教育幼儿不要用脏手揉眼睛，毛巾、手绢要专用，以预防沙眼、结膜炎。若眼睛进入了灰尘或感觉不适，要告诉成人，不要用手乱揉。

7. 预防眼外伤

幼儿活动时要防止眼外伤，尤其是在使用剪刀和铅笔时，一定要指导幼儿如何安全使用。

8. 特别关照眼睛有一定问题的幼儿

照顾视力差的幼儿，减轻他们的用眼负担，合理安排他们的座位，限制近距离用眼时间，并让他们经常望远。若幼儿佩戴矫治眼镜，应要求幼儿按医生的嘱咐去做。

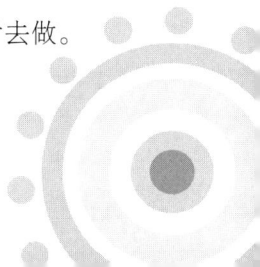

眼睛异物的处理

在户外活动时，沙子、尘土、小飞虫等异物有可能会进入幼儿的眼睛。教师首先应告诉幼儿不要用手揉眼睛，然后立即用温开水或矿泉水清洗幼儿眼睛，或用手绢角、消毒棉签轻轻擦去眼结膜内的异物。若幼儿眼睛已红肿或异物难以取出，应立即将幼儿送往医院救治。

教师千万不能任凭幼儿揉眼睛，揉眼睛可能会造成幼儿的眼角膜擦伤，甚至会导致幼儿失明；不能用未经清洗的手直接翻开幼儿的眼皮，甚至用手指在幼儿的眼睑上擦抹，试图将异物取出，这会造成幼儿眼睛严重擦伤或眼部细菌感染；也不能用有色的饮料给幼儿冲洗眼睛，这会导致幼儿眼睛受伤或感染。

（资料来源：刘馨主编，幼儿园健康教育资源健康生活，人民教育出版社，2017：181。）

（二）幼儿耳的卫生保健

1. 掏耵聍时要注意安全

不要用锐利工具给幼儿掏耳朵，防止损伤外耳道，引起外耳道感染；若不慎损伤鼓膜，则会影响听力。若耵聍较多，发生栓塞，可请医生取出，一般耵聍会自行脱落。

2. 预防中耳炎

要教会幼儿正确的擤鼻涕方法：用手指按住一个鼻孔擤另一个鼻孔，擤完一个再擤另一个，不要太用力，更不要按住两个鼻孔同时擤，以免鼻腔分泌物经咽鼓管进入中耳。若在洗头、游泳时污水进入耳朵，可将头偏向进水一侧，单脚跳几下，将水控出。

3. 保护听力

在幼儿生活的环境中，应尽量让幼儿远离强烈刺耳的噪声。听音乐、看电视、开展音乐和户外体育等活动时，应将音量调整到适宜的程度，以保护幼儿的听力。指导幼儿学习和掌握一些保护听力的方法。

4. 生病时慎用药物

有些药物对幼儿的听力会产生不利的影响，应慎用药物，如庆大霉素、新霉素等。因此，当幼儿患病时，应尽量选择到有资质的医院的儿科就诊。

5.发现听力异常应及早治疗

应注意观察幼儿的活动,及早发现其听觉异常。例如,幼儿对突然的或过强的声音反应不敏感;与人交流时总盯着对方的嘴;听人说话喜欢侧着头,耳朵对着声源;不爱说话或发音不清、说话声音很大;平时很乖、很安静,睡觉不怕吵;经常用手搔耳朵,说耳闷、耳内有响声等。

◎活动案例 ....

听听是谁在唱歌

活动目标　初步了解耳朵的作用,知道保护耳朵的基本方法。

活动准备

1.铃鼓、响板、撞钟、沙槌等乐器。

2.儿歌《耳朵》相关图片。

活动过程

1.听听是谁在唱歌。

(1)请幼儿闭上眼睛,教师逐个击打铃鼓、响板、撞钟、沙槌等,请幼儿猜猜是什么乐器在唱歌并回答他是怎么知道的?

(2)教师表扬幼儿的耳朵真灵,引出活动。

2.试一试。

(1)幼儿用手捂住耳朵,听教师朗诵儿歌《耳朵》。请幼儿将手拿开,说说儿歌中都说什么了。

(2)幼儿不用手捂耳朵,听教师朗诵儿歌《耳朵》,并说说儿歌中都说什么了。

(3)引导幼儿谈谈两次听儿歌的感受,初步了解耳朵的功能:耳朵主要是用来听声音的,对人的生活很重要。

3.讨论活动。

(1)启发幼儿讨论:哪些情况对耳朵有不好的影响?该怎样保护耳朵?

(2)教师和幼儿共同总结保护耳朵的方法:保持耳朵清洁;不随便挖耳朵;不大喊大叫;不长时间待在嘈杂的环境里;声音过大时,应捂住耳朵、张大嘴巴;等等。

4.教师出示图片,引导幼儿学说儿歌《耳朵》。

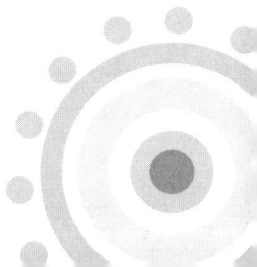

活动建议

1. 活动后，教师引导幼儿感受噪声给人们带来的麻烦，知道轻声说话的好处。

2. 日常生活中，教师随机开展"我叫轻轻"的活动，引导幼儿轻声说话，轻轻走路，轻拿轻放玩具、物品等，避免发出嘈杂的声音。

（资料来源：刘馨主编，幼儿园健康教育资源：健康生活，人民教育出版社，2017：136。）

第三节
运动系统

⊛ 学习导引

1. "生命在于运动。"运动能促进机体的新陈代谢，保持人体健康。那你是否清楚人体运动系统的结构及其功能呢？在本节中，期望你结合自身感受、生活经验及图例解析来理解运动系统的结构特点，进而为理解幼儿运动系统的发育特点奠定基础。

2. 幼儿的运动系统在不断发育过程中，那么你知道幼儿运动系统的发育有哪些特点吗？在本节中，希望你能结合人体运动系统结构知识、与他人的交流互动、案例分析，以及对幼儿运动系统发育特点的深入了解，掌握保护和促进幼儿运动系统发育的保育与教育要点。

一、 概述

"生命在于运动。"运动能促进机体的新陈代谢，保持人体健康。运动系统由骨、骨骼肌和骨联结构成，可以活动的骨联结叫关节。全身各骨和关节联结构成骨骼。肌肉收到脑发出的信号而收缩，通过肌腱牵拉骨，以关节为支点，产生相应的动作。此外，骨还起着支持人体、保护内脏器官和造血等功能。

（一）骨

人体有 206 块骨。骨骼(见图 2-7)以脊柱为中心支撑着身体。从正面看，人的躯干是挺直的，从侧面看，脊柱有四道生理性弯曲。这些弯曲可以减轻运动时对脑的冲击力，保护脑组织，能够平衡身体并负重(见图 2-8)。

骨的基本构造包括骨膜、骨质和骨髓三部分。骨膜是骨表面的一层薄膜，含有丰富的血管和神经，骨膜还有大量成骨细胞，可使骨长粗。骨膜内坚韧的结构就是骨质。骨髓填充于骨髓腔内，能制造血细胞。

骨的成分主要包括无机盐和有机物。无机盐主要是钙、磷化合物，使骨坚硬；有机物主要有骨胶原等蛋白质，使骨有韧性和弹性。

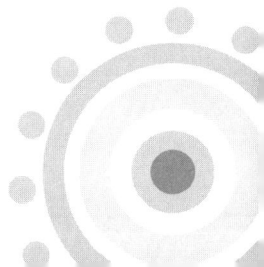

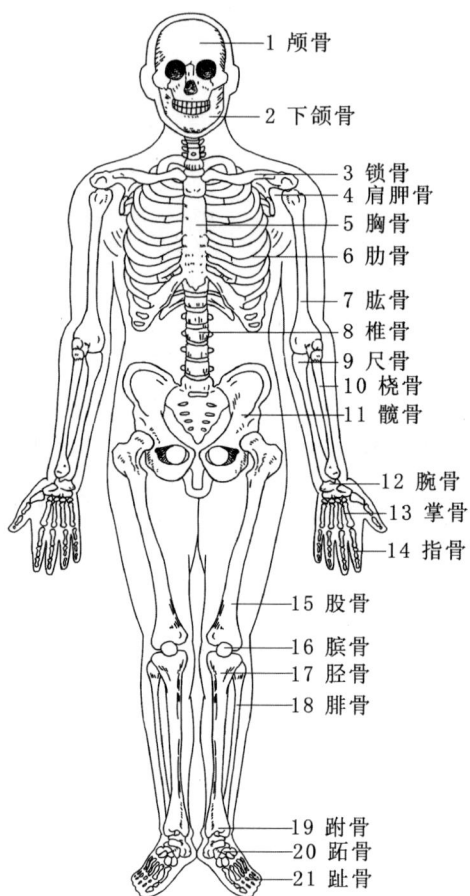

图 2-7　人体骨骼正面观

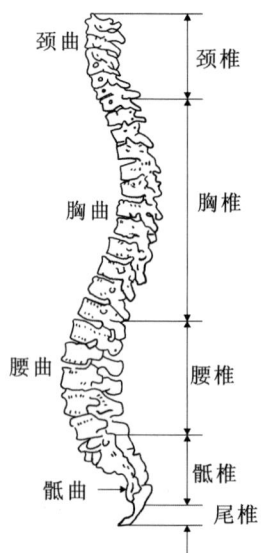

图 2-8　人体脊柱侧面观

（二）肌肉

肌肉可分为骨骼肌、平滑肌和心肌。骨骼肌能接受大脑的指令而收缩、舒张，使人体产生各种运动，因此又称随意肌。面部的表情肌附着于皮肤，能自如活动，也属骨骼肌。平滑肌分布于内脏器官，不受意识支配，又称不随意肌。心肌只存在于心脏，能自动、有节律地收缩、舒张，产生有节律的搏动。

肌肉的主要成分包括水和蛋白质等物质。成年人肌肉占体重的40％；年龄越小，肌肉所占体重比例越低，肌肉中水分越多。

肌肉呈红色，是因为伴随有大量血管。人称骨骼肌为人体的"第二心脏"，就是因为肌肉收缩时能挤压血管，促进血液循环。

肌肉收缩产生力量，力量来源于肌肉中蛋白质、葡萄糖等储备的能量。经常锻炼可使肌肉丰满，能源储备充足，力量增强。

（三）关节

骨联结主要有三种形式：

（1）直接联结。例如，颅骨，骨与骨之间有骨缝，随着年龄增长，骨缝逐渐骨化。

（2）半直接联结。例如，椎骨，骨与骨之间的联结物是橡胶样的软骨，软骨使脊柱既能支撑身体又有弹性，能在一定范围内活动。

（3）间接联结又称关节。这是四肢骨之间及躯干骨之间联结的主要形式。

关节包括关节面、关节囊和关节腔（见图2-9）。关节面包括关节头和关节窝，二者相互嵌合，表面有软骨，可减少活动时产生的摩擦和震动。包围着关节面的纤维组织叫关节囊，关节囊能保护关节，关节囊外有韧带，起固定关节的作用。关节囊与关节面之间的间隙称关节腔，关节腔充满润滑液，能润滑关节。

机体不同部位关节的结构不尽相同，活动范围及牢固程度也不同。例如，髋关节的关节窝很深，关节头呈球状，大部分嵌合在一起，牢固性很强而活动范围较小，使大腿的活动远不及上肢灵活，但能牢固支撑身体。上肢肩、肘、腕部关节的关节窝较浅，活动范围较大，能内伸外展，旋转自如，但牢固性较差，受外力作用时容易脱臼。

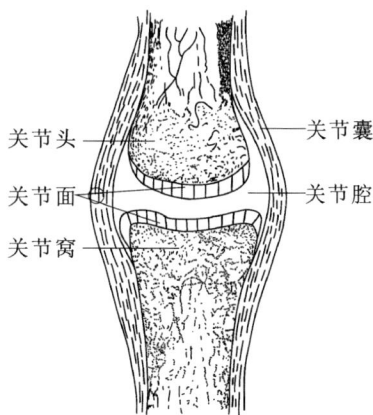

图2-9　关节结构图

关节头　————　关节囊

关节面　————　关节腔

关节窝

二、幼儿运动系统的特点

（一）骨

幼儿骨中有机物较成人多，骨的弹性大，可塑性强，且骨中软骨较多，因此，容易因姿势不好等原因造成骨骼变形。

幼儿骨膜较厚，骨的再生能力较强。若发生骨折，可能为不完全骨折，即骨折部位还有部分骨膜相连，称"青枝骨折"。

婴儿颅骨骨化尚未完成，有些骨的连接处仅以一层结缔组织膜相连，称囟门。前囟在颅顶中央，在出生后12～18个月闭合。囟门闭合的时间可以反映婴儿颅骨骨化的程度。

幼儿出生时腕骨都是软骨，以后逐渐出现骨化中心，到10岁左右，8块腕骨的骨化中心才出齐，13～16岁才完全骨化。

随着动作的发展，婴幼儿逐渐形成脊柱的生理弯曲。新生儿的脊柱较平直，只有最下方的骶部有弯曲；3个月左右会抬头了，逐渐形成颈前曲；6个月左右能坐，形成胸后曲；1岁左右开始站立行走，形成腰前曲，以维持行走时身体的平衡。婴幼儿时期，脊椎的生理性弯曲虽已出现，但未完全固定，一般在18～25岁才能完全固定。

骨盆是由髋骨与脊柱下部的骶骨和尾骨围成的骨性腔。婴幼儿时期，髋骨由髂骨、坐骨和耻骨借软骨连接起来，一般在18～25岁才骨化成为一块完整的骨。

（二）肌肉

幼儿肌肉中水分较多，蛋白质及储存的糖原较少，因此肌肉柔嫩，收缩力较差，力量小，易疲劳，但新陈代谢旺盛，疲劳后恢复较快。

婴幼儿时期，支配大肌肉群活动的神经中枢发育较早，故大肌肉动作发育较早，躯干及上下肢活动能力较强；支配小肌肉群活动的神经中枢发育较晚，手部、腕部小肌肉群活动能力较差，难以完成精细动作。

（三）关节

幼儿的关节窝较浅，周围韧带较松，关节的活动性及伸展性较强，但牢固性较差，在较强外力作用下容易脱臼。

（四）足弓

婴幼儿足弓周围韧带较松，肌肉细弱，若长时间站立、行走，足底负重过多易引起足弓塌陷，特别是肥胖儿更易形成扁平足。

三、 幼儿运动系统的卫生保健

(一)培养幼儿保持良好身体姿势的习惯

保持正确姿势，形成良好体态，即"坐有坐相、站有站相"，不仅是为了美观，更是为了保证幼儿身心健康发育。不良体态如驼背、严重脊柱侧弯等使胸廓畸形，可严重影响幼儿的心肺发育，易患呼吸系统疾病。体态不良的幼儿也容易产生自卑感，影响健全人格的形成。

为防止骨骼变形，形成良好体态，需注意以下几点：婴儿不宜过早地坐、站，不宜睡软床和久坐沙发；负重不要超过自身体重的1/8，更不能长时间单侧负重；托幼园所应配备适合幼儿身材的桌椅；保教人员要随时纠正幼儿坐、立、行中的不正确姿势，并为幼儿做出榜样。

正确站姿是：头端正，两肩平，挺胸收腹，肌肉放松，双手自然下垂，两腿站直，两足并行，前面略分开。

正确坐姿是：头略向前倾，身体坐直、背靠椅背；大腿和臀部大部分落座在座位上；小腿与大腿成直角，两手自然放在腿上；脚自然放在地上。有桌子时，身体与桌子距离适当；两臂能自然放在桌子上，不耸肩或塌肩，坐时两肩一样高。

(二)开展适当的体育锻炼和户外活动

体育锻炼和户外活动可使肌肉更健壮有力；可刺激骨的生长，使身体长高，并促进骨中无机盐的积淀，使骨更坚硬。户外活动时适量接受阳光照射，可使身体产生维生素 D 以预防佝偻病。锻炼时血液循环加快，可为骨骼、肌肉提供更多的营养。

◢ **拓展阅读** ···

日晒安全

户外活动对幼儿的健康发展十分重要，幼儿通常在室外玩耍的时间也较长，但幼儿的皮肤比成人更容易被晒伤，所以我们必须确保幼儿的日照安全。研究发现，幼儿早期长时间在阳光下暴晒或严重的晒伤容易引发皮肤癌。教师对幼儿进行日晒安全教育，告知幼儿为何及如何注意日晒安全以保护自己免受紫外线伤害十分重要。

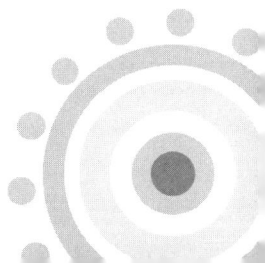

下面这些措施可以降低幼儿接受紫外线照射的强度：

(1)避免受到阳光直射，提前给幼儿穿上长袖衫、长裤，并戴上有帽檐的帽子以遮挡脖子。

(2)上午10点到下午3点(夏季下午4点)之间，尽可能避免在阳光下暴晒。

(3)如果阳光强烈的时间段必须进行户外活动，要让幼儿在阴凉的地方活动，如树荫下、遮阳建筑下或帆布遮篷下；教会幼儿自己找阴凉的地方。

(4)保护好眼睛也是防晒的一部分，尽量让幼儿戴上太阳镜。

家长要注意天气炎热时给幼儿穿轻便的衣服，即使是婴儿也应该穿上轻便的衣服以防过热和起热疹。另外，家长还要注意以下几点。

(1) 如果要带6个月以上的幼儿到阳光下活动，请在出门前30分钟给幼儿抹上防晒系数(SPF)在15或以上的防晒霜。

(2)晴天的时候，野外旅行要选择去那些有阴凉的地方。

(3)教给幼儿有关日晒安全的知识，以养成安全防晒的行为习惯。

[资料来源：根据《儿童早期教育中的安全、营养与健康》(凯西·罗伯逊著，刘馨等译，北京师范大学出版社，2018：112-113)改编。]

⊗ **活动资源** ··

儿歌： 走走走

走，走，走，

小臂摆起来；

走，走，走，

小胸挺起来；

走，走，走，

眼睛向前看；

走，走，走，

小脚向前迈。

适用年龄 3～5岁。

渗透教育 养成正确的走路姿势。

使用建议

1. 可配合铿锵有力的音乐伴奏进行走步练习。

2. 在日常生活中，教师应提示幼儿走路时身体正直、自然挺胸、两臂前后自然摆动、动作协调。

(资料来源：刘馨主编，幼儿园健康教育资源：健康生活，人民教育出版社，2017：76。)

....

(三)衣服要宽松适度

幼儿不宜穿过于紧身的衣服，以免影响血液循环，鞋过小会影响足弓的正常发育。衣服、鞋要宽松适度，过于肥大会影响运动，易造成意外伤害。

(四)供给充足的营养

骨的生长需要大量蛋白质、钙和磷等，还需要维生素 D 促进钙、磷的吸收；肌肉生长及"能量"的储存需要大量蛋白质和葡萄糖。合理膳食是保证幼儿骨骼、肌肉发育的重要条件。

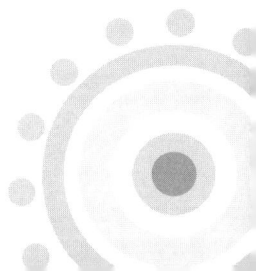

第四节
血液循环系统

学习导引

1. 人体氧气和营养物质的供给及代谢废物的排出都有赖于血液循环系统。那么你是否真正了解血液循环系统对机体的重要性？血液循环系统由什么构成，具体发挥着什么作用？在本节中，希望你结合生活经验、图例解析及课堂互动来了解血液循环系统的结构及其功能。基于此，才能更好地提高你对血液循环系统的重视程度，有助于理解幼儿血液循环系统的发育特点。

2. 幼儿身体的各器官和组织还在不断发育，那么你思考过幼儿的血液循环系统有哪些特点吗？成人应为幼儿提供哪些保健措施来促进其血液循环系统的发育？在本节中，期望你能结合实例解析来了解幼儿血液循环系统的发育特点，掌握保健要点，进而为保教工作的开展提供理论指导依据，促进幼儿健康发展。

一、概述

血液由血浆和各种血细胞组成。血液循环往复地流动，把氧和各种营养物质运送到身体各处，同时又把代谢产物运走。内分泌腺分泌的激素也靠血液才能发挥"体液调节"的作用。血液中大量存在的免疫细胞对维护正常的生命活动具有重要的意义。

循环系统由心血管系统和淋巴系统组成（见图2-10）。人体的血液循环借助心脏节律性搏动，血液经动脉、毛细血管、静脉，最后返回心脏。

淋巴系统是血液循环的辅助系统，包括淋巴液、淋巴管和淋巴结。

（一）血液

1. 组成

血浆为淡黄色、透明的液体，它是血细胞生存的环境，并起着运送血细胞、养料、细胞和代谢废物等作用。血浆中的纤维蛋白酶原和钙有帮助伤口止血的作用。

血细胞分为红细胞、白细胞和血小板。

成熟的红细胞没有细胞核，呈双面凹陷的圆盘状，体积较小，数目很多，每立方毫米血液中有红细胞350万～500万个。红细胞能把氧气输送到身体各部位，并把二

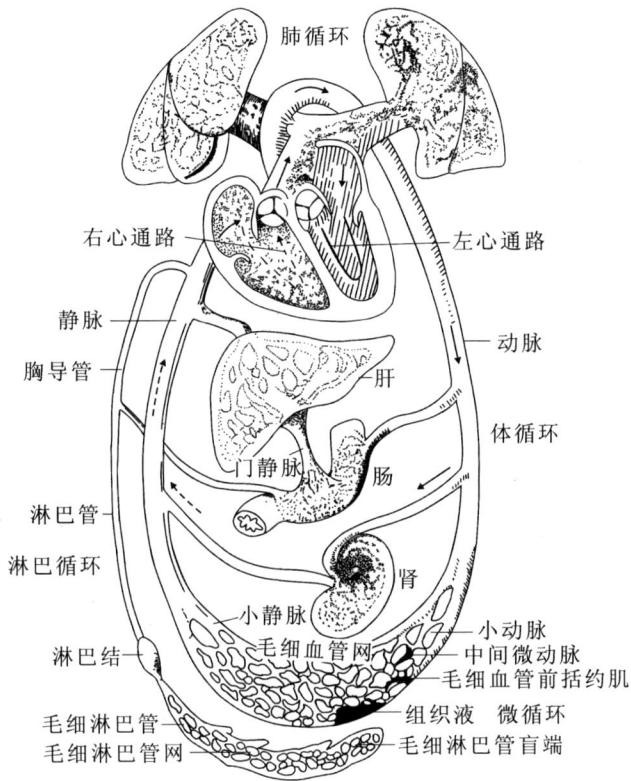

图 2-10　血液循环系统

氧化碳运送到肺。上述功能与细胞内的血红蛋白有关。血红蛋白又叫血色素，是一种含铁的蛋白质，使血液呈红色。血红蛋白能与氧结合，把氧输送到组织中去，再与二氧化碳结合，把它输送到肺，以完成吐故纳新。

白细胞体积较大，数目较少，每立方毫米血液中有 5000～10 000 个。白细胞能吞噬病菌，当白细胞数量少于正常值时，机体抵抗力降低，容易感染疾病。白细胞数目明显增多，则反映机体已有病菌感染。

血小板很小，能止血和凝血。

2. **血型与供血**

人类红细胞上有不同种类"抗原"，称"凝集原"；在血浆中存在着能与相应凝集原发生反应的"抗体"，称"凝集素"。由于红细胞可发生凝集反应，因此在输血时必须遵循的原则是：输血前必须进行血型鉴定。对人类而言，最重要的是 ABO 血型系统和 Rh 血型系统。

一个健康的成人，一次输出 200～300 毫升血液后，组织液很快进入血管中，使血量在1~2小时得到恢复。红细胞和血红蛋白的恢复一般需要3~4周。

（二）循环系统

1. 心脏

心脏位于胸腔内，形状像个桃子，心底部连接着主动脉，心尖游离向左下方。

心脏内部有四个腔。上面两个叫心房，下面两个叫心室。房室之间有瓣膜，为单向的阀门，保证血液从心房流向心室，而不会倒流。心脏左右两半互不相通。

心脏每分钟跳动的次数被称为心率，心率应在受试者处于安静状态时测量。

2. 血管

血管是血液循环的通道，分为动脉、静脉和毛细血管。

动脉是血液从心脏流向全身的管道。连接左心室的是主动脉，管壁很厚、富有弹性，管径较粗大。由于心室收缩的推动力及血管壁的弹性，主动脉内的血流速度很快。主动脉分出颈动脉、腹主动脉、冠状动脉等，再逐级分支，越分越细，管壁也越来越薄，血液流速逐渐减慢。

毛细血管由动脉逐级分支后形成，其管径极小，管壁极薄。血液流经毛细血管时，速度极慢，使血液中的氧及养料能透出毛细血管壁输送给细胞；同时，细胞代谢的废物又透过管壁进入毛细血管再进入静脉。

静脉是血液流回心脏的管道，由毛细血管静脉端逐渐汇集而成。与动脉相反，它是越来越粗，最粗大的是连接右心房的上、下腔静脉。经过物质交换后的血液由静脉进入右心房，再入肺进行气体交换。

血液流动时，对血管壁产生的侧压力称血压，一般指动脉压。心室收缩时产生的压力称收缩压，心室舒张时产生的压力称舒张压。

心脏有节律地收缩舒张时会引起主动脉的搏动，并沿着动脉管壁传播，使身体其他部位的动脉管壁也跟着搏动，称脉搏。脉搏可反映心脏和动脉的机能状况。

3. 血液循环

血液循环可分为体循环和肺循环。

体循环：由于左心室收缩血液进入主动脉、各级动脉、全身毛细血管网（进行物质和气体交换），再进入各级静脉、上下腔静脉，流回右心房。主动脉及各级动脉中的血液富含氧气，颜色鲜红，是动脉血；静脉血颜色发暗，含较多废物和二氧化碳。

肺循环：由于右心室收缩血液进入肺动脉，到肺泡壁毛细血管(进行气体交换)，再经肺静脉流回右心房。

4. 心血管活动的调节

心脏和血管的活动受植物性神经支配。当交感神经兴奋时，心跳加快、血压上升；副交感神经兴奋时，心跳减慢，血压降低。

(三)淋巴系统

淋巴系统是血液循环的辅助系统，包括淋巴液、淋巴管、淋巴结、扁桃体和脾等。

1. 淋巴液和淋巴管

细胞代谢的废物及细胞间的水分渗透进淋巴管，形成淋巴液。毛细淋巴管分布于全身，逐渐汇合成较大的淋巴管，最后汇集到两根较粗的淋巴管。淋巴管与上、下腔静脉相通，淋巴液由此进入静脉，加入血液循环。

2. 淋巴结

淋巴管道上有许多大小不一的扁圆形小体，叫淋巴结。淋巴结大多成群存在，身体浅表部位的淋巴结群主要在颈部、腋窝、腹股沟等处。淋巴细胞随淋巴液进入血液循环，参与机体的免疫功能。不同部位的淋巴结能过滤一定范围的淋巴液，扣留并消灭其中的异常细胞和病菌。同时，淋巴结会肿大、疼痛，所以，淋巴结的状况可作为诊断疾病的参考。

3. 扁桃体

扁桃体位于咽部后壁两侧，与机体免疫有密切的关系。

4. 脾

脾是人体最大的淋巴器官，具有储血、造血和进行免疫应答的功能。

二、 幼儿血液循环系统的特点

(一)血液

幼儿的血液总量比成人多，占体重的 8%～10%。但幼儿的造血器官易受伤害，某些药物及放射性污染对造血器官危害极大。

幼儿生长发育迅速，血液循环量增加很快，喂养不当或幼儿严重挑食、偏食容易发生贫血。

幼儿血液中血小板数目与成人相近，但血浆中的凝血物质(纤维蛋白、钙等)较少，因此一旦出血，凝血较慢。

幼儿白细胞吞噬病菌的能力较差，发生感染容易扩散。

(二)心脏

由于婴幼儿心脏输出量少，而新陈代谢旺盛，为满足需要，只有加快心率来补偿。幼儿年龄越小，心率越快(见表2-1)。

表2-1　不同年龄的心率

年龄	新生儿	1～2岁	3～4岁	3～6岁	7～10岁	成人
平均心率(次/分)	140	110	105	95	85～90	75

常以测量脉搏来表示心率。幼儿的脉搏很容易受身体内外各种因素的影响而不稳定，如哭闹、进餐、运动等。因此，测量脉搏应在幼儿安静时进行。

(三)淋巴器官

幼儿时期淋巴系统发育较快，淋巴结的保护和防御机能显著。扁桃体在4～10岁发育达到高峰，此年龄阶段幼儿易患扁桃体炎。

三、 幼儿血液循环系统的卫生保健

(一)开展适宜的体育锻炼，增强幼儿体质

组织幼儿进行适合其年龄特点的体育锻炼可以促进血液循环，增强造血机能，提高心脏的工作能力，增加每搏输出量。组织幼儿锻炼应注意让幼儿每天有体育活动时间，但对不同年龄、不同体质的幼儿应安排不同时间、不同强度的运动，避免长时间的剧烈活动及要求憋气的活动(如拔河比赛等)。运动前做好准备活动，结束时做整理活动，尤其在比较剧烈的运动后不宜立即停止。因为运动时，心脏向骨骼肌输送大量血液，如果立即停止运动，血液仍留存在肌肉中，静脉回流减少，使心脏输出血液量减少，血压降低，可造成脑暂时缺血，引起恶心、呕吐、面色苍白、心慌，甚至晕倒等症状。

(二)预防动脉硬化应始于幼儿

预防动脉硬化应从幼年开始，使幼儿形成有利于健康的饮食习惯。幼儿膳食应控制胆固醇和饱和脂肪酸的摄入量，宜少盐，口味清淡。

(三)培养幼儿良好的饮食习惯

纠正幼儿挑食、偏食的毛病，预防缺铁性贫血。

（四）生病时注意休息

幼儿发烧时应卧床休息，减轻心脏负担。

（五）关注颈部淋巴结，重视疾病预防

晨、午检时，保教人员可触摸幼儿颈部，注意颈部淋巴结的大小、硬度。浅表淋巴结肿大、变硬往往是疾病的信号。

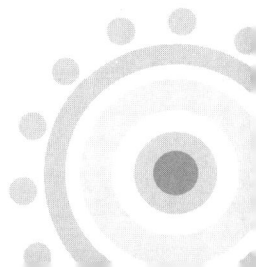

第五节
呼吸系统

学习导引

1. 呼吸能确保机体吸进足够的氧气、排出二氧化碳。那么你清楚呼吸系统的结构及其功能吗？在本节中，期望你能结合自身感受、生活经验来理解呼吸系统的结构以及呼吸运动方式，进而为理解幼儿呼吸系统发育特点奠定基础。

2. 幼儿的呼吸系统正在发育，你是否思考过幼儿呼吸系统的发育特点？成人应为其提供哪些保健措施？在本节中，希望你能结合呼吸系统结构知识、案例讲解以及拓展阅读来加深对幼儿呼吸系统发育特点的理解，掌握幼儿呼吸系统的保育和教育要点，以便我们能把保教工作做得更全面、细致和科学。

一、 概述

人体不断吸进氧气、呼出二氧化碳的过程被称为呼吸。

呼吸系统由呼吸道和肺组成（见图 2-11）。呼吸道包括鼻、咽、喉、气管和支气管，是气体进出肺的通道。肺是气体交换的场所。

（一）呼吸道

1. 鼻

鼻是呼吸道的起始部分。

鼻腔被鼻中隔分为左右两腔。鼻腔前部有皮肤，上有鼻毛，其余部分覆盖着黏膜，分布着丰富的血管，能使吸入的空气温暖和湿润。鼻黏膜能分泌黏液，其中含有能灭菌的酶类，空气进入鼻腔被鼻毛和鼻黏膜过滤、净化。鼻旁窦是鼻腔周围含气的空腔，发音时起共鸣作用。

鼻还是嗅觉器官。

2. 咽

咽是呼吸道与消化道的共同通道。鼻咽部后壁两侧上方，有一对咽鼓管开口，通过咽鼓管与中耳鼓室相通。

3. 喉

喉既是呼吸道的一部分，也是发音器官。喉腔前上部有一块叶状的会厌软骨，吞

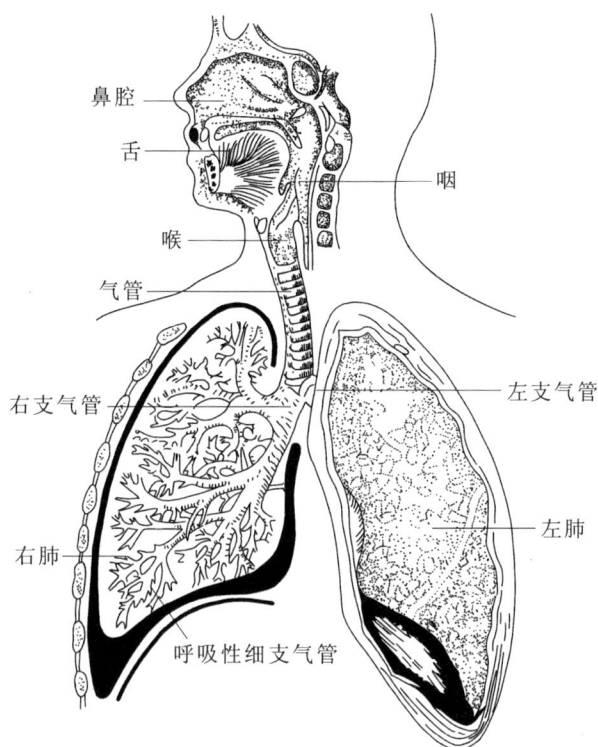

图 2-11　呼吸系统模式图

咽时，喉上升，会厌软骨就盖住喉口，防止食物进入呼吸道。喉腔侧壁左右各有一条声带，两条声带之间的空隙叫声门裂。发音时，声带拉紧，声门裂缩小，呼出的气流冲击声带，使之振动而发出声音。

4. 气管、支气管

气管上部与喉相接，下部入胸腔分为左、右支气管。管壁内表面覆盖着有纤毛的黏膜，能分泌黏液，能粘住吸入的尘粒与病菌，黏膜上密集的纤毛不断向喉口方向摆动，经咳嗽将痰排出体外。

(二)肺

肺位于胸腔内。支气管入肺后逐级分支，越分越细，最后形成肺泡管，附有很多肺泡。

肺泡壁很薄，外面缠绕着毛细血管网和弹性纤维。弹性纤维使肺泡富有弹性。毛细血管与肺泡紧贴在一起，有利于气体交换。

(三)呼吸运动

胸廓有节律地扩大和缩小，被称为呼吸运动，包括肋骨和膈肌的运动。呼吸运动受中枢神经的调节。呼吸频率随年龄、性别的不同而有所不同。尽力吸气后，再尽力呼出的气体量称肺活量。测量肺活量可判断一个人呼吸机能的强弱。

二、 幼儿呼吸系统的特点

(一)呼吸器官的特点

幼儿鼻腔较狭窄，黏膜柔嫩，血管丰富，缺少鼻毛，容易受感染。鼻腔感染时可引起鼻黏膜充血、肿胀，分泌物增多，造成鼻腔堵塞。

鼻中隔前下方血管丰富，容易因干燥、外伤等出血，为"易出血区"。

鼻泪管较短，鼻腔感染可引发泪囊炎、结膜炎等。

幼儿喉腔狭窄，黏膜柔嫩，有丰富的血管和淋巴组织。如果喉腔感染，可因黏膜充血、肿胀使喉腔更狭窄，致呼吸困难。

幼儿喉部的保护性反射机能尚不完善，吃食物时若说笑容易将未嚼碎的食物呛入呼吸道。

幼儿声带容易疲劳，若发生肿胀充血，可造成声音嘶哑。

幼儿气管和支气管管腔较狭窄，管壁柔软，缺乏弹性组织；纤毛运动较差，若发生感染易造成呼吸困难。

幼儿肺泡数量少、容积较小，若被黏液阻塞也易引起呼吸困难。

(二)呼吸运动的特点

幼儿新陈代谢旺盛，机体需氧量比成人多，只能加快呼吸频率以满足需要，所以年龄越小，呼吸频率越快。新生儿每分钟呼吸40～44次，1岁以内约30次，1～3岁约24次，4～7岁约22次。

因幼儿调节呼吸运动的神经中枢发育尚未完善，幼儿呼吸节律常不稳定。幼儿呼吸肌较弱，以腹式呼吸为主。

三、 幼儿呼吸系统的卫生保健

(一)保持室内空气新鲜

新鲜空气含氧量充足，能满足幼儿机体需要。室内应经常开窗通风。

(二)培养幼儿良好的卫生习惯

教育幼儿养成用鼻呼吸的习惯，充分发挥鼻腔的保护作用。若幼儿白天张口呼吸，睡眠时打鼾，可能是由于鼻咽后壁的增殖腺肥大所致，应去医院诊治。

教育幼儿不挖鼻孔，以防鼻腔感染或引起鼻出血。

教育幼儿咳嗽、打喷嚏时，不要面对他人，应用手帕捂住口鼻。教给幼儿正确的擤鼻涕方法(一侧擤完再擤另一侧，轻轻擤)，不要回吸鼻涕(回吸可诱发鼻窦炎)。

不要让幼儿蒙头睡眠，以保证吸入新鲜空气。

拓展阅读

擤鼻涕的正确方法

流鼻涕是幼儿常会遇到的问题，如果方法不正确可能会使鼻涕流到中耳去，导致中耳发炎。因此，帮助幼儿掌握正确的擤鼻涕方法十分重要。擤鼻涕的具体方法为：把准备好的手帕(卫生纸)放在鼻翼上，先用一指压住侧鼻翼，使该侧的鼻腔阻塞，闭上嘴，用力将鼻涕擤出；然后用拇指、食指从鼻孔下方的两侧经中间对齐，将鼻涕擦净；再用同样的方法擤另一侧鼻孔的鼻涕。

(资料来源：刘馨主编，幼儿园健康教育资源：健康生活，人民教育出版社，2017：148。)

(三)科学组织幼儿进行体育锻炼和户外活动

幼儿经常参加户外活动和体育锻炼可以加强幼儿呼吸肌的力量，促进胸廓和肺的正常发育，增加肺活量。户外活动还能提高幼儿呼吸系统对疾病的抵抗力，预防呼吸道感染。

(四)严防呼吸道异物

要培养幼儿安静进餐的习惯，不要边吃边说笑。教育幼儿不要边玩边吃小食品，更不可抛起来"接食"。

不要让幼儿玩硬币、扣子、豆类等小东西，教育他们不要把这些小物件放入鼻孔。教育幼儿不要玩塑料袋，以防套到头上产生窒息。

(五)保护幼儿声带

应选择适合幼儿音域特点的歌曲或朗读材料，每句不要太长，每次练习时，发声时间最好在4～5分钟。鼓励幼儿用自然、优美的声音唱歌、说话，避免高声喊叫。练习发声的地点应保持空气流通，温度、湿度应适宜。冬季不要在室外练声，要避免幼儿在温度骤变的情况下练习发声。

第六节
消化系统

💿学习导引

1. 消化系统与机体所需的营养物质密切相关，那你是否知道消化系统的结构及其功能呢？在本节中，期望你结合自身感受、生活经验及图片讲解来了解消化系统的结构组成部分及其作用，从而加深对幼儿消化系统发育特点的理解。

2. 幼儿的消化系统尚未发育完善，那么其发育特点具体表现在哪些方面呢？成人应如何促进幼儿消化系统的发育？在本节中，希望你能结合实例讲解及拓展阅读来加深对幼儿消化系统的发育特点和保健要点的认识，进而有助于我们在日常保教工作中更有针对性地提供适宜的照料及积极的教育指导，促进幼儿健康发展。

一、 概述

消化系统由消化管和消化腺组成（见图2-12）。

消化管是指从口腔到肛门的管道，其各部的功能不同，包括口腔、咽、食道、胃、小肠和大肠。

消化腺包括口腔腺、肝、胰和消化管壁内的许多小腺体。消化腺能分泌消化液。消化液含有水、无机盐和多种消化酶，能分别消化分解不同的营养物质。

（一）口腔

口腔是消化管的起始部分，包括牙齿、舌，还有三对唾液腺的开口。

1. 牙齿

牙齿是人体最坚硬的器官，长在上、下颌骨的牙槽里。牙齿的外形包括三部分：长在牙槽骨中的叫牙根，露在口腔中的叫牙冠，牙根与牙冠之间叫牙颈。牙颈表面覆盖着黏膜，叫牙龈。牙齿主要由牙本质构成（见图2-13），在牙冠部位，牙本质外层为乳白色的牙釉质，牙釉质极坚硬，但损坏后不能再生。在牙根部位，牙本质外层是牙骨质。牙齿中央有空腔，称牙髓腔，有丰富的血管和神经。若幼儿患龋齿使牙髓暴露会引起疼痛。

口腔

咽

食道

肝脏

胆囊

十二指肠

贲门

胃

幽门

胰

大肠

盲肠

阑尾

小肠

肛门

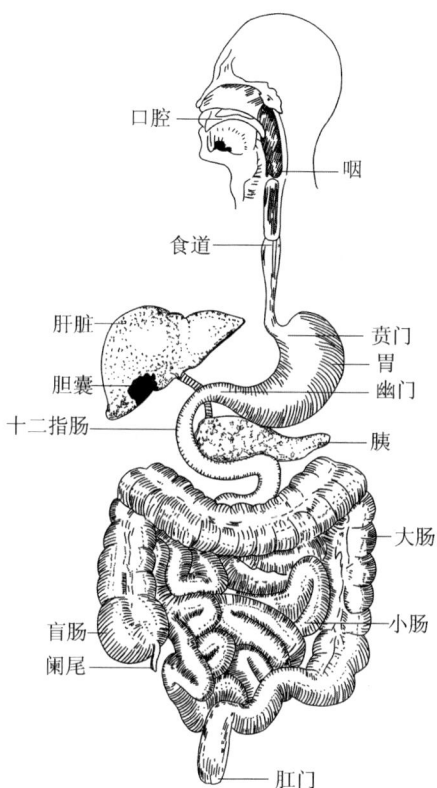

图 2-12 消化系统模式图

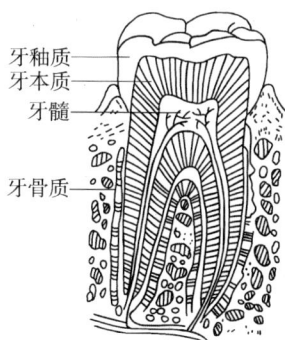

牙釉质

牙本质

牙髓

牙骨质

图 2-13 牙齿的结构

牙齿的形态可分为切牙、尖牙、前磨牙、磨牙四种类型。成人口腔中一般有 32 颗牙齿，上下、左右对称，排序为：磨 3、双尖 2、尖 1、切 2。

牙齿的主要功能是咀嚼、磨碎食物，使食物与消化液混合。牙齿还能辅助发音。

2. 舌

舌面上有味蕾，能辨别味道；舌能帮助搅拌和吞咽食物并帮助发音。

3. 唾液腺

唾液腺包括腮腺、下颌腺和舌下腺，能分泌唾液进入口腔。

唾液含水分、淀粉酶、溶菌酶等。

（二）胃

胃是消化管中最膨大的部分，位于腹腔左上方。胃的上端与食道相通处叫贲门，下端与十二指肠相通处叫幽门。胃壁内表面为黏膜层，可分泌胃液。胃能暂时储存食物，并初步消化食物。

胃蛋白酶能初步分解蛋白质。胃酸是浓度很低的盐酸，能刺激胃蛋白酶的活性，帮助溶解食物，促进铁的吸收，并能杀菌和抑菌。胃排空时间与食物的质量有关。流质食物比固体食物排空快。碳水化合物排空约需 2 小时，蛋白质排空较慢，需 2～3 小时，脂肪需 4～6 小时才能排空。一般混合性食物的排空需 4～5 小时。胃排空后不久，即出现空胃运动，产生饥饿感。

（三）小肠

小肠是消化管中最长的部分，小肠与胃相接的部分叫十二指肠，这里有胰腺导管和胆总管的开口，胰液和胆汁由此进入小肠。

小肠内壁有肠腺，可分泌肠液。小肠内的消化液主要包括肠液、胃液、胰液和胆汁，还有各种消化酶。食糜进入小肠后可停留 3～8 小时，在肠内与消化液充分混合，小肠是人体消化和吸收的重要场所。

（四）大肠

食物经小肠消化分解吸收后，剩下的残渣进入大肠。大肠能暂时储存食物残渣，吸收其中的水分、无机盐和部分维生素，并能利用肠内某些物质合成维生素 K。食物残渣最后形成粪便，经大肠蠕动推送到直肠、肛门排出体外。

（五）肝

肝是人体最大的消化腺，位于腹腔的右上部。肝分泌的胆汁会暂时储存于胆囊，进食含脂肪类食物时，胆汁即流入小肠，帮助消化脂肪。肝把血液中多余的葡萄糖转化为糖原，暂时储存起来，机体需要时又释放出来。肝能清除血液中的杂质，并对药物、酒等有解毒作用。

（六）胰

胰分泌胰液进入小肠，能中和胃酸，保护肠黏膜。胰液中的多种消化酶能帮助小肠顺利进行消化。胰内还有特殊的细胞群被称为"胰岛"，胰岛是内分泌组织，能分泌胰岛素，胰岛素直接进入血液，调节血糖浓度，保持血糖相对稳定。

二、 幼儿消化系统的特点

（一）口腔

1. 牙齿

牙齿的发育始于胚胎第六周，到出生时已有 20 颗乳牙牙胚，出生后 6～8 个月，下中切牙萌出，2～2.5 岁出齐 20 颗乳牙。在乳牙萌出过程中，恒牙已开始发育。一般于 6 岁时，首先萌出的恒牙叫第一恒磨牙，又叫六龄齿。

乳牙的牙釉质薄，牙本质较松脆，易生龋齿。

2. 唾液腺

婴儿唾液腺未发育成熟，分泌唾液较少，因此口腔较干燥。出生后三四个月，唾液腺逐渐发育，唾液分泌增多，常流出口外，这一现象被称为"生理性流涎"。随着年龄增长这一现象可逐渐消失。

（二）胃

婴幼儿胃壁肌肉薄，伸展性较差，胃的容量小，且消化能力较弱。给婴幼儿提供的食物及每餐的间隔时间应考虑年龄特点。

（三）肠

婴幼儿肠管相对较长，小肠黏膜有丰富的毛细血管和淋巴管，吸收能力较强，但植物性神经的调节能力差，容易发生肠道功能紊乱，引起腹泻或便秘。

（四）肝

婴幼儿的肝相对较大，在肋缘下摸到肝下缘一般为生理现象。

幼儿肝分泌胆汁较少，对脂肪的消化能力较差，肝储存糖原较少，容易因饥饿发生低血糖。

幼儿肝解毒能力较差。

（五）胰腺

婴幼儿时期胰对淀粉类和脂肪类食物的消化能力较弱，主要依靠小肠液进行消化。

随着年龄增长，幼儿胰的功能日趋完善。

三、 幼儿消化系统的卫生保健

(一)保护幼儿的牙齿

定期检查幼儿的牙齿。至少每半年检查一次，以便及时发现问题，及时矫治。

培养幼儿早晚刷牙、饭后漱口的习惯。幼儿从两岁半开始即应养成早晚刷牙的习惯。指导幼儿学会正确的刷牙方法：顺着牙缝竖刷，刷上牙自上而下，刷下牙自下而上；磨牙的里外要竖刷，咬合面横刷；刷牙时间不要太短，要使牙齿里外及牙缝都刷到。为幼儿选择头小、刷毛较软、较稀的儿童牙刷，每3个月更换一次。每次刷牙后将牙刷清洗干净、晾干，刷头向上放在干燥的地方。

教育幼儿不要咬坚硬的东西。

婴幼儿饮食中供应充足的钙。幼儿应常吃含纤维素较多的食物，如蔬菜、水果、粗粮等，这些食物可以清洁牙齿。

纠正幼儿某些不良习惯，如托腮、咬舌、咬唇、咬指甲、吃手指等，以预防牙列不齐。若乳牙该掉不掉，影响恒牙萌出，应及时拔除滞留的乳牙，以保证恒牙正常萌出。

拓展阅读 ···

刷牙的正确方法

早晚刷牙是防治幼儿龋齿的重要途径。教师应教会幼儿掌握正确的刷牙方法，培养幼儿良好的刷牙习惯。

1. 刷牙前，先将牙刷用水浸泡一会儿(或者用清水刷一刷)，然后挤上黄豆大小的牙膏。

2. 刷牙时，牙刷毛束与牙面成45度角，转动刷头，上牙从上往下刷，下牙从下往上刷，上下牙咬合面来回刷。

3. 刷牙后用清水漱口并漱干净，漱口时要含水在口腔中并用力鼓动两腮，使牙齿的各个面都能得到充分冲洗。

(资料来源：刘馨主编，幼儿园健康教育资源：健康生活，人民教育出版社，2017：65。)

···

(二)培养幼儿良好的进餐习惯

培养幼儿饭后擦嘴、漱口的习惯，吃完零食也应及时漱口。

培养幼儿细嚼慢咽的习惯。细嚼慢咽有利于食物与消化液充分混合，能减轻肠胃负担，促进人体对营养素的吸收。细嚼慢咽还可使食欲中枢及时得到饱的信号，避免过量饮食。

教育幼儿饮食定时定量，不暴饮暴食，少吃零食，不挑食。

教育幼儿不要边吃边说笑，更不要边玩边吃零食。

(三)饭前饭后不要组织幼儿进行剧烈运动

饭前应安排幼儿进行室内较安静的活动。饭后宜轻微活动，如散步，1～2小时后方可进行体育活动。

(四)培养幼儿定时排便的习惯，预防便秘

帮助幼儿养成定时排便的习惯。不要让幼儿憋着大便，以防形成习惯性便秘。适当运动，多吃蔬菜、水果等含粗纤维较多的食物，多喝开水，都可促进肠道蠕动，预防便秘。

◎ 拓展阅读 ···

龋齿的预防

一、氟化物防龋

适量的氟化物可有效预防龋的发生。氟化物与牙釉质相互作用，可形成抗酸性强的保护层，使牙釉质更为坚固。唾液中的氟化物可阻止牙釉质脱矿，促使受损牙釉质再矿化，达到防龋目的。最常用的方法是使用含氟牙膏刷牙，还可做氟化物局部涂抹。

二、窝沟封闭和预防性填充

窝沟是牙齿表面的沟裂，以咬合面的窝沟最多，在咀嚼压力的作用下食物残渣被压入其中很难去除和清洁，极易造成龋坏。1995年我国第二次全国口腔健康流行病学调查显示，12岁年龄组窝沟龋与平滑面龋的构成比为90.32％与9.68％。第一恒磨牙的窝沟龋发生率最高。

窝沟封闭是采用一些特殊材料制成的窝沟封闭剂，对易发生龋坏的点隙窝沟进行封闭，从而隔绝细菌和酸对牙齿的侵蚀，达到预防窝沟龋的目的。窝沟封闭的最佳时机：乳磨牙在3～4岁，第一恒磨牙在6～7岁，第二恒磨牙在11～13岁。窝沟封闭之后应每6个月至1年复查一次，若有脱落，应重新封闭。

[资料来源：石淑华、戴耀华，儿童保健学(第3版)，人民卫生出版社，2014：200。]

第七节
泌尿系统

学习导引

1. 人体新陈代谢所产生的大部分代谢产物都是通过泌尿系统以尿液的形式排出体外的。那么你知道泌尿系统具体包括哪些结构，各结构的功能是什么吗？在本节中，期望你结合自身感受、生活经验、图片解析来了解人体泌尿系统的结构、功能和泌尿过程，以便更好地理解幼儿泌尿系统的发育特点。

2. 幼儿泌尿系统的发育还不完善，那么你是否了解幼儿泌尿系统的发育特点？成人应采取哪些保健措施来促进幼儿泌尿系统的发育呢？在本节中，希望你能结合案例解析和拓展阅读来加深对幼儿泌尿系统发育特点的了解，掌握促进幼儿泌尿系统发育的保健措施，从而增强保教行为的科学性，促进幼儿健康成长。

一、概述

人体新陈代谢产生的大部分代谢产物通过泌尿系统，以尿的形式排出体外。

泌尿系统包括肾、输尿管、膀胱和尿道（见图 2-14）。肾脏生成尿，输尿管、膀胱和尿道排尿，膀胱能暂时储存尿液。

（一）肾

肾位于腹腔后部腰椎两侧，左右各一个，外形像蚕豆。血液流经肾脏，大部分的水、所有的葡萄糖及部分无机盐被重新吸收入血，剩余少量水、无机盐和所有的废物。每天，人体血液在肾脏被反复"清洗"，将废物排出体外。

（二）输尿管、膀胱和尿道

输尿管将尿液输送到膀胱。膀胱位于盆腔内，底部有通向尿道的开口。尿道开口处是环形括约肌，可控制尿道口，使尿液不外漏。当膀胱内存满尿液后，膀胱内壁的神经末梢将刺激传到大脑，使人产生尿意，同时刺激传入位于脊髓的排尿中枢使膀胱平滑肌收缩，尿道口括约肌舒张，尿液由尿道排出。当大脑判断不宜排尿时，就抑制排尿中枢，使尿道括约肌收缩，关闭尿道口，防止尿液从膀胱漏出。

二、幼儿泌尿系统的特点

第一，婴幼儿肾功能较成人差。婴幼儿时期肾发育不完善，浓缩尿及排泄毒物的

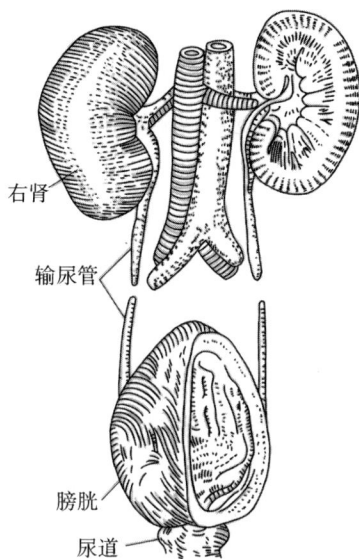

右肾

输尿管

膀胱

尿道

图 2-14　泌尿系统模式图

功能较差。

第二，婴幼儿膀胱储尿机能差，排尿次数多。

第三，女幼儿尿道短，且尿道口距肛门较近，易发生上行性泌尿系统感染。

三、 幼儿泌尿系统的卫生保健

(一)引导幼儿养成及时排尿的习惯

应注意培养幼儿及时排尿的习惯，不要让幼儿长时间憋尿。经常憋尿不仅难以及时清除废物，还容易发生尿道感染，教师可在活动前提醒幼儿排尿，养成习惯，但不要频繁地提醒幼儿排尿，以免形成尿频，影响膀胱正常储尿机能。

初入托幼园所的婴幼儿可能因为进入新的环境感到紧张不安而发生"精神性尿频"。保教人员要对"新生"多给予照顾和安慰，使其尽快适应新的生活，排尿也就正常了。

◎ 活 动 资 源 ···

儿歌： 乖小猫

小花猫，喵喵叫，

有尿贪玩不去尿。

小花猫，你别叫，

贪玩憋尿可不好。

小花猫，眯眯笑，

赶快跑到厕所尿。

适用年龄　3~4岁。

渗透教育　知道有尿意要及时如厕，不憋尿。

使用建议

1. 教师用讲故事的方式引出儿歌，引导幼儿学说儿歌。

2. 请幼儿说一说：小花猫因为贪玩，有尿也不去尿，这样做对不对？后来小花猫怎么做了？引导幼儿知道：不管是在做什么，有尿就要及时去厕所，尿完了还可以回来接着玩。

3. 在日常生活中提醒幼儿及时如厕。

（资料来源：刘馨主编，幼儿园健康教育资源：健康生活，人民教育出版社，2017：80。）

儿歌：　饮水歌

小水杯，装温水，

我和水杯亲亲嘴。

咕噜咕噜多喝水，

大家一起来干杯。

适用年龄　3~4岁。

渗透教育　养成主动喝白开水的习惯。

使用建议

1. 在集中饮水环节，教师以游戏的口吻，请幼儿和水杯"亲亲嘴"，激发幼儿对喝水的兴趣。

2. 在日常生活环节，教师以"要不要和水杯亲亲嘴"的方式提醒幼儿主动喝水。

（资料来源：刘馨主编，幼儿园健康教育资源：健康生活，人民教育出版社，2017：36。）

（二）幼儿饮水要充足

幼儿每天要有充足的饮水，尿液自肾脏形成后，自上而下流动，有清洁尿路的作用。

（三）擦大便方法要正确

给女幼儿擦大便时，应从肛门处往后擦，以免粪便污染尿道口。耐心指导年龄稍大的女幼儿学习排尿和排便后正确擦拭的方法。

（四）保证厕所及排泄用具、用品的卫生

托幼园所的厕所、便盆应每天消毒，保证环境、用具及厕所用纸等的卫生。

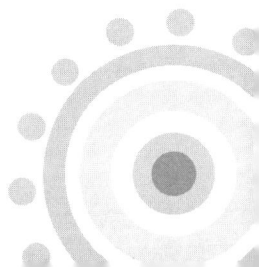

第八节
皮肤及体温调节

学习导引

1. 皮肤是机体最大的感觉器官，请你思考一下皮肤有哪些功能呢？皮肤对机体体温的调节又是如何进行的呢？在本节中，期望你结合自身感受、生活经验和案例讲解来加深对皮肤功能和体温调节机制的理解。

2. 幼儿的皮肤非常薄嫩，请你想一想幼儿皮肤及其体温调节有哪些发育特点呢？成人又应如何为其提供保健措施？在本节中，希望你能结合生活中的实际案例及与他人的交流互动来理解幼儿的皮肤发育特点，掌握幼儿皮肤的保健要点，积累更多的专业知识。

一、 概述

（一）皮肤

皮肤主要由表皮和真皮构成。表皮外有一层已死亡的表皮细胞，被称为角质层。真皮下有一层皮下脂肪组织。真皮里有丰富的血管、神经、毛囊，皮肤的附属物包括毛发、指甲、皮脂腺和汗腺等。

皮肤对机体起着保护作用，表皮成为阻挡微生物的天然屏障。表皮内的黑色素细胞可吸收阳光中的紫外线，生成黑色素，阻挡紫外线深入人体内。真皮较厚，具有一定的弹性和韧性，与皮下脂肪一起抵御、缓冲外力的摩擦、挤压和冲击。皮肤的感觉神经末梢丰富，可产生触觉、温度觉等。

皮肤能够调节体温。汗液蒸发可降低体温，皮下脂肪能保存体内热量，维持体温。

皮肤还有代谢作用。皮肤中有一种 7-脱氢胆固醇，可吸收紫外线转化成维生素 D。通过出汗，皮肤能排泄少量无机盐、废物和水。

（二）体温调节

体温，是指身体深部的平均温度。为测量方便，常测口腔、腋窝等部位的温度来代表体温。

体温是相对恒定的，但可随昼夜出现周期性的变化，变化的幅度不超过 1℃。

机体产热和散热处于动态平衡中，使体温维持相对恒定。

产热：体内的热量是由三大产热营养素(碳水化合物、蛋白质和脂肪)经代谢分解而产生的。

散热：大部分热量经皮肤发散，小部分经呼吸道通过呼气发散，粪、尿也能带走一些热量。皮肤散热有辐射、传导、对流和蒸发这几种方式。

二、 幼儿皮肤及体温调节的特点

(一)皮肤保护机能差，容易感染和受损伤

幼儿表皮较薄，很多部位角质层尚未形成，皮肤抵抗病菌感染的能力较差，容易发生皮肤感染，如脓疱疮、甲沟炎等。皮下脂肪在 1 岁前发育很快，以后逐渐减少；3 岁后明显减少，到 8 岁时又开始增多。因幼儿皮下脂肪较少，皮肤抗击外力作用较差，磕碰时容易受伤。幼儿皮脂分泌较少，秋冬季皮肤易发生皲裂。

(二)皮肤保温作用差，散热多

幼儿皮肤里的毛细血管网密集，流经皮肤的血液量相对比成人多，因此，幼儿皮肤散热多而快。同时，幼儿汗腺发育较好，代谢旺盛，出汗多，也促进了散热。由于皮下脂肪少，皮肤保温差，幼儿神经系统对体温的调节作用不稳定，使幼儿往往不能适应外界温度的变化，气温骤变时容易患病。

(三)体温调节机制尚未成熟

任何原因引起幼儿体温升高均可能出现高热。高热可能引起"高热惊厥"(俗称抽火风)，年龄越小发生高热惊厥的概率越高。

三、 幼儿皮肤及体温调节的卫生保健

(一)教育幼儿养成良好的卫生习惯，保持皮肤清洁

应培养幼儿良好的个人卫生习惯，如勤洗手、洗澡、理发、剪指甲等。给幼儿洗头时，要避免皂沫进入幼儿眼睛。幼儿以留短发为宜。给幼儿修剪指甲时，手指甲应剪成圆弧形，脚指甲则应剪平，边缘稍修剪即可。

(二)鼓励幼儿加强锻炼

经常组织幼儿进行户外活动，坚持冷水洗脸，可提高皮肤调节体温的能力，增强对冷热变化的适应性。

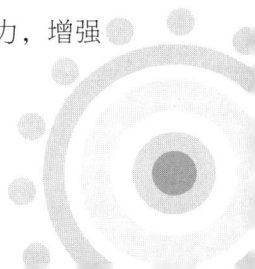

（三）注意幼儿衣着卫生

当季节、气候变化时，应提醒幼儿及时增减衣服。平日着装不宜过多，以提高机体的适应能力。衣服应安全舒适，式样简单，便于穿脱。内衣以棉织品为好。

（四）不用刺激性强的洗涤、护肤品

幼儿皮肤嫩、皮脂分泌少，不宜用刺激性强的洗涤用品，洗脸洗手后应使用儿童护肤品，不宜用成人的护肤品或化妆品。另外，幼儿不要烫发和戴首饰。

（五）照顾好发烧的幼儿

对高热的患儿应采取合适的退热措施，防止发生"高热惊厥"。

（六）夏季要避免幼儿中暑

夏日室内用空调降温时，使室温较外界温度低5℃～6℃为宜。若室温过低且幼儿很少外出活动，一旦到了室外，可能出现"汗闭"，极易中暑。

（七）注意幼儿脚的保暖

幼儿体表各部位之间温度差别较大，四肢末梢温度低，越近躯干、头部温度越高。如在正常的室温下，足皮肤温度为27℃，手皮肤温度为30℃，躯干温度为32℃，额部温度为34℃。在寒冷的环境中，各部位温差更大。俗话说"寒从脚下起"，寒冷季节尤其要注意幼儿脚的保暖。

◎ **活动案例** ··

奇妙的衣服

活动目标

1. 初步了解皮肤的功能，知道保护皮肤的简单常识。

2. 进一步认识自己的身体，能大胆地在集体面前说出自己的想法。

想要了解相关具体内容，可扫描文旁二维码。

··

第九节
内分泌系统

◎ 学习导引

内分泌系统与机体新陈代谢的控制和调节、生长发育及生殖等生理过程有着密切联系。那么你对内分泌系统的具体含义、结构及其功能是否真正了解呢？在本节中，期望你能结合生活经验、实例解析等来理解人体主要的内分泌腺及其功能，在此基础上了解幼儿内分泌系统的发育特点及保健措施，促进幼儿健康成长。

一、概述

内分泌系统由内分泌腺和内分泌组织组成。内分泌腺可分泌激素，激素以"渗透"的方式进入腺体周围的血管和淋巴管内，经血液循环到达身体的各个部位，控制和调节机体的新陈代谢、生长发育及生殖等生理过程。

人体内的主要内分泌腺有：脑垂体、松果体、甲状腺、甲状旁腺、肾上腺、胰腺、胸腺及性腺等。对幼儿生长发育影响较大的内分泌腺主要有脑垂体和甲状腺。

二、幼儿内分泌系统的特点及卫生保健

(一)脑垂体

脑垂体位于大脑底部，重量不足 1 克，受下丘脑的控制。脑垂体能分泌多种激素，对幼儿的生长发育起着重要作用，并能调节其他内分泌腺的活动。

脑垂体分泌生长激素、促甲状腺素和促性腺激素。生长激素可促进组织器官的生长，特别是骨骼的生长。婴幼儿若生长激素分泌不足，可使生长发育减慢，成人后身材矮小，性器官发育不全，但智力正常，叫垂体性侏儒症。

促甲状腺素可促进甲状腺的发育及甲状腺素的合成与分泌。

促性腺激素可促进性腺的发育和分泌，促进性器官的发育成熟及生殖细胞的成熟。

婴幼儿时期的生长发育非常迅速，保证幼儿充足的睡眠，有助于脑垂体分泌充足的生长激素，从而保证幼儿的良好发育。

(二)甲状腺

甲状腺位于颈前部，喉与气管的两侧，是人体最大的内分泌腺。甲状腺能分泌甲

状腺素，碘是合成甲状腺素的主要成分。

甲状腺素可调节机体的新陈代谢，促进幼儿的生长发育；可调节营养物质与氧气在体内的代谢速度，并调节体温；能促进脑细胞的生成与成熟，促进骨骼与生殖器官的发育。孕期若缺碘可致使甲状腺机能不足，婴儿出生后易患克汀病，又称呆小症，表现为智力低下、身材矮小、耳聋。

在缺碘地区，卫生部门专门为幼儿、孕妇制订补碘的计划，规定幼儿、孕妇服用碘制剂的方法和时间，对预防缺碘造成的甲状腺机能不足起到了重要作用。

（三）胰岛

胰岛是散在于胰腺中的内分泌细胞团并分泌胰岛素。胰岛素是调节体内糖、蛋白质和脂肪代谢，维持血糖正常水平的一种重要激素。胰岛素分泌失调时，将引起机体代谢的严重障碍。

Ⅰ型糖尿病(又称胰岛素依赖型糖尿病)多于幼儿、少年时期发病，遗传为主要病因。应关注糖尿病患儿的保健和照护。

第十节
免疫系统

🎯 学习导引

1. 免疫系统能够维持机体内环境的平衡和稳定，那么你是否知道免疫系统的功能具体表现在哪些方面？在本节中，期望你能结合自身生活经验和实例解析来深入理解机体免疫系统的种类及其各自所发挥的作用，进而为理解幼儿免疫系统奠定基础。

2. 幼儿的免疫系统正在发育完善，那么你是否知道幼儿免疫系统具有哪些发育特点？成人应采取哪些保健措施来提高幼儿的免疫能力？在本节中，希望你能结合生活中的实际和案例分析来加深对幼儿免疫系统发育特点的理解，学会分析幼儿免疫功能较弱的原因，了解免疫疾病的常见表现，在此基础上掌握保健工作的要点，从而提高幼儿机体的抵抗能力，降低患病率。

一、 概述

免疫是机体的一种生理性保护反应，其主要作用是识别和排除进入人体内的抗原性异物(如病毒、细菌)，以维持机体内环境的平衡和稳定。

免疫反应正常，对机体有保护作用；免疫反应低下，如患有"获得性免疫缺陷综合征"(艾滋病)，则严重威胁健康；免疫反应超常，被称为变态反应性疾病(如食物过敏、湿疹、荨麻疹、支气管哮喘、急性肾炎等)。

(一)免疫系统的功能

1. 防御感染
机体通过免疫系统抵抗病原微生物的侵袭。

2. 自身稳定
免疫系统及时清除已损伤或衰老的细胞，以维持体内环境的稳定。

3. 免疫监视
免疫系统识别和清除因基因突变产生的异常细胞，以防发展为肿瘤。

(二)免疫作用的种类

1. 非特异性免疫
这种免疫力不是针对某一种病原微生物的，其主要作用包括以下几方面。

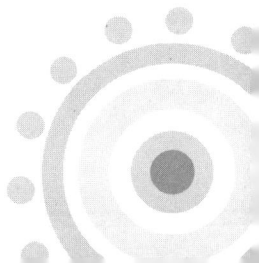

(1)皮肤黏膜的屏障作用。

(2)吞噬细胞的防御作用。血液中的中性粒细胞、单核细胞等，对侵入人体内的病原微生物有吞噬、清除的作用。

(3)血脑屏障作用。位于中枢神经系统的毛细血管能阻止血液中的某些物质进入脑，被称为血脑屏障。

2. 特异性免疫

当病原微生物进入人体后，可激发人体最终产生抗体。特异性免疫有很强的针对性。特异性免疫又分为自动免疫和被动免疫两类。

(1)自动免疫，免疫力持久，有时为终生免疫。自动免疫可分为自然自动免疫(患某种传染病之后)和人工自动免疫(预防接种之后)。

(2)被动免疫，免疫力持续时间短。被动免疫可分为自然被动免疫(自胎盘、乳汁获得抗体)和人工被动免疫(注射丙种球蛋白等获得抗体)。

二、 幼儿免疫系统的特点

第一，婴儿出生后由母体获得的先天免疫力可持续到 6 个月，先天免疫力可以帮助婴儿抵御一些疾病。6 个月后先天免疫力会逐渐消失。

第二，幼儿非特异性免疫功能尚未完善，抵抗疾病的能力和自我保护能力较弱。主要表现在皮肤和黏膜较薄嫩，屏障作用较差；白细胞和淋巴细胞的防御作用不够强；血脑屏障发育不完善，易受到不良物质的侵害。

第三，婴幼儿对传染病普遍缺乏特异性免疫力，是传染病的易感者。

第四，婴幼儿变态反应性疾病较常见，较容易出现对食物、花粉等的过敏症状，也较易发生湿疹、过敏性鼻炎、哮喘等疾病。

三、 幼儿免疫系统的卫生保健

(一)定期接受预防接种

托幼园所和家长应按照儿童保健部门的要求，做好幼儿常规的预防接种，确保完成幼儿的计划免疫。此外，有些预防接种，尚未列入计划免疫的程序之中，但对预防某些威胁儿童健康的常见疾病有效，保教人员也应多做宣传。例如，接种肺炎球菌疫苗(肺炎球菌不仅可使婴幼儿患肺炎，还可引起脑膜炎、中耳炎，严重威胁 2 岁以下婴幼儿的健康)、流感疫苗等。

(二)做好传染病的预防和管理工作

托幼园所应做好每日的晨检和日常卫生清洁工作，若发现有传染病疑似患儿，应及时隔离，通知家长及时带幼儿就诊，并做好相关的记录、上报，以及卫生消毒和传染病的监测工作。

(三)做好日常保健

做好日常保健工作能在一定程度上减少幼儿患病的概率。例如，为幼儿合理配膳；经常组织各项体育活动，增强幼儿体质；培养幼儿良好的卫生习惯，有效洗手等。

(四)了解每名幼儿是否为过敏体质

托幼园所应在幼儿入园时详细了解并记录幼儿是否是过敏体质，以及对哪些食物过敏。在给食物过敏的幼儿提供膳食时应避免致敏成分。例如，有的幼儿不能吃花生、蚕豆、桃、虾等食物，有的幼儿不能喝牛奶，有的幼儿有过敏性鼻炎。家长应该尽早带幼儿去医院查清致敏原(花粉、螨虫、羽绒等)。在幼儿生活环境中应尽量避免幼儿接触致敏原。过敏性鼻炎不仅仅是打喷嚏、流鼻涕、让人不适，还可能诱发哮喘，过敏性鼻炎和支气管哮喘是同一类疾病。预防、治疗过敏性鼻炎有预防支气管哮喘的作用。

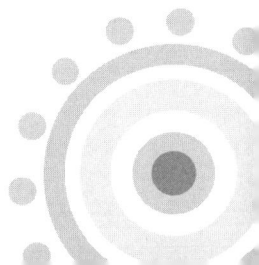

第十一节
生殖系统

🔷 **学习导引**

　　幼儿生殖系统的发育对其身体发育和心理发展都具有重要意义。那么你知道幼儿生殖系统具有什么发育特点吗？在促进幼儿性生理发育和性心理发展方面，我们应注意哪些？在本节中，期望你能结合生活经验、拓展阅读及实例分析来了解生殖系统的主要结构，加深对幼儿生殖系统发育特点的理解，掌握不同性别幼儿的卫生保健措施，提高性心理教育意识，促进幼儿健康成长。

一、概述

　　生殖系统可分为外生殖器官和内生殖器官。男性外生殖器官包括：阴茎和阴囊；内生殖器官包括：睾丸、附睾、输精管、精囊、射精管和前列腺等。女性外生殖器官包括：阴阜、大阴唇、小阴唇、阴蒂、前庭及前庭大腺；内生殖器官包括：阴道、子宫、输卵管及卵巢。

二、幼儿生殖系统的特点及卫生保健

(一)婴幼儿期是性心理发育的关键时期

　　3岁左右的幼儿常会提问"为什么我站着小便"之类的问题；幼儿5～6岁时会出现恋父、恋母的情感，并提出"我是怎么来的"之类的问题。幼儿期是形成性别自我认同、性别角色意识的关键期。成人应注意对幼儿进行科学、随机的性教育，使幼儿形成正确的性别自我认同和性别角色意识与行为，并提高自我保护意识，防范性侵害。

(二)清洗外阴

1. 女幼儿

每天给女幼儿清洗外阴时，要注意以下两点。

第一，用温水。幼女会阴黏膜薄嫩，水太烫会损伤黏膜，大人用手试着水温不凉就可以了。

第二，用清水。不用肥皂，以免刺激产生不适。

教幼女自己洗的几点建议：

(1)看着幼儿自己洗几次，真正学会了再放手；

(2)自前向后洗，方向不能错；

(3)用自己的盆、毛巾。

2. 男幼儿

给男幼儿洗澡时，要清洗包皮垢。将包皮翻起，清洗包皮垢后，将包皮复原。若是两岁以上的男幼儿，包皮口仍小，不能翻起，这种情况称包茎，需就医。

◎ **活动资源** ···

图画书阅读活动： 小鸡鸡的故事

作者　［日］山本直英(文)，［日］佐藤真纪子(图)，蒲蒲兰(译)。

版本　连环画出版社 2012 年版。

内容简介

你是男孩还是女孩？是男孩，你怎么知道的？你和女孩有什么不一样？让我们一起从这本书里来找答案。这本图画书中包含了丰富的内容：男女生理结构的差异、生命的诞生、生殖器的清洁、保护自己不要受到性侵害等，表达了"每个孩子都是宝贵的生命"的美好情感。

使用建议

1. 和幼儿一起阅读图画书，可以结合家庭成员的身体和日常生活的实际情况，帮助幼儿了解书中提及的相关性知识，引导幼儿形成正确的性观念。

2. 从幼儿上中班开始，可以鼓励幼儿按照书中教的方法，尝试自己洗"私密部位"和换下来的小内裤。家长以示范、指导、鼓励为主，逐渐培养幼儿自己清洁、护理生殖器的习惯和能力。

3. 结合图画书，教会幼儿保护自己不要受到性侵害的方法，并在日常生活中不断提醒、巩固。

4. 让幼儿感受到家人对自己的喜爱和重视，培养幼儿热爱生活、敬畏生命的意识和情感。

(家向)

(资料来源：刘馨主编，幼儿园健康教育资源：健康生活，人民教育出版社，2017：398。)

··

巩固与练习

一、名词解释

1. 反射。

2. 体循环。

3. 肺循环。

二、简答题

1. 简述幼儿神经系统的特点。

2. 简述幼儿运动系统的特点。

3. 简述幼儿血液循环系统的特点。

4. 简述幼儿呼吸系统的特点。

5. 简述幼儿消化系统的特点。

6. 简述幼儿泌尿系统的特点。

7. 简述生长激素的作用。

8. 简述幼儿皮肤和体温调节的特点。

9. 简述幼儿免疫系统的特点。

三、论述题

1. 如何促进幼儿神经系统的发育？

2. 如何保护幼儿的眼睛和耳朵？

3. 如何促进幼儿体态的良好发育？

4. 如何促进幼儿的血液循环？

5. 如何保护幼儿的呼吸系统？

6. 乳牙为什么重要？应如何保护幼儿的牙齿？

7. 结合幼儿泌尿系统特点，谈谈如何做好幼儿卫生保健工作？

8. 如何保护幼儿的皮肤？

9. 结合幼儿生理特点，谈谈应注意培养幼儿哪些良好的生活与卫生习惯？

实践与体验

1. 结合幼儿的生理发育特点，尝试制定一份托幼园所一日生活安排表。

2. 观察幼儿园一日保教工作，结合幼儿生理特点尝试进行分析和评价。

3. 选取幼儿卫生保健方面的一个案例，试结合幼儿生理特点加以分析。

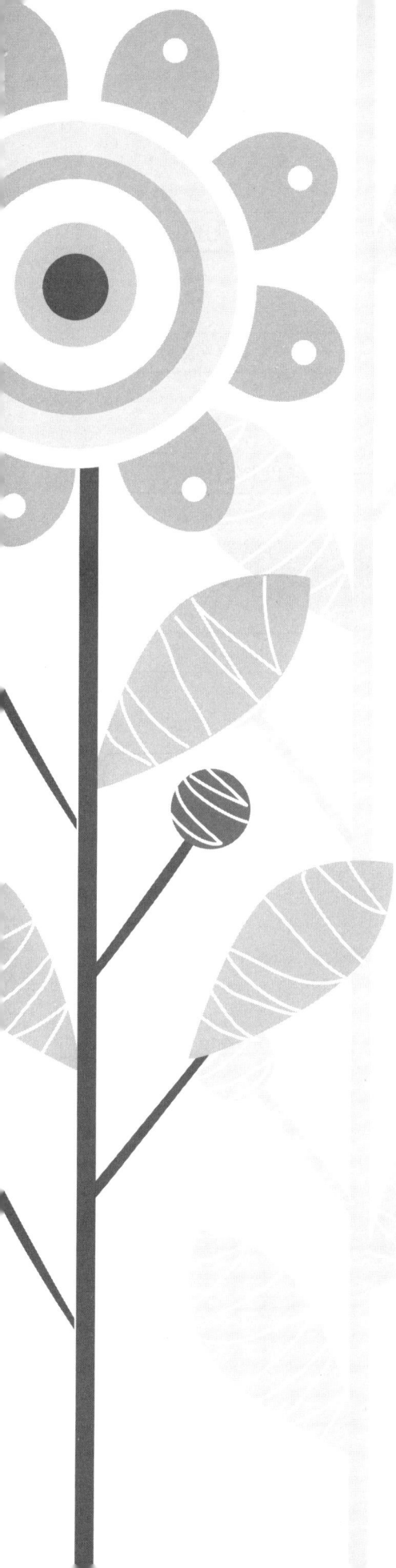

第三章
幼儿的生长发育

学习目标

1. 理解生长发育的概念。
2. 了解影响幼儿生长发育的因素。
3. 了解幼儿生长发育的一般规律。
4. 了解常用的幼儿生长发育的评价指标和测量方法。

本章导读

案例：文文小班时，身高98厘米，走路很稳；但拿筷子吃饭或握笔画一条直线时，就显得很吃力，直线也不容易画直。到中班时，他身高106厘米，不仅走得好、跑得稳，还能够单脚跳；用筷子吃饭也完全没有问题；并能够用笔画出一条较直的线。到了大班后，他长到了115厘米，不仅能用筷子吃饭，而且能灵巧地用筷子夹起细小的小圆珠子；能用笔形象地画出各种物体，并写出自己的名字；能用单脚连续跳，会跳绳，且动作的速度、准确程度及控制活动能力都有显著提高。

　　幼儿正处于生长发育的黄金阶段。生长发育有一般的规律。掌握规律，创造生长发育的有利条件，可以使幼儿生长发育的潜力得到最大程度的发挥。

　　生长发育是否正常，是反映幼儿健康状况的一面镜子。检测生长发育要采用科学的标准和尺度。

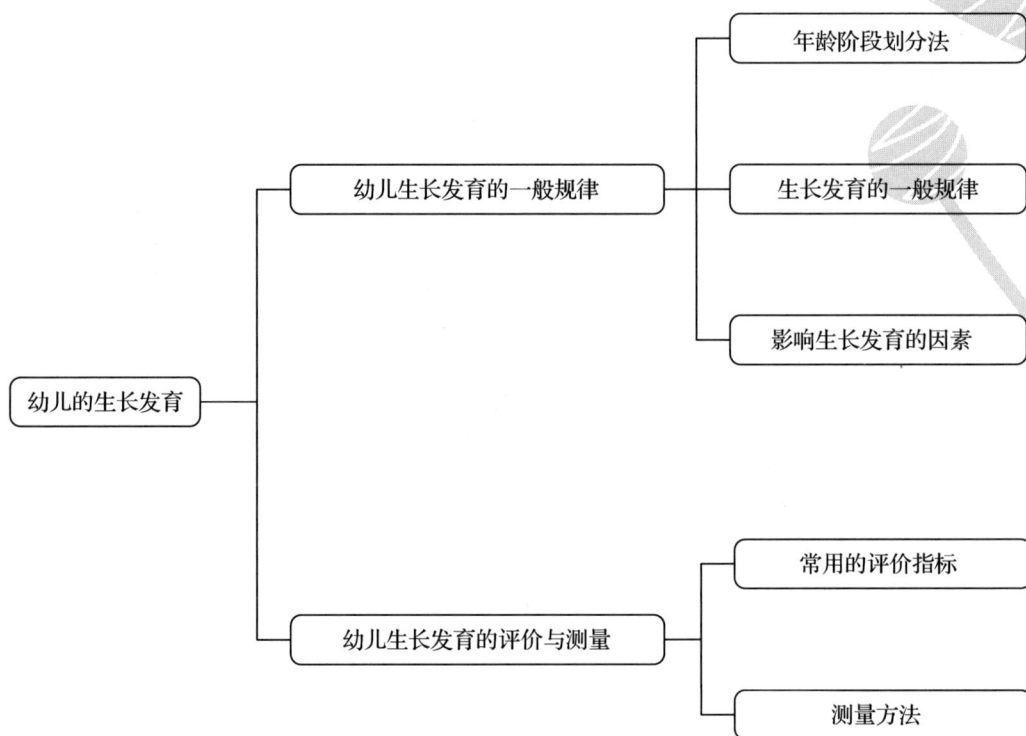

第一节
幼儿生长发育的一般规律

◎ **学习导引**

1. 人体的生长发育是一个既有连续性又有阶段性的过程。你知道人的生长发育阶段是如何划分的吗？在本节中，期望你能结合自身成长经验理解人生长发育阶段的划分方法，为理解各年龄段儿童身心发育特点奠定基础。

2. 人的生长发育遵循一般规律。你知道生长发育的一般规律具体表现在哪些方面吗？在本节中，期望你能结合生活经验、与他人的交流互动及案例分析来深入理解幼儿生长发育所遵循的一般规律。只有掌握这些规律，我们才能在保教工作中努力为幼儿创设生长发育的有利条件，帮助幼儿最大限度地发挥潜力。

3. 生长发育是一个漫长的过程，你思考过个体的生长发育会受到哪些因素的影响吗？在本节中，希望你能结合自身感受、生活经验、拓展阅读及案例解析来理解影响生长发育的各方面因素。我们只有综合考虑各方面因素对个体生长发育的影响，才能在幼儿生长发育过程中为其创造良好的生活和教育条件，并尽可能避免制约幼儿生长发育的因素。

一、年龄阶段划分法

人体的生长发育从受精卵开始一直到发育成熟，是一个长达二十多年的过程，这个过程既有连续性又有阶段性。医学儿科学常用的年龄阶段划分法与教育学的划分法有些区别。

（一）医学儿科学的年龄阶段划分法

医学儿科学将人体的生长发育划分为以下八个阶段。

（1）胚胎发育期：从受精卵分化开始，直至胚大体成形，一般指妊娠初的 8 周。

（2）胎儿期：从妊娠 8 周直至出生为止。

（3）新生儿期：从胎儿娩出结扎脐带时开始，至出生后 28 天，为新生儿期。

（4）婴儿期或乳儿期：满月至 1 周岁的年龄段。

（5）幼儿期：出生后第 2 年和第 3 年。

（6）学前期：3～6 岁或 7 岁。

（7）学龄期：泛指进入小学以后到青春发育期以前的这一年龄段，一般是自 6～7

岁至 11～12 岁。

(8)青春发育期：这是童年过渡到成年的阶段，女童为 11～12 岁全 17～18 岁；男童为 13～15 岁至 19～21 岁。

(二)教育学的年龄阶段划分法

在教育学上，从妊娠到 14 岁被划分为以下六个阶段。

(1)胎儿期

(2)新生儿期 与医学儿科划分法相同。

(3)婴儿期

(4)学前早期：1～3 岁。

(5)学前期或幼儿期：3～6 岁。

(6)学龄期：7～14 岁。

二、 生长发育的一般规律

(一)生长发育的不均衡性

1. 速率不同

幼儿生长发育的速度不是直线上升的，而是呈波浪式，有时快些，有时慢些。

胎儿时期身长、体重的增长是一生中最快的阶段。

出生后前两年的身体增长速度仍比后几年快。第一年内，身长增长 20～25 厘米，增长值为出生时身长(如 50 厘米)的 50%；体重增加 6～7 千克，为出生时体重(如 3 千克)的两倍。身长、体重在第一年都是出生后增长最快的一年。

第二年内，身长增加 10 厘米左右，体重增加 2.5～3.5 千克，增长速度也是较快的。

2 岁以后，增长速度急剧下降，身长每年平均增加 4～5 厘米，体重每年增加 1.5～2 千克，保持相对平稳、较慢的增长速度，直到青春发育期再出现第二次生长发育突增。

2. 增长比例不同

在生长发育过程中，身体各部分发育的比例是不同的。从胎儿时较大的头颅(占身长的 1/2)、较长的躯干和短小的两腿，发育到成人时较小的头颅(占身长的 1/8)、较短的躯干和较长的两腿。一个人从出生到发育成熟，头部只增大了 1 倍，而躯干却增长了2倍，上肢增长了3倍，下肢增长了4倍。

3. 各系统的发育不均衡

在某一年龄阶段，各系统的发育是不均衡的。神经系统，尤其是大脑在胎儿期和出生后的某些年龄段，发育一直是领先的。出生时脑重约350克，相当于成人脑重的25％；6岁时，脑重已相当于成人脑重的90％。幼儿在这五六年中，由于大脑发育迅速，各种生理机能、语言发展和动作发展也是比较快的。

淋巴系统的发育在出生后特别迅速，这是因为幼儿时期机体对疾病的抵抗力弱，需要淋巴系统来进行保护。10岁以后随着其他各系统的日趋成熟和对疾病抵抗力的增强，淋巴系统的发育减慢。

生殖系统在童年时期几乎没有什么发展，到青春期才迅速发育。

(二)生长发育的个体差异性

由于遗传及先天、后天环境条件的差异，个体发育必然呈现高矮、胖瘦、强弱及智力高低的不同。

在评价某一幼儿的生长发育状况时，应将他以往的情况与现在的情况进行比较观察，才更有意义。

三、 影响生长发育的因素

(一)遗传因素

遗传和先天环境对生长发育的影响是肯定的。例如，孕妇营养不良可使胎儿生长发育迟缓。另据对单卵双胎的研究，成年后，两个人身高的差别较小，而体重的差别则较大，说明骨骼系统发育受遗传因素的影响较大。

(二)后天因素

1. 营养

人体的新陈代谢包括同化作用(组成代谢)和异化作用(分解代谢)两个方面。机体从外界不断地摄取各种营养，构成自身的物质，这一过程被称为同化作用。机体不断分解这些营养物质，并且释放能量，供各种生理活动所需，并把分解后的产物，如水、二氧化碳、尿素等排出体外，这一过程被称为异化作用。同化作用大于异化作用是儿童生长发育的基本保证。

据儿童营养调查资料证实，营养丰富且平衡的膳食能促进生长发育；反之，营养缺乏的膳食不仅会影响发育，还会导致疾病。长期营养不良则会影响骨骼的增长，致使身材矮小。

2. 体格锻炼

体格锻炼能增强心肺功能，促进消化吸收，并有益于骨骼的生长。

体格锻炼可刺激多种激素的分泌，如生长激素等。因此锻炼不仅可以健身而且可以促进身高增长。

体格锻炼应从婴儿时期开始，渐渐成为习惯，成为生存的基本需要。

3. 生活安排

根据幼儿的年龄特点安排好日常生活，并结合生活护理培养良好的卫生习惯，可以促进幼儿的生长发育。

4. 疾病

幼儿的生长发育可能受各种疾病的直接影响，影响程度决定于病变涉及的部位、病程的长短和疾病的严重程度。

积极防治幼儿常见病、传染病和寄生虫病，对保证幼儿正常发育是十分重要的。

5. 其他因素

(1)家庭人口。国内外一些调查表明，在同样的经济条件下，家庭人口的多少，尤其是子女的多少，对幼儿的生长发育有一定的影响。在多子女的家庭中，幼儿的身体发育相对较差。

(2)季节。季节对生长发育也有一定的影响。一般来说，春季身高增长较快，秋季体重增长较快，这些都是多种因素综合作用的结果。

(3)污染。大气、水和土壤中有害物质的污染，以及噪声的危害，对幼儿生长发育都有不良的影响。

铅污染不仅影响幼儿的智力发展，还会影响幼儿的身体发育。幼儿被动吸烟对生长发育的不良影响已被国内外学者的研究所证实。

◎ 拓展阅读 ··

儿童早期教育环境中电脑使用的安全事项

儿童早期教育机构使用电脑已日渐平常。如果运用得当，电脑可以是一个很好的学习工具，家长和教师要注意防范儿童在使用电脑过程中可能存在的健康和安全隐患。

1. 肌肉、骨骼损伤。儿童的身体生长迅速，太长时间使用电脑会损害儿童骨骼、肌肉、神经和肌腱的发展。安置电脑时要结合儿童的身体发展状况，并教会儿童正确地摆放手臂，保持身体舒适，避免坐姿不正或斜视，同时也避免让儿童的臂、颈部、肩膀和手承受过大的压力。

2. 视力不良。频繁地使用电脑也可能影响儿童的视力发展，造成视力模糊、眼睛受刺激等，要控制好儿童使用电脑的频次和时长。使用电脑时，注意提供适宜的照明条件，光线太强时会让儿童眯起眼睛看屏幕。电脑周围的灯要适度，前后都不要太多。如果电脑前面或者后面有窗户，可能需要一扇百叶窗以避免光线太强。

3. 缺乏运动和社交。使用电脑不应该是儿童生活的主旋律，积极参与游戏并与其他儿童和成人交往才是属于儿童的健康生活方式。长时间玩电脑还将导致儿童缺乏自律，对游戏缺乏兴趣，甚至感觉自己被孤立或无法融入家人和朋友，家长和教师需要注意平衡好儿童运动和与他人共同游戏的时间。

4. 其他长期性隐患，如网络暴力、少年犯罪等。在条件允许的情况下，教师和家长要对儿童访问网站的软件进行限制和监控，教育儿童决不能在网络上泄露自己的姓名、住址、电话或学校名称等个人信息，不对恐吓或威胁做出回应。

5. 三岁以下的儿童尽量不要使用电脑，过早或过长时间使用电脑可能会导致注意力障碍。

6. 电脑周围的区域也可能存在安全隐患。不要在任何接近水源的地方使用电脑，如水池、洗手池等。要教给儿童一些基本的电器安全知识，不要让儿童在电脑插座附近玩耍。一些电脑附近可能配备了碎纸机，碎纸机一定要放在儿童无法触及的地方，可以的话将柜子锁好。

[资料来源：根据《儿童早期教育中的安全、营养与健康》(凯西·罗伯逊著，刘馨等译，北京师范大学出版社，2018：83-84)改编。]

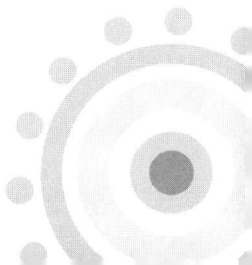

第二节
幼儿生长发育的评价与测量

学习导引

生长发育情况是反映幼儿健康状况的重要表现，那么你知道该如何监测幼儿生长发育的情况吗？在本节中，期望你能结合生活经验和实践操作来深入了解评价幼儿生长发育的指标并掌握测量方法，以便在保教工作中及时科学地评估幼儿的健康状况。

一、常用的评价指标

（一）评价幼儿生长发育的指标

评价幼儿的生长发育，有形态指标与生理功能指标两类。

1. 形态指标

形态指标指身体在形态上可测出的各种量度（如长、宽、围度及重量等）。最重要和常用的形态指标为身高和体重。此外，代表长度的还有坐高、手长、足长、上肢长、下肢长；代表横径的有肩宽、骨盆宽、胸廓横径、胸廓前后径；代表周径的有头围、胸围、上臂围、大腿围、小腿围；代表营养状况的有皮褶厚度等。

最重要的形态指标是体重、身高、头围和胸围。

（1）身高（3岁以下称身长）：它是生长长度的重要指标，也是正确估计身体发育特征和评价生长速度时不可缺少的依据。

（2）体重：体重是指人体的总重量。在一定程度上代表幼儿的骨骼、肌肉、皮下脂肪和内脏重量及其增长的综合情况。从体重、身高可以推测幼儿的营养状况。

（3）头围：表示颅及脑的大小与发展情况，是6岁以下幼儿生长发育的重要指标。

（4）胸围：表示胸廓的容积，以及胸部骨骼、胸肌、背肌和脂肪层的发育情况，并且在一定程度上表明身体形态及呼吸器官的发育状况。

出生时新生儿的头围大于胸围。幼儿到1岁左右，胸围赶上头围。幼儿超过1岁半，若胸围仍小于头围，则说明生长发育不良。

2. 生理功能指标

生理功能指标指身体各系统、各器官在生理功能上可测出的各种量度。常用的有：

握力和背肌力，为骨骼肌肉系统的基本指标；肺活量，为呼吸系统的基本指标；脉搏和血压，为心血管系统的基本指标。

(二)常用的评价身高、体重的标准

评价儿童的身高、体重，需要有科学的尺度，这就是标准。按我国卫计委要求，婴幼儿体格发育评价采用国际通用的世界卫生组织推荐的标准(见附录一)。

该标准用三个尺度来衡量婴幼儿的生长发育，即"年龄别身高""年龄别体重""身高别体重"。

所谓"年龄别体重"和"年龄别身高"，是指相对于某一年龄来说，应有的体重和身高。在标准中有三组数字：$-3SD$、中位数、$+3SD$。$-3SD$ 为最低限，$+3SD$ 为最高限。最低限至最高限之间为正常范围。

但是，仅用"年龄别体重"和"年龄别身高"这两个尺度并不能反映儿童的体型是否匀称。只有将这两个尺度与"身高别体重"相结合，才能全面衡量儿童的生长发育状况。

例如：

一个 3 岁的女幼儿，身高 88 厘米，体重 16 千克。请评价这名女幼儿的身高、体重是否正常。

查"年龄别身高"表(见附录一)，3 岁女童身高的正常范围是"83.6～102.7 厘米"。女幼儿的身高是 88 厘米，属正常。

查"年龄别体重"表(见附录一)，3 岁女童体重的正常范围是"9.6～20.9 千克"。女幼儿的体重是 18 千克，属正常。

最后再用第三个尺度——"身高别体重"，来衡量一下。女童身高 88 厘米，体重的正常范围是"9.4～16.1 千克"。这名女幼儿身高 88 厘米，体重 18 千克，已超出正常范围，是个小胖墩儿。

因此，用三个尺度来衡量"高矮、胖瘦"才更全面。另外，使用"生长发育监测图"动态地监测幼儿的生长发育，也是既简便又实用的评价方法。

(三)粗略评价体重、身高的方法

1. 体重

(1)按体重增长的倍数来计算。

已知幼儿出生体重，6 个月时体重为出生体重的 2 倍，周岁时约 3 倍，2 岁时约 4 倍，3 岁时 4～6 倍。

(2)按体重增长的速度来计算。

婴儿在最初3个月内，每周体重增加200～250克；3～6个月每周增加150～180克；6～9个月每周增加90～120克；9～12个月每周增加60～90克。

(3)按公式推算。

6个月以内体重＝出生体重＋月龄×0.7(千克)

7个月至1岁体重＝6(千克)＋月龄×0.25(千克)

2～7岁体重＝年龄×2＋7(或8)(千克)

2. 身高(3岁以下为身长)

(1)按身高增长的倍数来计算。

出生身长按50厘米计算，周岁时身长为出生身长的1.5倍，4岁时身高为出生身长的2倍。

(2)按身高增长的速度来计算。

婴儿1～6个月，平均每月身长增长约2.5厘米，7～12个月平均每月增长约1.5厘米，周岁时达75厘米左右，2岁时达85厘米左右。

(3)按公式推算。

幼儿2岁以后平均每年身长(身高)增长5厘米。

2～7岁幼儿身高＝年龄(岁)×6＋77(厘米)

二、 测量方法

(一)身高(长)

身高(长)是生长长度的重要指标，也是正确估计身体发育特征和评价生长速度时不可缺少的依据。

测量身高(长)时，3岁以内幼儿量卧位身长。脱去帽、鞋袜，穿单衣仰卧于量床底板中线上。助手将幼儿头扶正，头顶接触头板，幼儿面向上。测量者位于幼儿右侧，左手握住幼儿双膝，使腿伸直，右手移动足板使其接触两侧足跟。如果刻度在量床双侧，则应注意量床两侧的读数一致，然后读刻度，以厘米为单位，记录到小数点后一位。

3岁以上幼儿量身高时，要取立正姿势，两眼直视正前方，胸部稍挺起，腹部微后收，两臂自然下垂，手指并拢，脚跟靠拢，脚尖分开约60°，脚跟、臀部和两肩同时靠着立柱，头部保持正直位置，然后测量。当底板与颅顶点接触时观察被测者姿势是否正确，然后读立柱上的数字。

(二)体重

体重是指人体总重量，在一定程度上代表儿童的骨骼、肌肉、皮下脂肪和内脏重量及其增长的综合情况。从体重、身高可以推测儿童的营养状况。

新生儿称体重要求用婴儿磅秤或特别的杠杆秤，最大载重为 10 千克。1 个月至 7 岁用的磅秤(杠杆秤)最大载重为 50 千克。

测量前应检查磅秤的零点。被测者应脱去外衣、袜和帽子。年长儿应排空小便，这样秤得的数值较为准确。如果不能只剩衬衣、衬裤，则应扣除衣服重量。称体重时，婴儿可取卧位，1～3 岁可取坐位，3 岁以上可取站位，两手自然下垂。

称重前应先熟悉磅秤的读数砝码、游锤或秤锤，将它放置于与幼儿年龄相当的体重附近。称重时迅速调整游锤，使杠杆置于水平正中位置，读数以千克为单位，记录到小数点后两位。

(三)头围

测量者面对受测者，将布卷尺的始端固定于眉间最突出点，然后环绕头围，经过枕骨粗隆，再向眉间围拢，卷尺在头两侧的水平要一致，读数以厘米为单位，记录到小数点后一位。

(四)胸围

3 岁以下婴幼儿取卧位，3 岁以上取立位，均不取坐位。要在幼儿呼吸处于平静状态下测量胸围。取立位时，受测者自然站立，两足分开与肩同宽，双肩放松，两上肢自然下垂。测量者面对受测者，将带尺上缘经背部肩胛骨下角下缘至胸前，带尺下缘经过乳头上缘。读数以厘米为单位，记录到小数点后一位。

(五)脉搏

由于脉搏的个体差异较大，易受体力活动及情绪变化的影响，需在安静时进行测量。连测三个 10 秒的脉搏数，其中两次相同并与另一次相差不超过一次脉跳时，可认为是安静状态的脉搏，然后以一分钟的脉搏数记录之。

(六)视力

5 岁以上幼儿可用国际标准视力表测查视力。

国际标准视力表分两种：远视力检查表和近视力检查表。一般先测远视力，对远视力低下的眼应做近视力检查。

　　检查前要向幼儿讲解识别视标的方法，要求幼儿不眯着眼看视标，不要用被罩的眼偷看，在遮盖眼睛时不可加压，如视力一时模糊，可休息1～2分钟再查。

　　远视力检查应做到：①视力表悬挂高度以其1.0行视标与大多数受检者的眼同高。②在采光良好的房间内进行检查。最好能用人工照明的视力表箱(在视力表的两旁装上20 W荧光灯各一支)，亮度要均匀，不产生耀眼现象。例如，利用自然光线进行检查时，一般应在上午9时到下午4时，避免阳光直射受检者的头部。③受检者与视力表的距离为5米。④检查时一般采用坐姿，头部正直、身体端正，先查右眼再查左眼。

　　远视力检查时，为节省时间可先指1.0行视标，根据受检者辨认情况适当向上移或向下移。指点棒应点在每个视标正下方0.5～1.0厘米处。辨认每个视标平均用3～5秒，应将4个不同方向的视标都检查到。若已满5岁，被检眼不能看清1.0行的全部视标或两眼视力相差两行以上应加强监测，必要时去眼科就诊。

案例与分析

环境创设：我长高了

渗透教育　通过比较，了解自己身高的变化。

创设说明

　　教师为每个幼儿量身高，引导幼儿尝试记录。例如，幼儿在绘画纸上根据自己性别画出男女不同的头像(或者提供一英寸照片)，每次量完后，在竖尺上对应的高度贴上自己画的头像(或一英寸照片)，如图3-1所示。

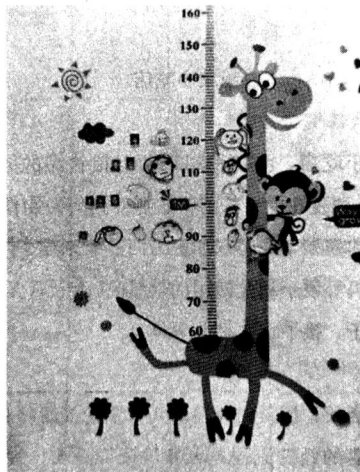

图3-1　身高记录图

点评：

用可爱的长颈鹿形象来创设身高墙，能够极大地激发幼儿"和长颈鹿比比高"的愿望；贴上自画头像或照片的设计，既满足了不同发展水平幼儿的需求，体现出材料投放的层次性，又让幼儿能够直观地了解自己的身高及其变化，并萌发出"我还想再长高一点"的愿望，收获"我又长高了"的喜悦。

（丁晶晶）

（资料来源：刘馨主编，幼儿园健康教育资源：健康生活，人民教育出版社，2017：53。）

巩固与练习

一、名词解释

生长发育。

二、简答题

简述评价幼儿生长发育的指标有哪些。

三、论述题

1. 影响幼儿生长发育的因素主要有哪些？

2. 结合生活实际或案例谈谈幼儿生长发育的一般规律。

实践与体验

1. 一个 3 岁的女幼儿，身高 88 厘米，体重 16 千克。请评价这名女幼儿的身高、体重是否正常？试通过查找"年龄别身高""年龄别体重""身高别体重"表格（参见附录一），评价此幼儿的生长发育情况。

2. 自己找一位幼儿来实际测量其各项形态指标，并对其生长发育情况做出判断。

3. 某幼儿园在体检中，发现全园 320 名幼儿中，有 146 名女孩，174 名男孩。小班幼儿平均身高为 95 厘米，平均体重为 16.1 千克；中班幼儿平均身高为 102 厘米，平均体重为 18.3 千克；大班幼儿平均身高为 109 厘米，平均体重为 20.2 千克。如果你是幼儿园园长，针对这一情况，你有什么认识，你觉得应该怎么做？如果你是一位班级教师，对于本班幼儿，你会怎么做？

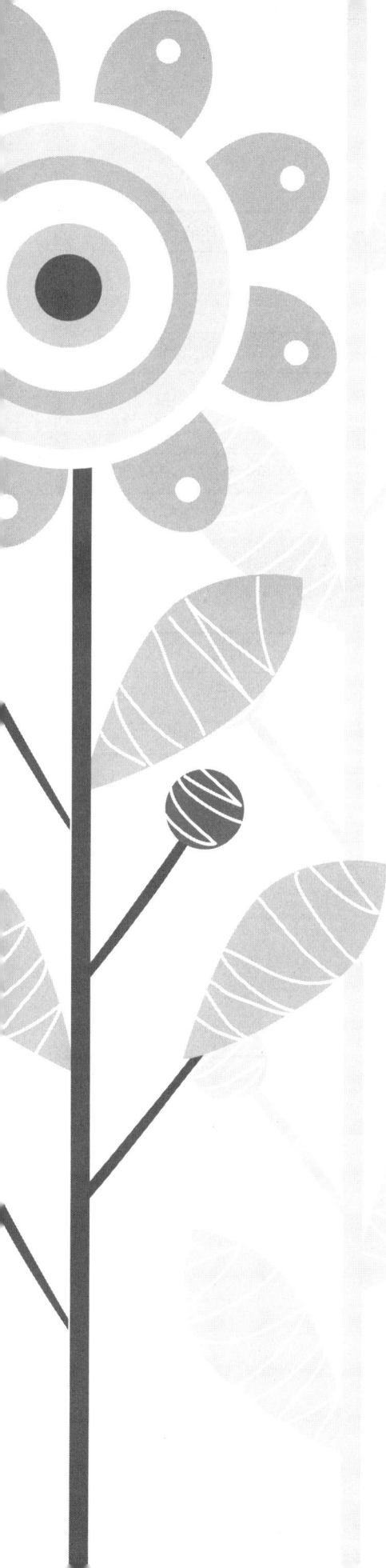

第四章
幼儿的心理卫生

■ **学习目标**

1. 认识幼儿心理卫生的意义。
2. 了解幼儿心理卫生工作的主要内容。
3. 掌握不同年龄段幼儿心理保健的重点。
4. 了解幼儿常见的心理问题、引起这些心理问题的主要原因及基本对策。

■ **本章导读**

案例：强强，6岁，上幼儿园大班。人长得很结实，老师发现他一刻也闲不住，行为较为冲动，经常冒冒失失；不能很好地倾听别人说话。在老师组织集体活动时，他经常逗周围小朋友，在活动室随意走动；回答老师提问时往往答非所问；即使是在做自己喜欢的事时，如看动画片，他也很难控制自己。在幼儿园里，他好强霸道，经常欺负其他小朋友，不是用手推、抓旁边的小朋友，就是用东西打别的小朋友，要么就用彩笔涂脏他人的图画册。在老师批评提醒后，他会暂时收敛一点，但很快又旧态复发，小朋友都不愿意和他做朋友，老师也感到很头疼。

了解幼儿的年龄特点和心理需要，是幼儿卫生保健工作的重要内容，也是促进幼儿心理健康的重要前提。只有遵循幼儿的发展特点进行引导和教育，理解幼儿的内心感受和心理需求，才能避免幼儿产生焦虑、挫败等不良心理感受，使幼儿建立安全感和对外部世界的信任，形成积极乐观的人格特征。

幼儿早期心理具有较强的可塑性，科学的心理保健及早期对心理问题的发现和干预对幼儿的健康成长意义重大。

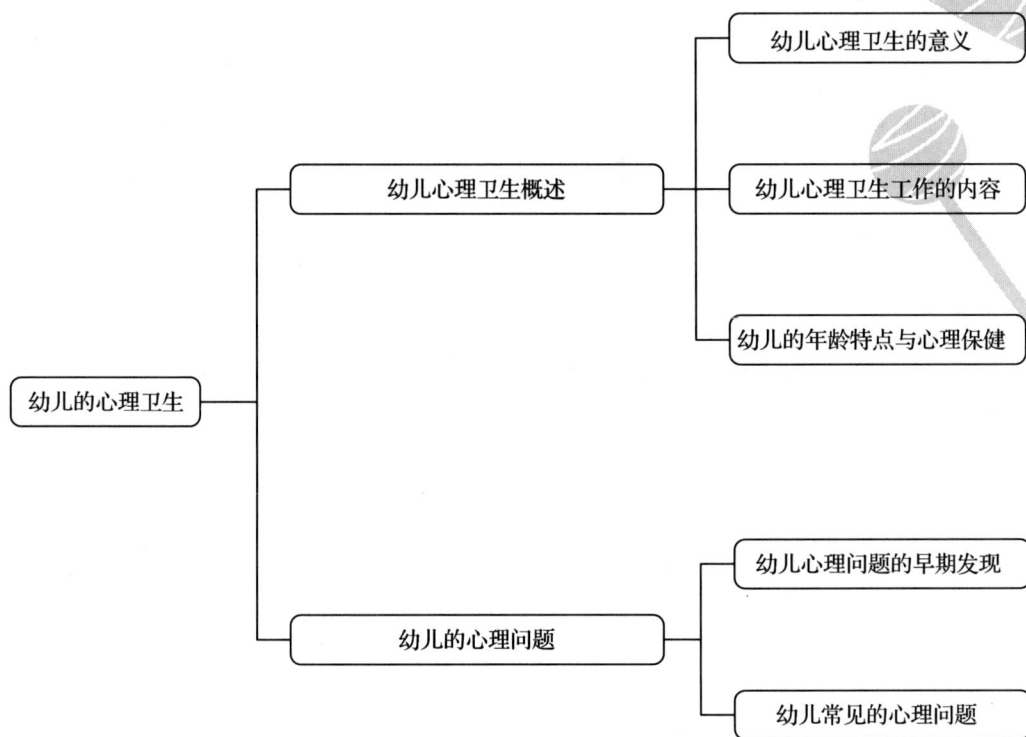

第一节
幼儿心理卫生概述

随着人们对健康概念认识的日渐完善以及对健康关心程度的不断提高，心理健康已成为人们关注的重点。追求和保证心理健康的实质是要讲究心理卫生，重视幼儿的心理卫生是保证幼儿心理健康的重要措施。

一、 幼儿心理卫生的意义

较早从事心理卫生研究和实践工作的应属医学界。早期的心理卫生工作主要是围绕有躯体和心理疾病的患者展开的，目的在于预防和治疗这些疾病，这可以说是一种狭义的心理卫生。

随着社会的进步和医学的发展，人们更多地从积极的意义上来认识和研究心理卫生。现代心理卫生工作的着眼点已经放在健康人的心理保健方面，即从个体生命诞生之时起，就开始加强心理保健工作，目的在于从根本上消除对心理可能造成有害影响的根源，预防心理障碍和心理疾病的产生，促使人们的心理品质和能力尽可能达到较高的健康水平。可见，心理卫生的主要意义在于积极地维护和增进人们的心理健康。

我们应从广义来认识心理卫生的真正内涵和价值。从实质上讲，心理卫生是指运用心理学的原则、方法和措施，来维护和增进人们的心理健康，预防心身疾病的发生，矫治各种心理问题或异常行为。心理卫生也称精神卫生。

幼儿期是人一生中身心各方面发展最迅速、最重要的时期。幼儿在成长过程中并不是一帆风顺的，他们会经历许多转折点，也会遇到许多矛盾和困难。由于他们年龄尚小，经验和能力都很欠缺，也极易受到各种不良因素的影响，因此，在其成长过程中，需要成人给予更多的关爱和呵护，重视幼儿的心理卫生，加强幼儿的心理保健，增强幼儿的心理能力，尽可能避免幼儿出现这样或那样的心理问题或异常行为，这对于幼儿心理的健康发展十分重要。

如果幼儿的基本需要得不到满足，幼儿所处的环境或教养方式存在一些问题，或是幼儿受到心理等方面的伤害，都将影响幼儿心理的健康发展，严重的还将导致幼儿出现心理问题。这些问题若不能及时消除或解决，将会使幼儿在成长中遭受挫折，影响幼儿现阶段的生活，甚至会导致躯体疾病或心理疾病的发生。许多研究表明，一个人在心理方面的异常、障碍或疾病，大多与年幼时期的不良经历或在心理方面受到的不良刺激和影响有一定的关联性。

因此，加强幼儿心理卫生工作是维护和增进幼儿心理健康乃至人一生心理健康的重要保证。

二、 幼儿心理卫生工作的内容

幼儿心理卫生工作的内容十分广泛，凡是能维护和增进幼儿心理健康的措施和方法，都属于幼儿心理卫生工作的范畴。概括地说，一般包括以下几个方面。

（一）提供良好的生活环境

幼儿的家庭、托幼园所和整个社会都应该为幼儿的健康发展提供良好的生活环境，满足幼儿身体和心理发展的基本需要，尽量减少外界不良因素对他们的干扰或伤害，这是维护和增进幼儿身心健康的重要保证。

一是为幼儿提供一个安全、卫生、有利于生长发育的物质环境，照顾好他们的生活，以保证他们正常的生长发育与身体健康。良好的身体发育是心理健康的基础。

二是为幼儿提供一个温暖、轻松、支持的心理社会环境，使他们感受到成人给予的尊重、理解、关爱和接纳，使他们愉快地生活，并形成安全感和对他人的信赖，这是维护幼儿心理健康的重要基础。

◉ **案例与分析** ···

拥抱孩子

我班今年又增加了几名新生，每天早上来园总是令我头痛：他们一进园就泪流满面。我用了很多办法都没有多大效果。于是，我想起了去年小班新生哭闹时曾使用的方法：当一哲、立昂、凯旋等小朋友来到幼儿园时，我微笑着向他们走过去，伸开双臂，用热情的拥抱迎接他们。我要让他们感到幼儿园就像一个温馨的大家庭。我发现好像是我的情绪感染了小朋友，每个小朋友都绽开了笑脸，高兴地同父母再见。我又让先来的小朋友拍手欢迎刚到的小朋友。这样，好哭的几个新小朋友很高兴地加入了群体。以后每天清晨，我都这样迎接每一个小朋友，用母爱来减轻小朋友们的分离焦虑，让他们从心里感受到幼儿园也有着浓浓的亲情，是一个温暖又有爱的地方。

（沈彬彬，武汉市武昌实验小学幼儿园）

点评：

幼儿情绪性强，易受他人情绪的感染，自己也易激动。因此，用爱感召幼儿、教育幼儿往往能取得较好的效果。为克服幼儿的分离焦虑和陌生人焦虑，文中的教师做法其实很简单，那就是用爱温暖幼儿的心，让幼儿感到幼儿园是我家。若能够坚持这种做法，则是可贵和值得称道的。

（蔡迎旗）

［资料来源：郑晓边，现代幼儿心理保育与教育（下），武汉水利电力大学出版社，1999：88-89。］

··

（二）加强专业保健指导

在幼儿生长发育和发展的整个过程中，卫生保健部门和托幼园所应当面向幼儿家庭做好相应的卫生保健服务和指导。例如，为新婚夫妇提供遗传咨询，为准父母提供孕前指导，为准妈妈提供妊娠期保健指导、产前检查等；为幼儿做好计划免疫、健康检查等；为幼儿家庭提供卫生保健、科学喂养等方面的指导。其目的在于使个体生命从孕育准备之前就能得到专业的卫生保健指导，多方合力共同维护和保障幼儿的健康成长。

(三)加强心理保健和心理健康教育

不同阶段的幼儿在心理需要和发展特点等方面具有较大的年龄差异，所面临的矛盾或挫折也各不相同，我们应根据幼儿的年龄特点、个体差异以及心理发展需要，对其进行必要的心理保健和心理健康教育，这是幼儿心理卫生工作的重要方面。其目的在于有针对性地加强幼儿的心理维护，减少其心理冲突的发生，帮助他们逐渐形成积极健康的情绪以及良好的心理品质和社会适应能力，以提高幼儿的心理健康水平。

◎ 案例与分析

把微笑送给孩子

"林老师，冬冬回家说她很喜欢你，原因是你很爱笑，对小朋友从来不凶巴巴的。"我们班一位家长说。听了这位家长的话，我不禁想起了幼儿园里的一幕。

作为一名幼儿教师，我整天生活在孩子们中间，当遇到个别不听话的"小淘气"时，好心情早就飞到九霄云外去了，于是脸色就会由晴转阴，甚至刮风下雨……这不，早操走队形时，行行手里拿着红旗站在队伍里发呆，后面的小朋友提醒她，她才跟上队伍。小朋友都在用力做操，行行站在那儿一动也不动。我在队列前面朝她喊了一声："行行，跟小朋友一起做。"她这才学着我的动作开始做。虽然我知道行行最近没来幼儿园，但看到她今天的早操做得乱七八糟，连以前学过的第一套广播操也不会做了，我还是很生气。回到教室后，我当着全班小朋友的面把她批评了一通，并非常严肃地命令她跟小朋友学做操。我则在一旁拉长了脸"监督"着。

"林老师，你今天生气了。"我回头一看，原来是秀秀。她怯怯但又十分执拗地盯着我。"生气了？"我下意识地摸了一下自己的脸。秀秀凑到我耳边，坦率地发表自己的见解："林老师，我告诉你，你生气一点儿也不好看。"说完她还一本正经地做出生气的样子。我不由地"噗哧"一声笑了出来。秀秀马上也换上微笑的面孔说："林老师，你一笑真好看，就像我画的小公主。"我不由地将目光停留在她画的小公主上：圆圆的脸蛋，弯弯的眉毛，一张小嘴含着微笑，可爱极了。突然，我发现行行正默默地注视着这刚刚发生的一幕。她的眼神里流露出一种胆怯、一种渴望。我自然地把微笑传给了她。

我走过去，拉住了行行的手说："来，林老师教你做操好吗？"刚刚还眼泪汪汪的行行惊喜地看着我，张开小嘴笑了，笑得那么甜。

微笑，一幅多么令人心旷神怡的图画。请微笑吧！让我们把微笑送给孩子，让孩子在我们的微笑中生活、学习，自由自在地游戏，快乐地成长。

（林丽霞）

点评：

文中这位教师很好地处理了师生之间的关系，创造了一种宽松、和谐、平等、自由的氛围。但也有一些老师，尤其是一些刚参加幼儿园工作的年轻教师，觉得把握不好师生关系，势必会使幼儿不怕教师，没有了教师的威严，"震不住"他们；另一方面也担心过于"民主"，会失去约束力，教师无法控制教学活动。为此，他们感到左右为难。

那么，保持一种平等、和谐、宽松的师生关系是否会造成上面的这些顾虑？以上的文章其实就是最好的说明。一个平等、和谐、宽松的师生关系只会为我们的教学工作带来好的影响，促进幼儿的发展。幼儿在这样的环境中可保持轻松愉快的情绪，敢想、敢说，不受过多的约束，思维活跃，这样就使幼儿充满自信和创造性。有些教师之所以有顾虑和担心，主要与我们认识上的一些误区有关。在不少人的观念中，教师的形象应该是严肃的、不苟言笑的，与孩子嘻嘻哈哈是不成体统的；教师以教育者的身份居高临下地扮演着指导者的角色。持这种观点的教师忽略了这样一个事实，即教育是教与学双方共同完成的事，幼儿只有在和谐愉快的氛围中才能有效地开启智慧的大门，使教学收到好的效果。通常幼儿都喜欢态度亲切、和蔼的教师，教师在教学中与幼儿做朋友，创造一个和谐、平等、愉快的氛围是非常重要的。

（王练，翟平）

[资料来源：郑晓边，现代幼儿心理保育与教育(下)，武汉水利电力大学出版社，1999：86-88。]

···

(四)心理问题的早发现、早干预和早治疗

幼儿心理问题的早发现、早干预和早治疗十分重要。通过观察、诊断、筛查等方法可以及早发现有心理问题或行为异常的幼儿，并及时采取相应的措施进行早期干预和早期治疗。其目的在于把幼儿的心理问题消灭在萌芽状态，尽早纠正偏离常态的行为，从而为其童年期心理健康的发展奠定良好的基础。

从幼儿心理卫生工作的上述内容可以看出，参与幼儿心理卫生工作的人员不仅包括幼教工作者、医务工作者和社会工作者，还包括每位幼儿的家长，他们也同样负有重要的义务和责任。

三、 幼儿的年龄特点与心理保健

幼儿在成长过程中会产生许多需要，也会随着年龄的增长遇到一些问题和困难，我们应根据幼儿不同年龄阶段的特点实施相应的心理保健，促使其身心健康发展。

（一）0～1岁婴儿心理保健的重点

1. 满足婴儿的多种需要

婴儿从出生之时起就产生了需要，这些需要必须依靠成人才能得到满足。婴儿的需要可以分为两大类：一类是生理需要；另一类是心理需要。婴儿的需要是否能够得到满足，对其身体与心理的健康发展具有重要的意义。

婴儿最早出现，也是最基本的需要是生理需要，这是婴儿维持生命、保持正常发育的基本条件。婴儿生理上的需要主要包括食物、睡眠、衣着、排泄、清洁、安全、抚触等。只有当婴儿的这些生理需要得到满足以后，他才会显得宁静和放松，表现出愉快的情绪。反之，如果婴儿的这些生理需要不能得到满足，不但会妨碍他们的身体发育，还会影响其心理的健康发展。

成人在满足婴儿基本生理需要的同时，还应该满足婴儿的心理需要，如关注、安全感、爱、交往、活动等。

婴儿喜欢在自己熟悉的环境中生活，喜欢躺在母亲的怀里吃奶，更喜欢成人多抱一抱他，多与他说话，多陪他玩，多逗他乐……每当这时，婴儿总是会表现出愉快的神情，甚至会开心欢笑，这些都反映出婴儿对于关注、安全感、爱、交往等的需要。充分满足婴儿的这些需要，可以使婴儿感受到成人对他的关爱，从而产生对成人的依恋和信赖，建立起与成人亲密的关系，从中获得安全感、愉悦感和满足感，这些都是婴儿将来形成良好个性和人际关系的基础。许多研究与事实证明，在这一时期如果婴儿缺乏母爱、安全感或交往，在其未来的成长过程中往往会表现出较多的心理问题，如情绪紧张、焦虑、多疑、胆怯、缺乏自信、吮吸手指、咬指甲等。

值得一提的是，母乳喂养对于婴儿身心健康的发展具有重要的意义。母乳是婴儿最理想的食品，它不仅有利于婴儿身体的发育和健康，当婴儿躺在母亲温暖的怀抱中吃奶的时候，还能使婴儿感受到母亲的体温和母亲对他的爱抚，这种母子间亲密而温暖的肌肤接触、目光相接以及气息交融能加强母子间的情感交流，使婴儿获得生理和心理上的满足，获得安全感，密切亲子关系。

婴儿还有活动的需要，这主要表现在：他喜欢摸摸这、摸摸那，玩玩小手、蹬蹬小腿，不停地爬动、玩玩具、摆弄物体等。如果成人带他外出，他的小眼睛更是忙不迭地东看看、西瞧瞧，生怕漏掉什么……婴儿的动作能力和智慧就是在这种不断的活动和探索之中逐渐发展起来的。婴儿对于事物的兴趣、活动的积极性和主动性以及对自己能力的感受，也是在此过程中开始萌发的。如果给予婴儿的限制过多，或是给予婴儿活动的刺激过少，不能使婴儿的需要得到满足，则很可能使婴儿变得神情呆板、行为退缩、被动，各方面能力的发展较差，对自己缺乏信心，或是表现出发怒、反抗等不良的情绪和行为反应。

由于这一时期的婴儿还不能用语言表达自己的需要，而主要是通过不同的声音、表情、身体动作、单词等来表达自己的感受和需要的，因此，成人要十分细心地观察婴儿，学会理解婴儿的各种反应和表现，以便能较准确地把握婴儿的身心状况和感受，及时满足婴儿的各种需要，以促进婴儿身心健康的发展。

2. 避免婴儿受到伤害

由于婴儿年龄尚小，其身体和心理的发育均处于十分娇嫩、脆弱的状态，因此，成人要悉心呵护和照顾他们，尽可能避免让他们受到任何身体或心理上的伤害。

注意婴儿身体的保健以及安全防护，这是防止婴儿身体受到伤害的最重要环节，成人要精心照顾好他们的生活，科学地养育他们。疾病和身体受伤都有可能影响婴儿的正常发育和健康。例如，新生儿的脐带护理不当很容易使脐部发炎，有可能引发新生儿败血症。又如，把婴儿在空中高抛、过度摇晃或颠簸，有可能导致"婴儿摇晃综合征"，致使婴儿颅内出血和脑部损伤，以致影响婴儿脑部的正常发育，严重者甚至导致偏瘫或死亡。照顾这个阶段的婴儿时，还需要特别注意防止婴儿窒息和摔伤。例如，母亲在夜间哺乳时，最好以坐姿给婴儿喂奶，以免在躺着喂奶时因自己困倦入睡而导致婴儿窒息。婴儿会翻身、爬行以后，更容易出现摔伤事故，这需要成人事先做好积极的预防并加强照管。

避免让婴儿的心理受到伤害也至关重要。在这一时期，婴儿会逐渐遇到一些不顺心的事，如断奶、依恋的人离开自己、陌生人介入、陌生环境等，这些都是婴儿在生活中必须经历的事情。对此，成人需要理解婴儿的心理感受，需要耐心地帮助婴儿慢慢过渡、逐渐适应，不要使婴儿感到焦虑不安、无助、忧郁、紧张或恐惧。

例如，给婴儿断奶是一个逐步过渡的过程。为了帮助婴儿逐渐减少对母乳的过分依恋，为断奶做好准备，同时也是为了满足婴儿生长发育所需，在婴儿出生 6 个月时，成人就应该逐渐开始给婴儿添加辅助食品，使婴儿知道除了母乳之外还有许多好吃的东西，以便激发婴儿对其他食物的兴趣，并使婴儿逐渐喜欢吃这些食物，这是为断奶做好生理与心理准备的重要一步。当婴儿手部动作能力有了一定的发展以后，成人可以给婴儿一些手拿食品，如手指饼干、小馒头片等，让婴儿自己体验拿东西吃的感受，这不仅能锻炼婴儿手眼协调的能力，还能使婴儿感到自己吃东西是那样有趣、好玩，从而产生较浓厚的兴趣和能力感，这也能使婴儿逐渐摆脱对母乳的过度依恋。通过逐步培养婴儿的咀嚼和吞咽能力、对辅食的消化和吸收能力，使婴儿对其他食物产生兴趣并接纳，从而减少母乳喂养的次数，为断奶做好充分的准备。在这一过程中，让婴儿有一个生理和心理上的准备过程是相当重要的。成人尽可能不要采取突然断奶或是逼迫断奶的方式，否则，很容易使婴儿在生理和心理上产生不适应，引起婴儿烦躁不安、哭闹不止、拒绝进食等，或使婴儿体验到失落和挫折的感受。

正确对待婴儿的认生现象也很重要。婴儿出生六七个月后，由于感知和记忆能力有了一定的发展，他对母亲或主要照顾者会出现较强的依恋感，因而，对于家庭以外的人便会表现出认生的现象。例如，当陌生人走近他或是逗他玩的时候，他会感到害怕甚至哭起来；如果陌生人将他抱起，他哭闹得会更加厉害，身体拼命地挣扎……他已不再像从前那样，任凭谁来逗他都会觉得高兴。婴儿认生是其认识能力发展的一个重要变化，也是其社会情感发展的一个重要表现。对此，成人应该做的是：一方面，不要强硬把婴儿给陌生人抱，以减少婴儿的消极情绪和不安感受；另一方面，应在婴儿具有安全感的情况下，逐渐引导和鼓励婴儿去接触周围的事物和人，不断扩大他们的接触范围和交往面，使婴儿在逐渐适应的过程中摆脱心理上的焦虑、紧张和恐惧，逐渐学习与他人进行交往。

(二)1～3岁婴幼儿心理保健的重点

1. 鼓励和支持婴幼儿自立、自主的行为

对于婴幼儿来说，能独立行走是人生中的一个重大转折点，是迈向自立的第一步，这不仅意味着婴幼儿生活空间的扩展，更重要的是，他们可以根据自己的意愿行动了，想到哪里就可以到哪里，活动的自主性得到很大提高。

随着婴幼儿动作能力、智力、自我意识等方面的发展，这一时期的他们已不再像从前那样乖巧、听话，有时会变得比较任性，尤其是喜欢自己动手做事，什么都想自己来干，表现出独立、自主的需要和意识。例如，他们总想自己用勺吃饭，自己穿衣服，自己选择玩具，按照自己的想法去做……随着年龄的增长，这种需求更加强烈。

婴幼儿这种自立、自主的表现和需要是这一时期心理发展过程中的一个重要特点，

可以说，这正是培养他们自立和自主性最有利的时机。对此，成人应认识到他们的这种需要和愿望，学会等待，尽力去满足、鼓励、帮助、支持和培养他们，使他们能从中体验到成功，获得经验，意识到自己的力量和能力，建立自信，并使他们逐渐养成自主的习惯，这样，婴幼儿就更加乐意去学习做事，其行为会变得主动和积极。一个人的自立和自主性以及对事物的认识和各种能力，正是在这一过程中逐渐发展起来的，这对于个体良好个性的形成以及能力的发展具有重要意义。

相反，如果成人觉得婴幼儿做事太慢、干得不好，甚至添麻烦，对他们的活动缺乏耐心和信心，就去制止他们的活动，包办代替或是责备，这种做法将会抑制婴幼儿刚刚萌发的自立和自主意识，使婴幼儿对自己的能力产生怀疑而逐渐放弃尝试和努力，最终养成婴幼儿对成人较强的依赖性，影响其自立、自主性和多方面能力的发展，甚至产生不满、抵触等情绪，导致婴幼儿的逆反心理和反抗行为，这些均不利于婴幼儿心理的健康发展。

2. 帮助婴幼儿建立起健康、稳定的亲子依恋关系

亲子依恋是个体发展历程中第一个亲密的人际关系，众多的研究和实践已表明，早期的依恋关系(婴幼儿与父母或主要抚养者之间形成的稳定情感关系)是婴幼儿社会性发展最重要的标志。婴幼儿早期依恋关系的性质将影响婴幼儿未来对他人的依恋性质，也将成为其今后积极情感形成和亲密关系建立的基础。

依恋关系的性质与父母或主要抚养者的教养方式关系密切。基于早期母婴互动的现场观察发现，母亲的"敏感性—非敏感性、接受性—拒绝性、合作性—干预性、易接近性—忽视"是导致依恋关系性质的重要因素。若母亲能够敏感地觉察婴幼儿发出的各种动作、表情和声音信号，对婴幼儿的需要表现敏感，能够鼓励婴幼儿进行探究，积极地与婴幼儿进行亲密接触，则有助于建立安全型的亲子依恋关系。反之，若母亲对婴幼儿的需求不敏感或是表示拒绝，对婴幼儿缺乏耐心，经常对婴幼儿表现出消极情感，则会导致焦虑—回避型的亲子依恋关系。一些母亲虽然表面上看似乎愿意与婴幼儿进行亲密接触，但缺乏对婴幼儿的关注和理解，所以常常错误地理解婴幼儿发出的信号，反应与婴幼儿的需求不匹配，则更容易导致婴幼儿形成焦虑—反抗型依恋关系。

因此，要想帮助婴幼儿建立健康、稳定的依恋关系，父母或主要抚养者就需要对婴幼儿表现出高度的敏感性，敏锐地捕捉婴幼儿表情、动作、声音和语言信号，及时、准确地给予反馈，支持和鼓励婴幼儿的各种探索行为，通过亲子抚触、拥抱、游戏等多种方式让婴幼儿感受到成人的爱和关注。避免只关注婴幼儿生理需求，忽视婴幼儿心理和游戏需求，对婴幼儿大声训斥或对婴幼儿行为进行过多的干涉。

婴幼儿本身的气质也会导致抚养者产生不同的反应。例如，相对于喜欢别人抱、亲吻、抚摸和爱笑的婴幼儿来说，那些易烦躁、易哭闹、不爱笑的婴幼儿会较少得到抚养者的关注，亲子之间交往的机会自然也就降低了。这些婴幼儿尤其需要成人的关注。

3. 鼓励婴幼儿与同伴交往

在独生子女家庭中，由于缺乏兄弟姐妹，再加上城市独门独户居住的特点，许多婴幼儿交往的主要对象是自己的家人，缺乏与同伴交往的经历，这将给他们的社会化过程带来一定的困难。

随着婴幼儿年龄的增长，他们逐渐开始对其他小朋友产生兴趣。例如，当看见其他婴幼儿时，他们会表现出很高兴的样子，情不自禁上前用手去摸摸别人，玩玩别人的玩具，这是婴幼儿与人交往的重要表现，这也是帮助婴幼儿学习交往技能的有利时期，成人应给予积极的鼓励和帮助。

婴幼儿在与同伴一起玩的时候难免会出现争抢玩具的现象，对此，成人应给予充分理解，尽可能使每个婴幼儿手中都有玩具，满足他们游戏和活动的需要。但有时他们之间仍然会出现争抢，这时，成人应逐渐帮助他们学习如何调整活动的内容，如何轮流玩，如何分享玩具，如何合作。对于较委屈的一方，成人应给予较多的理解、帮助和关心，不要使其情绪过于不快，并帮助其逐渐学习调节自己的情绪和行为。对于较强势的一方，成人应帮助他理解同伴的感受，指导其如何与他人相处，不要过多责备。如果婴幼儿能表现出友好的行为，成人一定要及时给予表扬和奖励，使其能体会到获得表扬和奖励后的愉悦心情和满足。

🐚 活动资源 ···

儿歌： 一群鹅

一只鹅，走来走去多寂寞；

两只鹅，拍拍翅膀唱唱歌；

三只鹅，排着队伍去游水；

一群鹅，嘎嘎嘎嘎真快活。

适用年龄 4～5 岁。

渗透教育 认识数字，激发对鹅及其他小动物的喜爱之情；感受和朋友一起游戏的愉快心情。

使用建议 边说儿歌边做动作，进行表演。

(资料来源：刘馨主编，幼儿园健康教育资源：健康生活，人民教育出版社，2017：338。)

··

(三)3～6 岁幼儿心理保健的重点

1. 帮助幼儿做好从家庭到幼儿园的过渡

随着我国幼教事业的发展以及广大家长对子女接受早期教育的重视，3～6 岁幼儿的入园率正逐年增长，越来越多的适龄幼儿走出家庭来到幼儿园。从入园的第一天起，幼儿的整个生活就发生了重大变化。幼儿离开自己的亲人和熟悉的家庭环境来到一个新环境，要和许多陌生人在一起生活，要适应新的生活制度，这对于幼儿来说，是人生迈向社会的一个十分重要的转折点。幼儿能否顺利地度过这一转折期，将会对其身体和心理产生重要的影响。

一般来说，大多数幼儿在这一过程中会出现一定的分离焦虑现象，即由于离开亲人进入一个新环境而产生焦虑不安或不愉快的情绪反应。这主要是对亲人依恋较强以及对新环境不太适应的反应。由于每个幼儿的个体特征和生活经历不一样，这种分离焦虑的程度也不相同，有的轻一些，有的则重一些。幼儿分离焦虑以及对新环境不适应的主要表现是放声大哭、不愿意离开亲人、不愿意上幼儿园；当亲人离开后，那些分离焦虑反应稍重以及对新环境不适应的幼儿情绪仍然表现低沉或啼哭不止，有的甚至会出现尿床、拒绝吃饭、夜惊等不良反应或心理问题。

为了帮助幼儿顺利地适应新环境，避免因适应不良而造成心理问题，幼儿园和家庭要相互配合，共同做好过渡工作。一方面，最好采取渐进入园的方式，使幼儿逐渐熟悉新环境。例如，在幼儿园组织的面向社区的早教活动中，有意识地向家长和幼儿渗透幼儿园生活要求和常规，帮助孩子熟悉集体生活。进入幼儿园后，从认识本班教师和班级环境开始，逐渐过渡到认识同班的小朋友，再过渡到熟悉幼儿园的生活；在园的时间开始时应短一些，以后逐渐延长；允许家长先陪幼儿玩一会儿，然后再离开等。另一方面，幼儿园应安排和照顾好幼儿的生活与活动，为幼儿营造一种温暖关爱、轻松愉快的生活与活动气氛，使幼儿能感受到教师对他的关心和爱护，同时引导和鼓励幼儿学会与同伴进行交往，激发幼儿对各种游戏和活动的兴趣。

　　家长可以从以下几个方面着手帮助幼儿顺利实现从家庭生活向幼儿园生活的过渡。首先，在生活作息时间的安排以及生活能力的培养上，应注意与幼儿园保持一定的衔接。例如，家长在幼儿2岁左右开始引导他独立如厕，帮助幼儿形成主动表达"我要大便、我要小便"的意识；建立午睡习惯，引导幼儿独立入睡，尽量改变抱睡、拍睡等不良入睡习惯。其次，家长应亲自带着幼儿认识和熟悉幼儿园环境，以积极的语言鼓励幼儿，萌发他们对入园的向往。例如，"幼儿园里有很多小朋友，还有很多好玩的玩具"。在幼儿入园后，家长要注意自己对幼儿的态度和语言，应多对孩子说："老师可喜欢你了！""小朋友可喜欢和你玩了！""幼儿园里有许多玩具，你玩了吗？"避免说那些易增加幼儿入园焦虑的消极语言，如"今天在幼儿园有小朋友打你了吗？""你如果再不听话，我就送你上幼儿园去！"等。

　　通过家园双方密切配合，共同调整幼儿焦虑不安的情绪，可以帮助他们适应新的环境，顺利度过转折期。

⊙ 拓展阅读 ··

儿童早期教育环境中的欺凌现象

　　"欺凌"可以被定义为在两个或更多实力不平等的人之间正在进行的身体或语言上的辱骂或骚扰。欺负人者通过戏弄和嘲讽他人来滥用自己的势力。

　　欺凌是校园中最普遍却最不被报道的安全问题之一。据美国的一项统计数据，有8%～20%的儿童正在被持续欺凌，有50%的儿童在他们上学期间或多或少受到过欺凌。有特殊需求的儿童成为欺凌对象的可能性是其他儿童的1.5～2倍。研究发现，欺凌现象可能从学步儿阶段就已经出现。在托幼机构中，学步儿开始学习怎样玩耍和怎样与他人接触，他们正在感受社会性和情绪的发展变化，学习如何调整情绪和行为、他们可能产生推人、咬人、抢夺别人的玩具或者制定控制别人的规则等行为。

　　欺凌的后果可能非常严重，会影响被欺负儿童的身心健康和学习情况。

　　想要了解更多相关信息，请扫描文旁二维码。

··

2. 帮助幼儿形成积极的自我概念

　　自我概念是指个体对自己的外貌、能力、特长、社会接受性等方面的认识和评价，它是一个人个性特征的核心。自我概念水平越高，心理健康水平也就越高。幼儿期是个体自我概念形成的重要时期，但受到幼儿认知发展的限制，幼儿往往是根据他人对自己的态度和评价来认识和评价自己的，与其关系最为亲密的家长和教师对幼儿的态度和评价对其自我概念的形成有着重要的影响。

正因如此，成人应注意自己的言行对幼儿心理的影响。一方面要真正尊重幼儿，不要把幼儿当作什么都不懂的孩童，不要随便批评、指责、训斥幼儿，尤其注意不要当众批评甚至嘲笑幼儿，应注意保护幼儿的自尊心。另一方面要慎重对幼儿进行评价，评价要客观、准确，不要轻易给幼儿贴上"说谎""攻击"的标签，更不要因为某一件事或某个行为就简单地对幼儿下"笨""注意缺陷多动障碍"等结论。

在评价幼儿的时候应全面，要多从积极方面去考虑，以积极鼓励的方式来对待幼儿、帮助幼儿，促使幼儿能够朝着某一方面去努力。例如，当幼儿搭建积木时，虽然没有搭得很高或者很复杂，但是要鼓励幼儿的坚持性和创造性，对幼儿表现出的努力要认可和赞扬，从而帮助他们建立起对自己正确的态度和看法，使幼儿树立起自尊和自信。

幼儿阶段的自我概念对其社会交往具有重要的影响作用。幼儿都渴望同伴的接纳和欣赏，成人对幼儿的态度和评价同样会影响同伴对他们的态度和评价。所以，教师一定要避免对幼儿的偏见，审慎对幼儿进行评价，在集体生活中有意识地鼓励那些胆小的幼儿，鼓励同伴彼此尊重，学会欣赏自己和别人的优点，为幼儿营造积极的心理氛围。例如，一名幼儿将两块积木搭在一起炫耀自己搭了一个房子，身边的同伴哈哈大笑，这名幼儿感到很难为情。此时教师要有意识地进行引导，和这名幼儿聊一聊"你搭的房子里面有什么？"引导幼儿说出房子的结构、房子里面摆放的物品等，一方面巧妙地指导了幼儿如何搭建；另一方面通过"哦，我知道了，你心目中有个很漂亮的房子，咱们一起把你心里的房子搭出来吧！"这一过程既肯定了幼儿的表达和创造，又富有成效地避免了其他幼儿的嘲笑，有效地帮助幼儿形成了积极的自我概念。

活动资源

儿歌：　谁高兴

下小雨，谁高兴？

满山蘑菇最高兴，

举起花伞把雨迎。

下小雨，谁高兴？

山间小溪最高兴，

唱着歌儿赶路程。

雨停啦，谁高兴？

河边青蛙最高兴，

呱呱呱呱齐欢送。

（盖尚铎）

适用年龄　4～5岁。

渗透教育　体验儿歌开心、快乐的情绪，增加师幼或亲子的互动、情感交流；培养幼儿表现力及反应能力。

使用建议　以问答方式进行儿歌演唱。

（资料来源：刘馨主编，幼儿园健康教育资源：健康生活，人民教育出版社，2017：335。）

....

3. 重视幼儿正确的性别角色培养

性别角色意识的建立是幼儿社会化发展过程中的重要内容和任务。性别角色意识不仅指幼儿对自己生理性别的认识，还包括社会性别角色的认识。也就是说幼儿不仅需要了解自己生理上是男孩还是女孩，了解自己的身体特征，还要初步建立男性和女性的不同社会角色、行为、观念和情感特征，按照社会所认为的适合于其性别的性格特征、情绪反应和行为态度进行活动。

一般来讲，3岁以前幼儿就已经开始意识到自己的性别，知道自己是男孩还是女孩，对自己的性别产生了认同。到了3岁以后，随着幼儿年龄的增长、活动的增加，成人对其社会性别的要求逐渐体现出来。例如，"你是一个男孩子，男孩子很勇敢。"通过成人的语言暗示和行为期望，幼儿的社会性别角色意识随之产生和发展。

重视幼儿性别角色的培养，有益于幼儿从小建立起正确的性别角色意识和相应的行为，这对其一生的性别角色活动以及终生的幸福都是十分关键的。

首先，成人要对幼儿的性别角色予以正确的影响和教育，让幼儿认识自己的生理性别，为男孩和女孩选择适宜的服饰、合理的装束，同时，为幼儿树立良好的榜样，父母不穿奇装异服，帮助幼儿在早期阶段建立正确的性别意识。

其次，要意识到男孩与女孩是平等的，避免出现对男孩或女孩的偏见与歧视。同时，尽量消除性别刻板印象对幼儿的不良影响，鼓励男孩和女孩都应该具有勇敢、坚定、勤劳等优秀品质。例如，允许男孩子玩娃娃，允许女孩子爬高，当男孩子抱着玩具娃娃亲昵的时候不要说带有讽刺性和暗示性的话语："你变成女孩啦！怎么还玩布娃娃呢！"而当女孩子表现调皮的时候也要避免以偏见来评判："你怎么这么调皮，一点儿也没有女孩样子。"

此外，家长应避免有意或无意地将幼儿的性别角色颠倒，更不能为了自己个人的期望而将男孩当作女孩来养育或者是把女孩当成男孩来养育，否则，将会使幼儿产生性别认同的障碍。

4. 为入小学做好准备

幼儿从幼儿园升入小学，意味着将要进入一个崭新的环境，迎接崭新的生活和学习。背起小书包，成为小学生，这是他们人生中的一个重要转折点。小学教育与幼儿教育的教育目标、教育任务有所差异，因此教育内容、教育形式和教育方法等也存在较大的不同。幼儿缺乏相应的经验和能力，他们在新的生活、学习环境中感受到来自各方面的巨大压力，在适应新的生活和学习环境时出现困难，致使他们的认知兴趣迅速下降，自尊、自信水平不断降低。

为了让幼儿顺利适应小学的生活与学习，在幼儿园大班，尤其是在入学前的半年，应当积极地让幼儿在身心两方面都有所准备。例如，可以通过参观小学，和大哥哥、大姐姐聊天等形式激发幼儿入学的愿望，帮助幼儿了解小学生的生活以及小学的环境，有意识地引导幼儿感受学校生活和幼儿园生活的不同；也可以有意识地通过一些生活或主题活动，如"整理书包""完成老师交给的小任务""课间10分钟可以做什么"等，培养幼儿的独立性、自主性、任务意识和规则意识。在生活作息时间的安排上也可以逐渐与小学相衔接，适当缩短幼儿的午睡时间，避免幼儿入学后出现下午上课困倦的状况。

在家庭生活中家长要提供相应的机会，提高幼儿的生活自理能力，鼓励幼儿自己穿衣、收拾图书和玩具、擦桌子、管理自己的衣物等。家长还要鼓励幼儿养成早睡、早起的好习惯，为其顺利走进学校生活做好充分的身心准备。

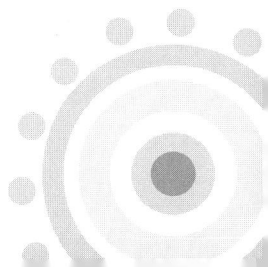

⊘ 活动案例 ....

今天心情好不好

活动目标

1. 能较准确地体会和表达自己的心情。

2. 了解每天要保持好心情，才有利于身体健康。

活动准备

1. 自制纸盒电视机。

2.《心情报告表》如下。

心情报告表

幼儿姓名	星期一	星期二	星期三	星期四	星期五
姓名 1					
姓名 2					
姓名 3					
姓名 4					

活动过程

1. 玩"心情播报"游戏。每位幼儿依次做心情播报员，在电视机前播报自己今天的心情。

2. 讨论。请幼儿围绕问题讨论：你听了大家的播报，发现今天小朋友什么样的心情最多？在心情播报中，你发现了谁的心情和别人不一样？

讨论了以上问题后，教师小结：心情播报真好，可以让我们大家了解同伴的心情。

然后继续讨论：你们喜欢哪种心情，为什么？大家都喜欢快乐、开心。可是有时我们的心情并不是一直都快乐的。怎样才能使自己的心情变好呢？

教师再小结：当有不愉快的心情时，要学会调整自己，做一个快乐的小朋友，心情愉快身体才会健康。

3. 制作心情图案或表情卡片。

教师出示写有所有幼儿名字的《心情报告表》，并讲解怎样填表。先请幼儿共同商议用什么图案表示不同的心情，如红花或红五星表示开心，黄花或黄五星表示生气，蓝花或蓝五星表示伤心等；也可以画出不同的表情来表示不同的心情。接着请幼儿制作心情图案或表情卡片，可以多制作一些，放在《心情报告表》旁边。

4. 使用《心情报告表》。

老师请幼儿选择与自己今天的心情相符的心情图案贴到《心情报告表》上，向大家报告自己的心情。以后每天入园时都可以选择与自己的心情相符的图案贴到《心情报告表》上，向大家报告自己的心情。

活动建议

幼儿在记录心情时，也可用贴不同数量的图案的方法来表示各种心情的程度，如★★★表示很开心，★★表示比较开心，★表示开心。

（资料来源：刘馨主编，幼儿园健康教育资源：健康生活，人民教育出版社，2017：371。）

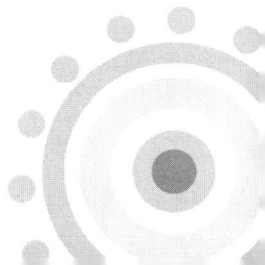

第二节
幼儿的心理问题

📎 **学习导引**

　　幼儿心理问题的早期发现、早期干预和早期治疗有助于幼儿的正常发育和健康成长。那么你思考过如何才能发现并判断幼儿的心理问题吗？幼儿常见的心理问题又有哪些？在本节中，希望你能结合自身生活经验、与他人的交流互动及案例分析加深对幼儿常见心理问题的概念及症状的理解，分析引发心理问题的原因，在基于原因分析的基础上考虑各种心理问题的防治措施。只有了解幼儿常见心理问题的症状、病因及其防治措施，才能在我们的保教工作中及早发现幼儿的心理异常表现并及时采取干预措施，最大程度降低心理问题对幼儿生长和发育的消极影响。

　　幼儿心理问题的早期发现、早期干预和早期治疗，对于幼儿的正常发育和健康成长，乃至其一生的健康都具有十分重要的意义。

一、 幼儿心理问题的早期发现

　　在幼儿的成长过程中，免不了会出现这样或那样的问题，对此，我们首先应该考虑其年龄阶段发育的基本特点。有些问题是幼儿发展阶段中的年龄特征，随着年龄的增长以及教育的实施，这些问题会逐渐消失，不属于心理问题。例如，两岁以前的婴幼儿出现尿床的现象，这是由于其生理机能发育的年龄特点决定的，属于正常现象。又如，两三岁的幼儿经常表现出以自我为中心的行为，这也是其心理发展过程中的一个年龄特点，属于正常行为。

　　那么，什么是幼儿心理问题呢？

　　幼儿心理问题指幼儿在身心发展过程中，由于生理、心理、社会等原因引起的心理方面的异常或行为表现偏离常态的现象。

　　仍然拿上述例子来分析，如果四五岁的幼儿还经常尿床，那就不正常了，通常不是生理上的问题就是一种心理问题。同样，随着幼儿年龄的增长、社会交往经验的获得以及教育的实施，幼儿逐渐学会与同伴友好相处，学会分享与合作，如果四五岁的幼儿仍然处处表现出以自我为中心，那他就很难与人相处，结果势必会导致社会适应上的障碍，这就是一种心理问题。

因此，在判断幼儿心理发展是否出现异常时，首先需要分析幼儿的行为表现是否符合该年龄段的一般特征，其次需要从幼儿问题行为出现的频率状况、偏离的严重程度等多个维度进行深入考察。

近年来，不少研究数据显示，我国幼儿心理问题或异常行为的发生率还是比较高的，急需引起我们的关注。幼儿心理问题的早发现、早干预以及早治疗十分重要。幼儿尚处于身心发育的重要时期，可塑性较大，这为幼儿心理问题的干预提供了有利时机。如果幼儿的心理问题能得到及时发现，并采取相应的干预和治疗措施，这些在情绪或行为上的偏异就会得到一定的纠正，这对于幼儿心理的正常发展十分关键。

二、幼儿常见的心理问题

有些幼儿受到来自生理、心理以及社会环境、家庭教养方式等多方面因素的影响，会在发展的某些阶段，在情绪或行为上出现一些轻微偏异，如情绪不稳、爱发脾气、任性、冲动、多动、以自我为中心、敏感、多疑、胆怯、退缩、焦虑、忧郁、孤僻等。这需要成人及时给予重视，探明其中的原因，并采取积极的方式进行有针对性的引导和指导。

但也有一些幼儿会出现相对较严重的心理问题或行为偏异，如夜惊、梦魇、遗尿症、口吃、选择性缄默症、攻击性行为、注意缺陷多动障碍、孤独症、吮吸手指、咬指甲、习惯性阴部摩擦等。这需要成人给予高度关注，学会运用一定的专业知识和技术进行判断和分析，同时寻求幼儿心理问题专业人士的帮助和指导，对幼儿的心理问题进行早期干预和治疗。

(一) 夜惊

夜惊，是指幼儿在睡眠过程中表现出来的一种短暂的惊恐反应，是一种睡眠障碍。

幼儿夜惊一般发生在夜间入睡后的一两小时，主要表现是：在睡眠中突然惊醒或突然坐起，两眼瞪直，或尖叫、哭喊、说话，表现出害怕、惊慌、焦虑等神情。这时，如果叫他，通常难以唤醒，对于他人的安抚，他不会理睬。夜惊的发作一般会持续数分钟，或间断性地出现两三次，发作后幼儿仍然能继续入睡，第二天幼儿睡醒后基本上对此事没有记忆。

幼儿夜惊多与精神紧张、焦虑、心理压力有一定关联，如亲子分离、进入陌生环境、与家人的矛盾冲突、父母离异、经历了意外事故或危险处境等。

成人要探明原因，努力消除各种不利因素，帮助幼儿缓解紧张和焦虑，给予幼儿更多的关爱和心理支持。随着引起夜惊诱因的逐渐解除以及幼儿年龄的增长，大多数幼儿的夜惊会自行消失。

（二）梦魇

梦魇，是指幼儿在睡眠过程中由可怕或惊恐内容的梦引起的一种焦虑和恐惧状态，是一种睡眠障碍。

幼儿梦魇一般发生在夜间睡眠的后半夜，主要表现是：被可怕的梦境惊醒；惊醒前通常会表现出一定的紧张和恐惧状态，或哭喊、手舞足蹈；惊醒或被唤醒后，仍然表现出明显的精神紧张、焦虑不安或情绪失常；惊醒以后，会逐渐摆脱不良的情绪，再度入睡；幼儿对梦中的部分可怕场景和片段能保持记忆。

幼儿梦魇多与精神紧张、心理压力有一定的关联，如内心存在尚未解决的矛盾冲突，曾经有过可怕的经历等。

成人要探明原因，努力消除各种不利因素，帮助幼儿缓解紧张情绪、焦虑、压力以及解决内心的矛盾和冲突，给予幼儿更多的关爱；也可通过游戏、说梦或画可怕之物等方式，将幼儿噩梦中可怕的事物呈现出来，逐渐消除幼儿对此物的恐惧。

（三）遗尿症

遗尿症，是指幼儿到了膀胱能控制排尿的年龄但仍然在睡眠中出现不自主的尿床现象。因遗尿情况多发生在夜间，也称夜尿症。在患遗尿症的幼儿中，通常男幼儿多于女幼儿。

幼儿遗尿症多由精神紧张、心理压力等因素引起的大脑皮层功能失调，如父母离异、亲人去世、受到惊吓、受到虐待、管教过于严厉、进入陌生环境、家里新添弟弟或妹妹等。此外，研究还表明，遗传在遗尿症的发生上也起到一定的作用。遗尿本身会导致幼儿精神紧张，进而加重幼儿的遗尿症状。

成人要探明原因，努力消除各种不利因素，帮助幼儿缓解紧张情绪、焦虑和压力，包括幼儿因尿床后产生的心理压力；给予幼儿更多的关爱和心理支持，使幼儿逐步树立起克服尿床的信心；安排好幼儿的生活，晚间适当控制幼儿的饮水量，培养幼儿良好的排尿习惯，也可以配合行为治疗、药物治疗等。

（四）口吃

口吃，是指幼儿说话时不自主地在字音或字句上表现出不正确的停顿、延长或重复现象，是一种语言节律障碍。

口吃的幼儿在说话时，通常还伴有其他表现，如情绪激动、跺脚、摇头、瞪眼等。有的口吃幼儿还有自卑、胆怯、少言寡语、孤独、不合群等消极的心理特征。在患口吃的幼儿中，通常男幼儿多于女幼儿。

幼儿口吃多与不良心理刺激、精神紧张、心理压力有一定关联，如曾经有过可怕的经历、受到强烈的惊吓、父母离异、内心存在尚未解决的矛盾冲突、父母的期望过高或管教过于严厉等。口吃本身也会加剧幼儿的紧张程度，当幼儿处于紧张、激动等状态时，口吃症状会更为严重。

模仿习得导致幼儿口吃。幼儿具有好模仿的特点，看到其他口吃者讲起话来很好玩，于是经常模仿，时间长了便形成习惯。

成人教育上的失误导致幼儿口吃。两三岁的幼儿正处于语言发展的迅速时期，他们还不能迅速选择词汇，也不能迅速组句，有时会重复或延长某一个字，语言不连贯、不流畅，这在幼儿语言发展的过程中属于正常现象，是一种发育性的口吃，而不是真正的口吃。随着幼儿年龄的增长，这种口吃现象会逐渐消失。如果在这一阶段成人经常对此加以纠正或训斥，无形中会起到一种强化作用，引起幼儿对自己说话过程的过分关注，精神变得紧张，这样口吃就会更加严重，结果反而真的促成了口吃。

成人要探明原因，努力消除各种不利因素，帮助幼儿缓解紧张情绪、内心冲突和心理压力，给予幼儿更多的关爱和心理支持；注意周围的环境，尽可能避免幼儿因口吃遭到他人的嘲笑或模仿。成人用平静、柔和的语气与幼儿说话，引导幼儿慢慢说，不要对幼儿口吃现象进行指责或过于纠正，也不要表现出紧张和不安，并用正确的语言跟幼儿说话，起到语言的示范作用；引导幼儿进行适当的言语练习或训练，如练习朗读儿歌、练习唱歌等，增强幼儿的自信心。严重者可以寻求幼儿心理问题专业人士的帮助和指导。

(五)选择性缄默症

选择性缄默症，是指在与他人交往过程中，选择性地保持缄默不语状态。

有选择性缄默症的幼儿通常在人多的场合或面对陌生人、陌生环境时，能长时间地保持沉默不语状态，无论你对他说什么或如何逗引他，他只在家里或亲人面前才开口说话。这是一种保护性的反应。选择性缄默症多发生于 3 岁以上的幼儿。在幼儿选择性缄默症患者中，通常女幼儿多于男幼儿，而且多见于那些较敏感、胆怯的幼儿。

幼儿选择性缄默症多由心理因素引起，如精神紧张、焦虑不安、恐惧等。

成人要消除引起幼儿心理紧张的各种因素，使幼儿能在轻松、愉快的环境中生活和活动。积极鼓励幼儿参加各种游戏活动，带领幼儿一起游戏。不要过多地注意幼儿的表现，更不要批评、训斥或逼迫幼儿说话，否则会使幼儿的紧张心理加剧，甚至导致幼儿产生逆反心理，这更不利于矫治。严重者可以寻求幼儿心理问题专业人士的帮助。

（六）攻击性行为

攻击性行为，是指一种主动侵犯他人并对他人身体或权利产生一定伤害的行为。幼儿攻击性行为通常表现为：当受到挫折或为了得到他人的物品时，采取打人、踢人、抓人、咬人、推人等方式，对他人进行身体上的攻击来发泄自己的不良情绪，以满足自己的需要和欲望。幼儿攻击的对象既包括同伴也包括家人或照顾他的其他人。幼儿的攻击性行为多见于男幼儿。

幼儿攻击性行为多与焦虑、精神紧张有一定的关联。许多具有攻击性行为的幼儿本身就是焦虑者，当他们遇到某些挫折无法解决时，有时就会用攻击他人的行为来缓解内心的焦虑和紧张，发泄自己不良的情绪，从某种角度上讲，这也是对自己的保护。

也有一些幼儿受周围环境的影响，通过观察和模仿他人的攻击行为而逐渐习得。他们有时也是家长暴力的受害者，家长经常用暴力的方式对待幼儿，会为幼儿起到不良的示范作用，尤其是男孩。

此外，家长对幼儿的过度溺爱和放任也会导致幼儿以自我为中心，任性、霸道。

成人要探明原因，努力消除引起幼儿焦虑和精神紧张的各种因素，为幼儿提供一个轻松安全、温暖祥和的良好生活环境。在幼儿生活的环境中，要减少外界攻击行为对其的影响。例如，家长不能再使用暴力，要以正确的行为做示范，冷静、理智地处理幼儿的问题。对有攻击性行为的幼儿要进行及时、正确的教育和引导，帮助他们学习调节不良情绪，学习如何与他人相处，学习如何对待挫折。如果幼儿攻击性行为较严重，应采取相应的心理治疗。对有攻击性行为的幼儿进行教育和矫治的过程，实质就是帮助和促进他们社会化的过程。

（七）注意缺陷多动障碍

注意缺陷多动障碍（ADHD），是指以明显的注意不集中、活动过多、行为冲动和学习困难为主要特征的一组综合征。注意缺陷多动障碍一般在幼儿3岁左右开始起病，幼儿阶段通常症状不太严重，有的患儿到了小学后出现学习困难才被成人发现。在患注意缺陷多动障碍的幼儿中，通常男幼儿多于女幼儿。

注意缺陷多动障碍主要表现为以下几方面的特征：

(1)极其好动，活动过多，较难处于安静状态，活动常缺乏一定的目的性；

(2)注意不易集中，做事常有始无终，坚持性较差；

(3)行为较冲动，易兴奋激动，情绪易波动，有的伴有攻击性行为；

(4)自控能力较差，较难遵守集体活动的秩序和纪律；

(5)有的动作较笨拙，协调性较差，精细动作的能力较差等。

以上这些表现并非每个注意缺陷多动障碍患儿都具有，且程度上也并非完全一样，具有较大的个体差异。

注意缺陷多动障碍的病因比较复杂，通常认为是由生理、心理、社会多种因素共同作用的结果。遗传和生理因素对注意缺陷多动障碍的产生具有重要影响。先天体质缺陷和器官异常、染色体异常、父母的精神病等遗传因素均可能不同程度地导致幼儿注意缺陷多动障碍。母亲有异常妊娠史、早产或过期产及幼儿时期健康状况不佳会导致注意缺陷多动障碍患病率增高，如产前宫内窒息、分娩时的产伤、出生后患过脑膜炎、脑外伤、高热抽搐、中毒、营养不良等疾患都可能导致幼儿大脑轻度缺氧、缺血和脑组织受损，诱发注意缺陷多动障碍。一半以上的注意缺陷多动障碍幼儿血铅含量较高，过量吸入汽车尾气，长期使用含铅玩具、书籍、餐具都可能导致幼儿体内铅储量过大，引发注意缺陷多动障碍。

不良家庭环境和心理氛围也可能是注意缺陷多动障碍的重要诱因。若父母关系不和，幼儿长期处于不良家庭环境中，精神高度紧张，常通过多动、冲动、注意不集中等来宣泄自己的心理情绪。此外父母因工作忙缺乏与幼儿的心理沟通或家庭教养方式不当，如粗暴、溺爱、冷淡等都易导致幼儿注意不集中、多动、冲动、不服管教、任性、学习成绩下降等注意缺陷多动障碍特征。

喂养方式和饮食习惯与注意缺陷多动障碍的产生存在一定的关系。研究发现，注意缺陷多动障碍幼儿往往伴有偏食等不良饮食习惯，而母乳喂养的幼儿注意缺陷多动障碍的发病率明显低于非母乳喂养的幼儿。喂养方式以及喂养中的情感交流都可能与注意缺陷多动障碍的发病有关。

对于注意缺陷多动障碍的幼儿，成人首先要接纳他们，要对他们进行耐心帮助和引导，多鼓励和表扬他们的正确行为，不断增强他们的自信心。对注意缺陷多动障碍幼儿加强注意力、坚持性、自我控制能力、社会性等方面的培养也很重要和必要，这样可以帮助他们更好地进行学习、游戏以及适应集体生活。对于家庭环境和教养方式存在一定问题的幼儿家庭，保教人员应主动与家长做好沟通和交流，促进家庭环境的改善和教养方式的改进。此外，保教人员也可以配合使用其他的治疗方法来矫治问题行为，如行为治疗等。

(八)儿童孤独症

儿童孤独症也称儿童自闭症，是一种较为严重的儿童心理问题。

儿童孤独症主要表现为以下几方面的特征。

(1)在交往与交流上存在一定的困难。例如，缺乏与他人交往的兴趣，不能用目光注视对方，有的甚至拒绝与他人交往，常表现为独自行动和行事；缺乏正常幼儿表现出来的依恋行为，即使是与最亲近的父母也很少有情感交流；语言发展上表现出较为严重的迟滞，很少使用语言与他人交流，掌握的词汇极少，且不会表达。

(2)在智力发育上存在一定的障碍。例如，大多数患儿的智力发育明显落后于同龄幼儿，不能进行正常的智力活动；但也有个别患儿在某些方面表现出较强的能力，如记忆能力、数学能力、绘画能力。

(3)在情绪表现上存在一定的问题。例如，当遇到不满意或挫折时，常常会表现出异常激动，如大吼大怒、大哭大笑，情绪不稳定，难以自控，甚至有的患儿表现出自虐行为。

(4)在行为表现上存在一定的异常。例如，经常做一些刻板的动作，如低头搓手、反复洗手，喜欢旋转物体，喜欢反复摆弄电灯的开关或反复开门、关门；行为冲动，不顾危险；有的患儿过度偏爱或依恋某个物品。

以上这些表现并非每个孤独症患儿都具有，在程度上也并非完全一样，具有较大的个体差异。

目前导致儿童孤独症的原因还难以确定，但许多研究揭示该症状与生物学因素(如遗传)、心理与环境等因素有着一定的关联。许多调查数据表明，儿童孤独症的发病率具有逐年上升的趋势，且男幼儿的发病率高于女幼儿。

对于患有孤独症的幼儿，成人首先要充分理解他们的特点，接纳他们，及时满足他们的需求。孤独症幼儿的一个重要特点是其需求需要立即得到满足，否则就会导致其情绪紧张或失控，所以成人要尽可能提前预期他们的需求。例如，当幼儿对食物有需求时，要尽量满足他，最好是提前满足，逐渐使他们增加对成人的信任和依赖，逐渐产生依恋。其次要创造与他们进行视线交流的机会，放松他们的情绪。在活动中成人可以尝试以鼓励的方式对他们进行评论。例如，"你这个陀螺可真漂亮，我这儿还有，你要吗?"等待他们主动做出回应，切不可提问或发出命令，也不要干预他们的活动方式和内容。大部分孤独症幼儿都喜欢玩泡泡、陀螺、发条玩具或气球。可以把这些玩具放在幼儿看得见却够不着的地方，诱发幼儿主动寻求成人帮忙，当幼儿发出求助信号后，要立即满足他。此外，成人还可以寻求专业机构的支持，通过专门的康复训练使其症状得到一定程度的改善。

拓展阅读 ....

孤独症谱系障碍

孤独症谱系障碍是一个医学名词，它是一种广泛性发展障碍，其表现包括异常的语言能力、异常的交往能力、狭窄的兴趣以及固执的行为模式。在这个谱系障碍中，儿童孤独症是儿童精神类疾病当中最为严重的一种。

一般认为，孤独症患者会出现言语和非言语交流困难，也不能进行正常的社会互动和游戏。不同患者会表现出不同的综合症状，严重程度也会有所不同。有些儿童被诊断为阿斯伯格综合征，这是孤独症的一种表现形式，这些儿童在很多方面都表现突出，甚至超凡，但是他们自身存在社会交往方面的困难，主要表现为有良好的智力和言语理解能力，但常常沉浸在自己的世界中。此外，孤独症儿童还存在不同程度的其他问题，如感觉障碍、肠胃问题、抑郁、食物过敏、注意力不集中及强迫症等。

想要了解更多儿童孤独症信息，请扫描文旁二维码。

....

(九)吮吸手指

吮吸手指，是指幼儿将手指放入口中进行吮吸的习惯性行为。对于小婴儿来说，吮吸手指是一种常见的正常行为，是他们通过口腔探索世界的一种表现，随着年龄的增长，这一行为会逐渐消失。若幼儿期仍保留着吮吸手指的习惯，则应当引起成人充分的重视。

吮吸手指不仅会将手指上的细菌、病毒、寄生虫等带入体内，引起肠炎、肠道寄生虫病，还可能导致手指肿胀、脱皮、发炎，甚至变形，长期吸吮还可能引起幼儿下颌部发育不良，导致牙齿排列不齐，影响面部美观。一旦被同伴嘲笑、被成人训斥，幼儿会产生胆怯、紧张、自卑等情绪。

幼儿吮吸手指的主要原因有以下几种。

(1)喂养方式不当。成人在对婴儿进行喂养的过程中，没能满足婴儿吮吸的需要和欲望，致使婴儿以吮吸手指的方式来抑制饥饿或满足吮吸的需要，逐渐形成了习惯。

(2)缺乏环境刺激、爱抚和关心，尤其是缺乏母爱，很容易导致幼儿从小就以吮吸手指来自我娱乐或自我安慰。

(3)心理紧张。处于父母争吵、家长态度过于严厉等不良环境下成长的幼儿，当他的心理处于紧张状态时，会不自觉地表现出吮吸手指的行为。

家长要从小建立正确的喂养方式，提倡母乳喂养，不要让婴儿感到饥饿，同时要满足幼儿的口腔探索需要。成人要多给予他们关心和爱，关注其心理需要，让他们感受到成人的关注和爱护。此外，当发现幼儿出现吮吸手指的行为时，不要嘲笑他们，更不要恐吓或强行制止幼儿吮吸手指的行为，以免引起幼儿心理上的紧张，而是要通过丰富的环境刺激将幼儿的注意力吸引到丰富、有趣的活动中去，分散幼儿的注意力，淡化幼儿对吮吸手指的依赖。

(十)咬指甲

咬指甲，是指幼儿经常控制不住地表现出用牙齿去咬手指甲或手指关节的行为。幼儿咬指甲这一行为多发生在3岁以上。咬指甲会导致幼儿指甲边缘出血、指甲变形或指甲周围发生赘肉，部分幼儿会出现手指感染进而引发炎症的情况。

幼儿咬指甲的行为主要与幼儿的心理紧张、精神压力较大有关。幼儿咬指甲的行为最初多半发生在情绪紧张、焦虑不安的时候，如受到成人的批评、训斥等，若这种情况经常出现则有可能导致幼儿形成习惯。当有些幼儿处于紧张状态时，咬指甲的行为更为严重。有的幼儿即使不处于紧张状态，也会经常表现出这一行为，有的甚至伴随终生。

消除幼儿咬指甲这一不良习惯需要一个缓慢的过程，不可能一时之间得到改变。最根本的就是要消除引起幼儿心理紧张的各种因素，帮助幼儿掌握一些调节自己情绪状态的策略，如做情绪放松小游戏、绘画等。此外，成人要多关心幼儿，引导幼儿参加各种游戏活动，通过轻松愉快的活动帮助他们摆脱紧张的情绪。对于咬指甲较严重的幼儿，可以采取行为治疗的方法加以纠正。

(十一)习惯性阴部摩擦

习惯性阴部摩擦，又称幼儿习惯性擦腿动作等，表现为阵发性两腿交叉、挟紧、用力摩擦阴部等，从1岁左右的婴儿至学龄期儿童均可出现，多发生于1～3岁的女幼儿。

这种行为主要发生在幼儿入睡之前或刚醒来之时，有时幼儿也会不分场合地进行。除了将两条腿摆放成交叉状，然后两腿上下进行摩擦外，有的幼儿会抚弄自己的性器官，有的幼儿还骑坐在某一物体上通过活动身体使阴部受到摩擦。幼儿在抚弄或摩擦自己的性器官时，常常会伴有面红、眼神凝视、表情紧张等不自然的现象，有的还会出现气喘、出汗等生理性反应。幼儿的这种行为很少伴有性幻想，只是一种单纯抚弄或摩擦性器官的行为。

幼儿偶尔抚摸或玩弄自己的性器官，这在其生长发育的过程中属于正常现象，成人不必大惊小怪，但如果幼儿经常抚摸或玩弄性器官，则应该引起足够的重视。

幼儿习惯性阴部摩擦产生的主要原因有以下几点。

(1)躯体的局部不适。例如，由于外阴部位患包茎、湿疹、蛲虫病等引起阴部瘙痒，促使幼儿用手去摩擦阴部以止痒，经常这样便形成了习惯。

(2)由于偶尔抚弄性器官后感到舒服或是觉得性器官很好玩，于是就经常抚弄，逐渐形成习惯。

(3)心理紧张。精神紧张、情绪不安的幼儿，如缺乏安全感、孤独、失去母爱等，有可能会通过抚弄自己的性器官作为安慰自己、消除紧张情绪的一种方式。

首先，幼儿抚弄性器官属于正常现象，实际上是对自己身体的好奇，所以成人不要对其进行训斥或责骂，否则会使幼儿对这种行为产生神秘感或罪恶感，反而会强化幼儿的这种行为，或者导致幼儿将习惯性阴部摩擦转为"地下"行为，使幼儿心理负担更重，对形成积极健康的心理极为不利。成人应主要以转移幼儿注意力的方式使幼儿主动放弃这种行为，吸引幼儿参加更有趣的活动。

其次，成人要帮助幼儿形成良好的生活卫生习惯，早些摆脱尿不湿，不穿紧身裤，经常给幼儿清洗外阴，保持外阴部位的清洁和干燥。及时观察幼儿外阴部位是否有异常或疾病，若有瘙痒应该及时治疗。

最后，养成良好的睡眠习惯，不要让幼儿过早睡眠，清晨醒来后立即起床，不要让幼儿躺在床上自由玩耍；可以让幼儿穿上较长的睡衣，使幼儿不能用手直接触及性器官。

⊘ 巩固与练习

一、名词解释

1. 自我概念。

2. 夜惊。

3. 梦魇。

4. 遗尿症。

5. 口吃。

6. 攻击性行为。

7. 注意力缺陷多动障碍。

二、简答题

1. 简述幼儿心理卫生的重要性。

2. 幼儿心理卫生工作的主要内容包括哪些？

三、论述题

1. 0～1 岁婴幼儿心理保健的重点是什么？

2. 1～3 岁婴幼儿心理保健的重点是什么？

3. 3～6 岁幼儿心理保健的重点是什么？

4. 如何帮助幼儿做好上小学的准备？

5. 幼儿常见的心理问题或行为偏异有哪些？分别阐述这些心理问题或行为偏异产生的主要原因，并提出相应的对策。

6. 幼儿常见的睡眠障碍有哪些？分别阐述这些睡眠障碍产生的主要原因，并提出相应的对策。

实践与体验

1. 结合相关理论知识，尝试分别为有夜惊、遗尿症、攻击性行为、口吃、注意力缺陷多动障碍、吮吸手指的幼儿制定一套辅助干预的方案。

2. 调查一个托幼园所幼儿的心理健康状况，统计患有不同心理问题或行为偏异的幼儿人数，并尝试分析原因。

3. 幼儿园中班转来了一个新朋友，王老师将他介绍给班级小朋友时，大家表现出了极大的热情，纷纷表达了自己对新朋友的友好，但却不见这个小朋友说话。最后在老师的鼓励下，新朋友终于开口了："我……我……你……你……你们好。"原来新来的小朋友有口吃的毛病，其他小朋友一下子哄笑起来，学着样子说"我……"。如果你是王老师，你会怎么做？

第五章
幼儿的日常保育
与能力培养

▌ 学习目标

1. 了解六大营养素的主要功能及来源。
2. 了解幼儿的营养需要，能够运用膳食配置原则为幼儿制订科学合理的膳食计划。
3. 掌握在幼儿膳食、睡眠、着装、排泄、盥洗、户外活动等环节开展保育工作的要点。
4. 了解特殊需要幼儿的保育工作的要点。

▌ 本章导读

案例：东东妈妈喜欢吃油炸类食品，经常在家做炸油条、鸡翅、鸡块等，东东也从小吃这些食品。东东个头跟同班小朋友差不多，但在中班体检时，体重却达到了25千克；户外活动时，没运动几下就汗如雨下，嚷嚷着实在跑不动了；平时也经常感到累。一天早上晨检时，老师发现东东口腔里有好几处溃疡，询问得知东东几天来天天在家吃油炸食品，教师赶紧通知家长带孩子去医院看病。东东妈妈拿到孩子的检验报告时大吃一惊：东东小小年纪，血液黏稠度比正常值高出了2倍左右，胆固醇值也远远超过了正常水平。医生说，这是孩子摄入了太多反式脂肪酸的缘故，如果继续这样的饮食，孩子的身体状况会越来越差，并会严重影响生长发育。

　　幼儿阶段身心发育最为迅速，每天必须从膳食中摄取足够的营养物质才能满足机体生长发育和活动的需要。营养素摄入不足，会阻碍幼儿身体的发育乃至智力的发展；若某一营养素摄入过多，也会影响幼儿的身心健康。

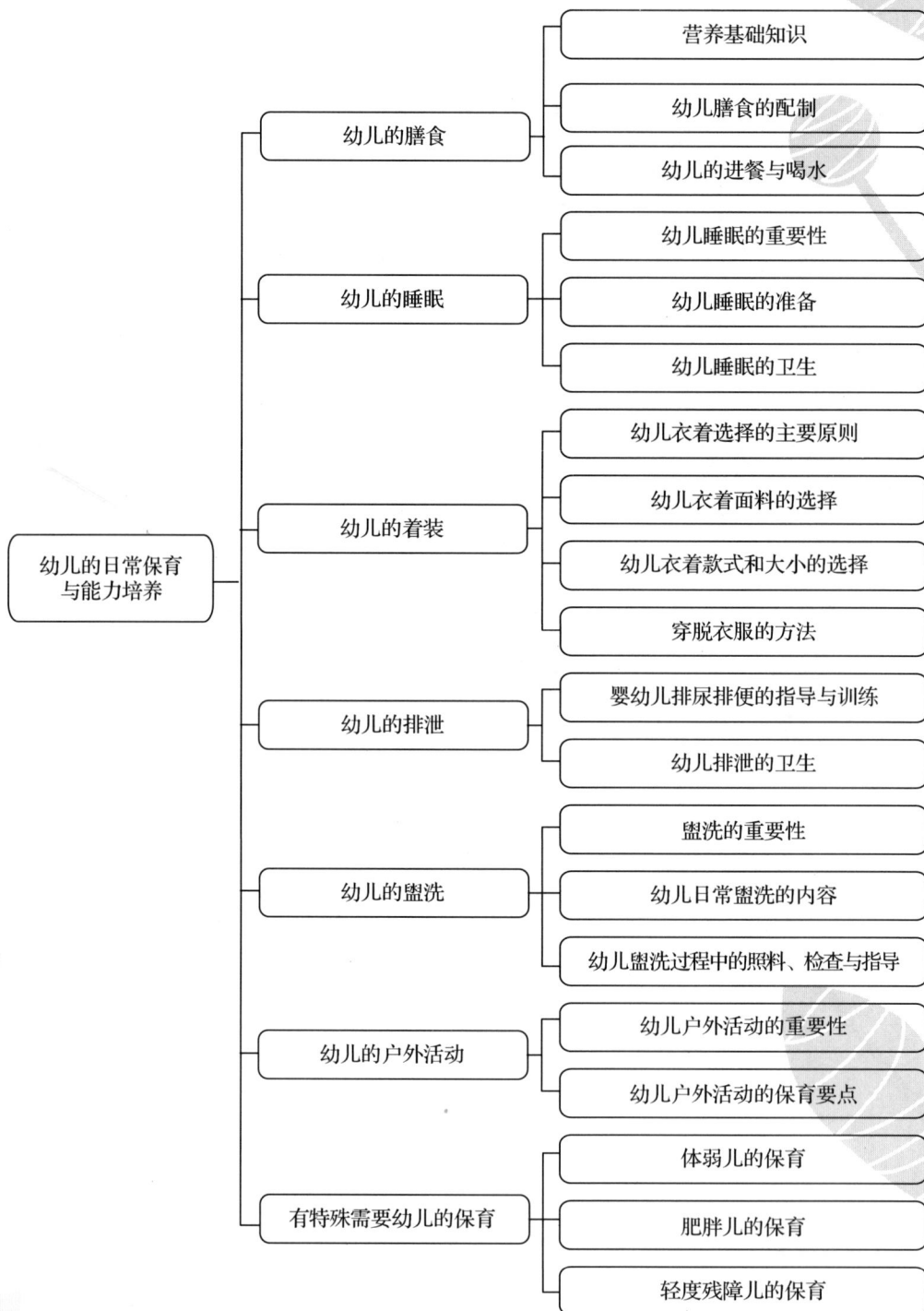

```
                                                    ┌─────────────────┐
                                              ┌─────│   营养基础知识    │
                                              │     └─────────────────┘
                          ┌──────────────┐    │     ┌─────────────────┐
                    ┌─────│   幼儿的膳食   │────┼─────│  幼儿膳食的配制   │
                    │     └──────────────┘    │     └─────────────────┘
                    │                         │     ┌─────────────────┐
                    │                         └─────│  幼儿的进餐与喝水  │
                    │                               └─────────────────┘
                    │                               ┌─────────────────┐
                    │                         ┌─────│  幼儿睡眠的重要性  │
                    │                         │     └─────────────────┘
                    │     ┌──────────────┐    │     ┌─────────────────┐
                    ├─────│   幼儿的睡眠   │────┼─────│  幼儿睡眠的准备   │
                    │     └──────────────┘    │     └─────────────────┘
                    │                         │     ┌─────────────────┐
                    │                         └─────│  幼儿睡眠的卫生   │
                    │                               └─────────────────┘
                    │                               ┌──────────────────────┐
                    │                         ┌─────│  幼儿衣着选择的主要原则  │
                    │                         │     └──────────────────────┘
                    │                         │     ┌──────────────────────┐
                    │     ┌──────────────┐    ├─────│  幼儿衣着面料的选择     │
                    ├─────│   幼儿的着装   │────┤     └──────────────────────┘
┌────────────┐      │     └──────────────┘    │     ┌──────────────────────┐
│ 幼儿的日常保育 │──────┤                         ├─────│ 幼儿衣着款式和大小的选择 │
│  与能力培养   │      │                         │     └──────────────────────┘
└────────────┘      │                         │     ┌──────────────────────┐
                    │                         └─────│   穿脱衣服的方法       │
                    │                               └──────────────────────┘
                    │                               ┌──────────────────────┐
                    │     ┌──────────────┐    ┌─────│ 婴幼儿排尿排便的指导与训练 │
                    ├─────│   幼儿的排泄   │────┤     └──────────────────────┘
                    │     └──────────────┘    │     ┌──────────────────────┐
                    │                         └─────│   幼儿排泄的卫生       │
                    │                               └──────────────────────┘
                    │                               ┌──────────────────────────┐
                    │                         ┌─────│    盥洗的重要性           │
                    │                         │     └──────────────────────────┘
                    │     ┌──────────────┐    │     ┌──────────────────────────┐
                    ├─────│   幼儿的盥洗   │────┼─────│  幼儿日常盥洗的内容        │
                    │     └──────────────┘    │     └──────────────────────────┘
                    │                         │     ┌──────────────────────────┐
                    │                         └─────│ 幼儿盥洗过程中的照料、检查与指导 │
                    │                               └──────────────────────────┘
                    │                               ┌──────────────────────────┐
                    │     ┌──────────────┐    ┌─────│  幼儿户外活动的重要性      │
                    ├─────│  幼儿的户外活动 │────┤     └──────────────────────────┘
                    │     └──────────────┘    │     ┌──────────────────────────┐
                    │                         └─────│ 幼儿户外活动的保育要点     │
                    │                               └──────────────────────────┘
                    │                               ┌─────────────────┐
                    │                         ┌─────│   体弱儿的保育    │
                    │     ┌──────────────┐    │     └─────────────────┘
                    └─────│ 有特殊需要幼儿的保育│────┼─────┌─────────────────┐
                          └──────────────┘    │     │   肥胖儿的保育    │
                                              │     └─────────────────┘
                                              │     ┌─────────────────┐
                                              └─────│  轻度残障儿的保育  │
                                                    └─────────────────┘
```

第一节
幼儿的膳食

◎ **学习导引**

1. 摄入充足的营养物质是机体生长发育和活动的重要物质基础。请问你知道我们人体需要哪些营养素吗？各类营养素都有什么功能？在本节中，期望你能结合生活经验、与他人的交流互动、拓展阅读及案例分析等来理解营养素的含义及功能，了解各类营养素的来源。基于此，我们在保教工作中才能为幼儿提供科学、合理、平衡的膳食，促进幼儿的生长发育和健康。

2. 幼儿期是身心发育最为迅速的时期，新陈代谢旺盛，那么你知道应如何为幼儿配制膳食才能满足其生长发育和活动需求吗？通过学习本节内容，希望你能掌握幼儿膳食的配制原则和方法，能够结合各年龄段幼儿的营养需求来制定食谱，进而促进幼儿身心健康发展。

3. 进餐和喝水是机体摄取营养物质的主要途径，那么你是否思考过成人应如何给予幼儿正确的引导呢？在本节中，期望你结合自身感受、生活经验、案例分析、拓展阅读等来掌握成人在幼儿进餐和喝水时的引导方法和保育要点，满足幼儿的生长发育需求。

一、 营养基础知识

幼儿 6 岁前身心发育最为迅速，新陈代谢旺盛，每天必须从膳食中摄取足够的营养物质才能满足机体生长发育和活动的需要。如果幼儿获取的营养物质不足，会阻碍幼儿身体的发育，出现体重过低、抵抗力下降、生长发育停滞等现象，甚至会影响其智力的发展。因此，托幼园所必须了解幼儿的营养需要，为幼儿提供科学、合理、平衡的膳食，以促进幼儿的生长发育和健康。

(一)营养素概述

营养素，是指维持和促进人体生长发育和健康所需要的食物中所包含的化学成分，主要包括蛋白质、碳水化合物、脂肪、无机盐、维生素和水六大营养素。这些营养素对人体的作用主要体现在三个方面。

第一，供给人体热能，以维持体温以及人体正常的生理功能，保证人从事各种活动所需的能量。蛋白质、脂肪和碳水化合物被称为三大产热营养素。

第二，构成和更新人体细胞组织，促进生长发育，提供人体合成激素、抗体等的重要原料。

第三，调节人体生理机能，使机体各组织器官正常协调运转。

(二)六大营养素的主要功能及来源

1. 蛋白质

(1)蛋白质的主要生理功能。

第一，构成和修补组织。蛋白质是构成人体细胞组织的材料。人体每天都有一定的蛋白质被分解、排出体外，因而需要摄取相应的蛋白质以不断更新。

第二，调节生理功能。蛋白质是人体内各种酶、激素和许多重要物质的基本原料。

第三，增强机体的抵抗力。抗体是由蛋白质组成的，蛋白质是机体产生抵抗力必需的营养素。

第四，提供热能。蛋白质可以提供热能，1克的蛋白质可产生4千卡的热量。如果用蛋白质作为人体热能的主要来源则是不经济的。幼儿期若蛋白质摄取不足，可导致幼儿身体发育迟缓、体重减轻、抵抗力下降，甚至会妨碍幼儿智力的发展。

(2)蛋白质的组成及其营养价值。

蛋白质是由氨基酸组成的。迄今为止，被发现的氨基酸有20余种。在20余种氨基酸中，绝大多数是可以在人体内合成的，但也有一部分是人体不能合成的，只能从食物中获得。我们把人体内不能合成，只能靠食物供给的氨基酸称为必需氨基酸。必需氨基酸主要有8种：亮氨酸、异亮氨酸、赖氨酸、蛋氨酸、苯丙氨酸、苏氨酸、色氨酸和缬氨酸。对幼儿来说，必需氨基酸除了上述8种外，还应包括组氨酸。

任何一种食物蛋白质的营养价值都是不一样的，有的营养价值较高，有的营养价值则较低。当某种食物中的蛋白质所含的必需氨基酸种类较齐全，相互搭配比例较适当，符合人体的需要，且容易被人体吸收，则此种食物蛋白质的营养价值较高。相反，若组成某种食物蛋白质的必需氨基酸种类不齐全，搭配比例不适当，则该食物的营养价值较低。一般来说，动物性食物的蛋白质所含的必需氨基酸种类较齐全，构成比例适当，与人体蛋白质的组成相似，容易被人体吸收，因而其营养价值较高；而植物性食物的蛋白质所含必需氨基酸种类不够齐全，构成比例不太适合人体，故营养价值较低。但大豆及其制品除外，其蛋白质的营养价值接近肉类，营养价值较高。我们通常把动物性蛋白质和大豆蛋白质称为优质蛋白质。

谷类食物一般作为主食，其所含的必需氨基酸不够齐全，营养价值较低。例如，小麦中缺乏赖氨酸，大米中缺乏赖氨酸和异亮氨酸，而豆类中富含赖氨酸和蛋氨酸，但缺乏苯丙氨酸。若把谷类和豆类混合食用，豆类中的氨基酸正好补充谷类的不足，二者相互补充可提高混合物蛋白质的营养价值。这在营养学上被称为蛋白质的互补作用，类似的运用还有很多，如豆饭、豆粥、豆沙包、腊八粥等，这些都是将多种植物性食物混合食用提高营养价值的例子。此外，植物性食物与动物性食物混合食用同样能起到这一作用，如菜肉馅包子和饺子等。因此，幼儿膳食应多样化，种类要丰富，以便使食物的营养相互补充，提高它们的营养价值。

（3）蛋白质的主要来源。

含蛋白质较为丰富的食物有动物性食物，如乳类、鱼虾水产类、蛋类、瘦肉、动物内脏等，以及豆类及其制品等植物性食物。需注意，摄入的蛋白质并非越多越好，否则会加重肾脏负担。

2. 碳水化合物

碳水化合物又称糖类，包括单糖、双糖和多糖。单糖可直接透过肠壁进入血液，如葡萄糖；双糖有乳糖、蔗糖、麦芽糖；多糖有淀粉、纤维素等。

（1）碳水化合物的主要生理功能。

碳水化合物最重要的生理功能是提供热量。1克的碳水化合物可产生4千卡的热量。它是一切内脏器官、大脑神经组织、四肢肌肉等发育和活动的强大动力，它供热多、吸收利用快、不油腻又很经济。在幼儿的膳食中，碳水化合物供热应占总热量的50%以上。此外，碳水化合物还有构成身体组织、保护肝脏、节约蛋白质等功能。

碳水化合物中还有一种物质叫纤维素，它虽然不能被消化吸收，供热极少，却是人体不可缺少的营养物质。它能刺激胃肠蠕动，增大食物残渣的体积，将食物残渣中有害的物质包裹起来，缩短粪便在肠道的停留时间，有利于排便。但纤维素食入过多，会影响人体对其他营养素的吸收，故每日纤维素的摄入应适量。幼儿不宜吃粗纤维，每天可以从蔬菜、水果、谷薯类中摄取适量的柔软的纤维素，如较嫩的蔬菜、去皮的水果或煮熟的食物等。

（2）碳水化合物的主要来源。

碳水化合物主要来源于谷类（如小麦、玉米、高粱），干豆类，根茎类（如红薯、马铃薯、芋头），以及蔗糖、蜂蜜等。

幼儿碳水化合物的摄取量应适当，若摄取过多，则大量的葡萄糖会转化为脂肪堆

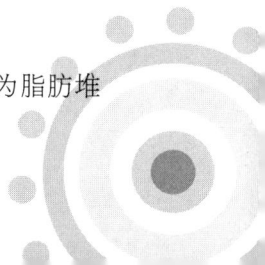

积在体内，导致肥胖症；若摄取不足，则体内蛋白质消耗增加，体重减轻，易导致营养不良。

3. 脂肪

(1)脂肪的主要生理功能。

第一，脂肪是人体热能的重要来源之一。1克脂肪能提供9千卡的热量，是蛋白质和碳水化合物供热的2倍。脂肪是人体储存热能的仓库，人体从食物中摄取的大部分葡萄糖及脂肪，除消耗外，大多以体脂的方式储存于体内，当人体需要更多的热能时，便会动用储存的体脂以保护体内的蛋白质。

第二，脂肪是构成人体细胞和组织的重要成分。

第三，脏器周围的脂肪能减少运动造成的摩擦，起着固定、保护内脏的作用。皮下脂肪还能减少体热散失，保持体温。

第四，脂肪中的必需脂肪酸具有维持人体正常生理机能的作用。脂肪在体内可分解为脂肪酸，脂肪酸分为饱和脂肪酸与不饱和脂肪酸。动物油脂主要含饱和脂肪酸，如牛油、猪油、羊油、鸡鸭油等，它的营养价值较低，常吃可使血胆固醇增高，加快动脉硬化，不利于人的健康，但鱼油例外。植物油脂主要含不饱和脂肪酸，不饱和脂肪酸营养价值较高，对人体十分有益。不饱和脂肪酸是人体不能合成的，必须由食物提供，我们称为必需脂肪酸。必需脂肪酸是人们膳食中不可缺少的，它对皮肤和微血管有保护作用，可降低血液胆固醇，减少血小板的粘附性，对幼儿的生长发育，尤其是对中枢神经的发育十分重要。

第五，脂肪可促进脂溶性维生素A、维生素D、维生素E、维生素K的吸收。

(2)脂肪的主要来源。

人体所需的脂肪应以植物性油脂为主，如葵花籽油、大豆油、花生油、玉米油、芝麻油、菜籽油等。

幼儿摄取脂肪应适量，若脂肪摄取不足可使幼儿体重下降，易发生脂溶性维生素缺乏症。若脂肪的摄入过多，超过机体的消耗，会在体内堆积，造成肥胖。因此，摄入适量的脂肪对幼儿是十分重要的。

另外，幼儿不宜吃含有"反式脂肪酸"的食物。"反式脂肪酸"是将植物油"氢化"处理后，用以代替天然的奶油、黄油，其饱和脂肪酸含量超过牛油、猪油、羊油。"人造奶油""起酥""麦淇淋""植物奶油"等均是它的化名。

4. 无机盐

无机盐又称矿物质，是构成人体的重要成分之一。无机盐的种类很多，在人体内含量较多的有钙、磷、钾、硫、钠、氯、镁等；还有人体含量较少的微量元素，它们是：铁、锌、锰、铜、碘等。

无机盐的主要生理功能是：构成人体组织，调节生理功能。

幼儿需要的无机盐和微量元素主要有：钙、铁、锌、碘等，下面分别介绍它们的主要生理功能及其主要来源。

（1）钙。

钙是构成人体骨骼和牙齿的重要物质。幼儿钙的摄取不足，则会引起牙齿发育不良，易患龋齿，同时也会影响幼儿骨骼的正常发育。含钙较丰富的食物主要有奶类及其制品、豆类及其制品、绿叶菜、坚果类等。

食物中的某些物质与钙混合，易形成不溶性的钙盐，阻碍钙的吸收。例如，菠菜、苋菜中的草酸与钙形成草酸钙，可以把上述蔬菜先焯过，去除草酸；脂肪会将钙包裹起来，形成不被吸收的皂状物，影响钙的吸收。另外，钙被人体吸收必须有维生素 D 的帮助，单纯补充钙是无济于事的。

因此，我们为幼儿提供膳食时，应尽量除去影响钙吸收的物质，多吃含钙丰富的食物，同时还应多晒太阳，适量补充维生素 D，以便提高钙的吸收率，增进幼儿骨骼、牙齿的健康。

（2）铁。

铁是合成血红蛋白的重要原料，参与体内氧的运输和利用。如果饮食中缺乏铁，可使幼儿患缺铁性贫血。含铁较丰富的食物主要有动物肝脏、动物血、瘦肉、蛋黄等动物性食物，以及豆类、芝麻酱、绿叶蔬菜、水果、菌藻类等植物性食物。

婴儿在 3～4 个月时，其肝脏内储存的铁已消耗殆尽，此时应及时添加含铁丰富的食物，如强化铁的米粉、蛋黄、肉泥等，供婴儿储备和利用；如果此时未及时补铁，就会出现缺铁性贫血。较大幼儿的贫血主要是因为膳食中缺铁或不良的饮食习惯所致，如贪吃零食、偏食等。托幼园所和家庭应积极帮助幼儿改变不良的饮食习惯，尽量提高膳食的质量，提供动物肝脏、动物血、瘦肉、豆类等含铁丰富的食物，同时还应多提供含维生素 C 丰富的蔬菜和水果，以促进铁的吸收。

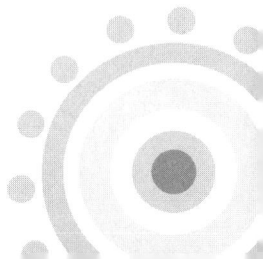

（3）锌。

锌是人体内一种极重要的微量元素，它可以组成人体许多种酶，并对酶起激活的作用；它能促进人体生长发育，维持上皮和黏膜组织的正常功能。当幼儿体内锌缺乏时，可出现生长发育迟缓、身材矮小、性腺发育不良、创伤愈合慢、食欲不振、味觉与嗅觉减退等现象。动物性食物中含锌较为丰富，利用率较高，如肉类、动物肝脏、奶类及海产品等。植物性食物中的豆类含锌也较为丰富。

（4）碘。

碘是合成甲状腺素的原料，可促进人体正常的新陈代谢，促进幼儿生长发育。当幼儿体内碘严重不足时，会出现碘缺乏症，致使幼儿身体发育迟缓或停滞，智力低下。海产品中的海藻类含碘最为丰富，如海带、紫菜等。在日常生活中食用含碘的盐，也是补碘的一种重要途径。不应擅自服用碘剂或碘片，以防碘中毒。

5. 维生素

维生素是调节人体生理机能所必需的一类营养素，它能增强人体抵抗力，促进生长发育，参与机体新陈代谢，对健康至关重要。人体如果缺乏维生素，则会出现物质代谢的障碍，引起维生素缺乏症。

维生素可分为两类：一类是脂溶性维生素，主要包括维生素 A、维生素 D、维生素 E、维生素 K；另一类是水溶性维生素，主要包括维生素 C、维生素 B_1、维生素 B_2 等。

（1）维生素 A。

维生素 A 能维持人体正常视觉，人若缺乏维生素 A，易患夜盲症。维生素 A 能保护上皮组织的健全，人若缺乏维生素 A，会出现上皮增生角化、毛囊角化、皮肤粗糙、干燥，容易脱屑，甚至指甲开裂，而且呼吸道、消化道、泌尿系统的黏膜也容易受感染。幼儿若缺乏维生素 A 易患肺炎、气管炎等。维生素 A 能促进幼儿的生长发育，维持幼儿骨骼、牙齿的健康。

维生素 A 是脂溶性维生素，主要来源于动物性食物，如动物的肝脏、蛋黄、乳类等。维生素 A 还有另外一个来源——胡萝卜素。胡萝卜素是维生素 A 的前身，它在人体肠道和肝脏内转化为维生素 A。胡萝卜素主要存在于深绿色、红黄色蔬菜和水果中，如杏、桃、红薯、胡萝卜、黄色玉米等。

婴幼儿对维生素 A 的摄取应注意以下两点。

其一，鱼肝油服用不可过量。鱼肝油中维生素 A 丰富，但如果过量服用，可引起维生素 A 中毒，故服用鱼肝油应遵医嘱。

其二，若幼儿看电视、看书、绘画等时间过长，用眼过度，会消耗大量的维生素 A，因此，应控制时间。

(2)维生素 D。

维生素 D 将钙和磷运送到骨骼内，可促进钙、磷的吸收，使骨钙化，促进骨骼和牙齿的正常发育。维生素 D 对生长发育阶段的婴幼儿极为重要，如果缺乏维生素 D，3 岁以下婴幼儿易患佝偻病。

食物中所含的维生素 D 很少，只在乳类、动物肝脏、蛋类、菌菇中少量存在。乳类中以母乳含维生素 D 略多，故应提倡母乳喂养。维生素 D 的重要来源是晒太阳。晒太阳是获得维生素 D 最简便的方法，其原理是：阳光中的紫外线照射在皮肤上，可使皮肤上的 7-脱氢胆固醇转化为维生素 D，从而促进钙和磷的吸收。婴幼儿应多参加户外活动，接受适当的日光照射。人工喂养的婴儿在晒太阳的同时，应适量服用鱼肝油以补充维生素 D，但不可过量，防止维生素 A 中毒。不应擅自为婴儿注射维生素 D 针剂以防止中毒。

(3)维生素 B_1。

维生素 B_1 参与糖的代谢，保证机体能量的供给，从而保持神经系统、肌肉、消化系统、循环系统的正常生理功能。如果维生素 B_1 缺乏，易患脚气病，严重时可危及幼儿心血管系统的健康，甚至危及生命。

含维生素 B_1 较为丰富的食物有谷类、豆类、坚果类、动物内脏、蛋黄等。谷类的谷壳、谷胚中含维生素 B_1 较丰富，而精米、富强粉中含维生素 B_1 较少，因此，应适当吃些粗加工的粮食，以便获得丰富的维生素 B_1。

为幼儿提供的膳食中，应注意粗、细粮的搭配，还应注意食物中维生素 B_1 的保护。维生素 B_1 适宜在酸性环境中保存，在碱性环境中极易被破坏，因此，蒸饭、煮粥、做馒头时，最好不要放碱，尽可能地保存其中的维生素 B_1。

(4)维生素 B_2。

维生素 B_2 的主要功能是参与蛋白质、糖、脂肪的代谢，幼儿如果缺乏维生素 B_2，可出现烂嘴及舌炎，并影响其视觉功能。

维生素 B_2 广泛存在于各种食物中，如乳类、动物肝脏、肉类、鱼类、蛋类、绿叶蔬菜、豆类、粗粮等。

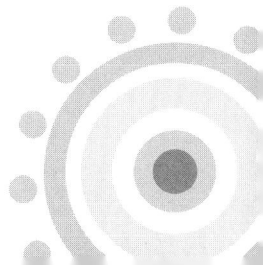

(5)维生素C。

维生素C促进细胞和细胞之间黏和物质的形成，人体如果缺乏维生素C，易患维生素C缺乏病，维生素C又称抗坏血酸。维生素C还可促进铁的吸收，促使体内抗体的形成，提高机体的免疫力。

维生素C广泛存在于新鲜蔬菜、水果中，如绿叶蔬菜、心里美萝卜、猕猴桃、草莓、枣、柑橘、山楂等。

蔬菜、水果以新鲜的为好，维生素C适合在酸性环境中保存，碱性环境、高温烹调或长时间存放在干燥的空气中，都可使维生素C受到破坏。因此，蔬菜应买新鲜的，而且不宜长时间存放。烹调时，蔬菜应先洗后切，切完就炒，炒菜时间不宜过长，应急火快炒，蔬菜不宜久炖，菜汤不应舍弃。

6. 水

(1)水的主要生理功能。

水是构成人体组织的重要物质，人体肌肉、血浆、脊髓、关节、眼球等器官都含有水分。身体内的水还帮助人体进行一切生理活动和生物化学反应。

(2)幼儿的需要量。

幼儿对水的需要量主要取决于幼儿活动量的大小、外界的气温、食物的质与量等。通常气温越高，活动量越大，幼儿出汗就会越多，对水的需要量就越多。当摄入的蛋白质、无机盐较多，在排泄这些物质时需较多水，因此人体对水的需要量也会增大。

此外，幼儿年龄不同，对水的需要量也有所不同：1岁以内的婴儿每日每千克体重应摄取120～160毫升的水；2～3岁的婴幼儿每天每千克体重应摄取100～140毫升的水；4～6岁的幼儿每日每千克体重应摄取90～110毫升的水。

幼儿的饮水量应充足，尤其是大量出汗、腹泻、呕吐以后应及时补充水，以防脱水。

我国学前儿童膳食营养素参考摄入量请参见附录三。

◎ 拓展阅读 ···

科学喝水——如何判断自己缺水

体内水的平衡，包括摄入和排出。日常判断是否缺水的办法是口渴和少尿。饮水不足或缺水过多，均可引起体内缺水。在正常的生理条件下，人体通过尿液、粪便、呼吸和皮肤等途径丢失水。口渴是身体缺水的信号，除了口渴外，正常尿的颜色是略带黄色透明或白色，尿少时呈深黄色，颜色随缺水程度而增加。随着水的不足，会出现一些症状（表5-1）。

水摄入量超过肾脏排出能力时，可引起体内水过多或水中毒。这多见于疾病状况（如肾脏病、肝病、充血性心力衰竭等），正常人极少出现水中毒。

表5-1　体内失水导致的体重下降百分比与相应症状

体重下降(%)	症状
1	开始感到口渴，影响体温调节功能，并开始对体能发生影响
2	重度口渴，轻度不适，压抑感，食欲减低
3	口干，血浓度增高，排尿量减少
4	体能减少20%～30%
5	难以集中精力，头痛，烦躁，困乏
6	严重的体温控制失调，并发生过度呼吸导致的机体末端麻木和麻刺感
7	热天锻炼可能发生昏厥
10	烦躁，全身无力，体温升高，血压下降，皮肤失去弹性
20	引起死亡

[资料来源：中国营养学会编著，中国居民膳食指南(2016)，人民卫生出版社，2016：115。]

⊘ 活动资源 ⋯⋯⋯⋯⋯⋯⋯⋯⋯⋯⋯⋯⋯⋯⋯⋯⋯⋯⋯⋯⋯⋯⋯⋯⋯⋯⋯⋯⋯⋯⋯⋯⋯⋯⋯

儿歌：　我会喝水

小水杯，双手拿，

嘴巴干，口渴啦！

接半杯，坐下喝，

慢慢走，不会洒。

(刘虹)

适用年龄　3～5岁。

渗透教育　培养良好的饮水常规。

使用建议

1. 在饮水环节，教师和幼儿一起接水，并主动朗诵这首儿歌。教师一边说儿歌，一边按照儿歌内容做相应的动作：接半杯水，双手拿稳水杯，慢慢走到桌边坐下(或墙边站好)，喝完杯中的水。用教师的示范引导幼儿的行为。

2. 请幼儿互相提醒饮水的常规。

（资料来源：刘馨主编，幼儿园健康教育资源：健康生活，人民教育出版社，2017：36。）

．．

（三）关于热能

蛋白质、脂肪、碳水化合物是三大供热营养素，是机体热能的来源。人体利用这些热能维持正常的生命活动、生长发育，以及从事各种活动。具体说，人体获得的热能主要消耗于以下几个方面。

1. 基础代谢

人体无论从事何种活动都需要消耗能量，即使是在安静的状态下，人体各器官组织在完成其生理功能时也需要能量。我们把人体处于安静、卧床、空腹、清醒、体温正常时维持人体体温、心跳、呼吸、胃肠运动等方面需要的能量称为基础代谢。幼儿基础代谢是成人的 2 倍。

2. 消化吸收

消化吸收食物时需要一定的热能，也称食物的特殊动力作用。

3. 动作需要

人们从事各种强度不同的体力和脑力活动时需要消耗一定的热能，一般来说，动作强度大、持续时间长，消耗热能较多，因此，活泼好动的幼儿消耗热能通常多于安静、不爱活动的幼儿。

由于幼儿基础代谢较高，生长发育旺盛，活泼好动，对营养和热能的要求较高，这就需要成人为幼儿提供的食物中应含有适量的热能。热能不足会消耗体内储存的蛋白质和脂肪，使幼儿消瘦，抵抗力下降，影响幼儿的生长发育。但如果热能过剩，则会引起幼儿肥胖。目前肥胖的幼儿越来越多，这与他们热能摄取过剩而活动量过小有直接的关系。

二、 幼儿膳食的配制

（一）幼儿膳食配制的原则

1. 提供合理的、营养平衡的膳食

（1）膳食应多样化。

不同的食物所含的营养成分不完全相同，依照食物的性质和所含营养素的类别，可以将食物大致分为五大类：谷类、肉蛋鱼类、豆类及其制品、蔬菜与水果类、热能性食品。

表 5-2　食物分类及营养成分表

分类	谷类	肉蛋鱼类	豆类及其制品	蔬菜与水果类	热能性食品
种类	米、面、杂粮等	肉、禽、鱼、奶、蛋类等	大豆及其他干豆类	鲜豆、根茎、叶菜、水果	植物油、食用糖
主要营养成分	碳水化合物、蛋白质、纤维素、B 族维生素等	蛋白质、脂肪、无机盐、维生素 A、B 族维生素等	蛋白质、脂肪、纤维素、无机盐、B 族维生素等	纤维素、无机盐、维生素 C、胡萝卜素等	脂肪、碳水化合物

表 5-3　1～6 岁幼儿各种膳食日需要量表

食物种类	1～3 岁	3～6 岁
蔬菜类	150～200 克	200～300 克
水果	50～100 克	100～150 克
豆类及其制品	25～50 克	50 克
肉蛋鱼类	50～100 克	100～150 克
奶类或豆浆	250 毫升	250 毫升
谷类	150～250 克	250～300 克
植物油	10～15 克	10～20 克
糖	10～15 克	10～15 克

为了保证幼儿的健康，促进幼儿的生长发育，应让幼儿摄取多种食物，以获得丰富的营养和充足的热能。幼儿膳食应贯彻食物多样性的原则，主食与副食搭配，粗粮与细粮结合，荤食与素食结合，尽可能保证每天摄取五大类食物以获得充足的营养。

(2)膳食的搭配要合理。

在摄取多种多样食物的同时，还应注意食物之间的搭配，做到平衡膳食。例如，膳食中优质蛋白质最好占总蛋白质摄入量的 50％以上。

各种营养素供热占总热能的百分比是：蛋白质占总热能的 10％～15％，脂肪占总热能的 25％～35％，碳水化合物占总热能的 50％～60％。

三餐搭配应遵循以下原则：早餐高质量；午餐高质量、高热量；晚餐清淡易消化。从数量上看，幼儿各餐热能的分配应为：早餐占全天热能的 25％～30％，午餐占

$30\%\sim40\%$，午点占 10%，晚餐占 $25\%\sim30\%$。

（3）具体搭配方法。

①粗、细粮搭配。细粮容易消化，口感好；粗粮含维生素 B_1 丰富，耐嚼。婴儿时期不宜吃粗粮，两三岁以后粗、细粮搭配着吃，但要粗粮细做，兼顾幼儿的食欲和营养需要。

②米、面搭配。米比面食耐嚼，多嚼有益。面食花样多，巧做、细做，可以引起食欲。

③荤、素搭配。动物性食品含优质蛋白质，蔬菜含维生素、无机盐，荤、素搭配不仅不腻，还可以使摄入的营养平衡，有利健康。

④谷类与豆类搭配。大豆蛋白质为优质蛋白质，谷类中的蛋白质营养价值较低。豆类与谷类混合食用可起到蛋白质的互补作用。

⑤蔬菜五色搭配。观菜色，知营养。绿色、红色、黄色、紫色等深色的蔬菜所含的胡萝卜素、铁、钙等优于浅色蔬菜。

⑥干、稀搭配。有干有稀，有菜有汤，吃着舒服，水分也充足。

2. 烹制方法应适合幼儿的年龄特点与喜好

在尽可能保存各种食物营养素的同时，烹调的食物应细烂软嫩，便于幼儿消化。同时，还应做到味美色香，花样多，以增进幼儿的食欲。

3. 讲究饮食卫生

托幼园所应保证食物制作过程、餐具等均合乎卫生标准。例如，膳食原料应选择新鲜的；需防止食物变质；不吃腐败的食物；厨房及其设备应保持清洁卫生；餐具应及时清洗消毒；工作人员应注意个人卫生等。

拓展阅读

通过学校种植园地改善儿童营养

在校园内开辟一个种植园地，正在迅速成为确保儿童健康成长的一种普遍的做法。儿童通过观察和品尝种植园地里的果蔬，可以更好地了解水果和蔬菜的营养价值。

在美国，学校每年大概会开展 $12\sim30$ 次的儿童种植园地活动，还会教给儿童如何将自己采摘的果实做成美味的菜肴。在观察、采摘、烹饪的过程中，儿童自然而然地获得了许多营养知识。正因为其价值和意义，所以学校种植园地很快传到美国的各个地方，而且数量急剧增多。

学校种植园地有很多好处：引起儿童对营养和健康的关注，提升环境意识，提高团队协作力和生活能力，提供户外活动和呼吸新鲜空气的机会，减少儿童肥胖问题，帮助儿童取得更好的学业成就等。

如今，许多幼儿园都开辟了种植园地，有的还研发了营养课程，以便培养儿童良好的饮食习惯，让儿童学会不浪费食物和食物再利用，增加儿童的营养知识；同时，还便于举办各类活动，如有关种植园地知识的活动、收获季节品尝果实的活动、制作沙拉的活动等。

需要注意的是，依托种植园的活动设计要符合儿童的特点，从儿童的已有经验出发，引导儿童主动学习。教师在组织这些活动时，不能只是进行知识传授，演示给儿童看，或者只是让儿童单一地品尝或者观察，而是要让儿童在做中学。

[资料来源：根据《儿童早期教育中的安全、营养与健康》(凯西·罗伯逊著，刘馨等译，北京师范大学出版社，2018：259-261)改编。]

(二)幼儿膳食举例

表 5-4 1～3 岁婴幼儿食谱

	星期一	星期二	星期三	星期四	星期五
早餐	牛奶，五香豆腐干2～3片，小豆沙包	牛奶，鸡蛋烙饼	牛奶，小麻酱包，酱肝1～2片	牛奶，蛋羹，小果酱包	牛奶，小蛋糕
午餐	米饭，肉，虾皮蒸蛋，黄瓜丝汤	菜饭(肉、胡萝卜丝、菜叶)面片汤	米饭，肉，豆腐油菜，紫菜鸡蛋汤	米饭，蛋皮卷肉，冬瓜汤	炒饭(火腿肠丁，胡萝卜丁，黄瓜丁)玉米面粥
午点	苹果	柑橘，豆粥	西瓜	鸭梨冰糖粥	香蕉
晚餐	菜肉水饺，汤	肝，西红柿菜叶面	菜肉包子，大米粥	小花卷，红白豆腐，小米粥	肉，西红柿鸡蛋面

表 5-5 3～6 岁幼儿食谱

	星期一	星期二	星期三	星期四	星期五
早餐	小发糕，玉米面粥，酱猪肝	小麻酱花卷，豆粥，煮鹌鹑蛋	蛋糕，小米红枣粥，煮花生米	小豆沙包，大米粥，卤鸡蛋	小花卷，糯米紫米粥，火腿肠

续表

	星期一	星期二	星期三	星期四	星期五
加餐	牛奶	牛奶	牛奶	牛奶	牛奶
午餐	米饭，红烧鸡翅，豆腐烩小白菜，萝卜汤	菜肉包子，大米粥	米饭，红烧鸡块，炒土豆片，黄瓜汤	菜肉饺子，饺子原汤	米饭，红烧肉炖海带，胡萝卜汤
午点	柑橘	苹果	香蕉	梨	草莓
晚餐	小馒头，肉丸烩冬瓜，虾皮紫菜蛋汤	什锦炒饭，鸡蛋西红柿汤	小肉龙卷，莴苣炒鸡蛋，藕片汤	米饭，猪肝炒菠菜，冬瓜汤	鸡蛋西红柿面，香干炒芹菜

三、 幼儿的进餐与喝水

进餐与喝水是人的生理需要。幼儿对食物的偏好、摄取食物的方式以及进餐习惯会受到各种因素的影响，有些偏好和习惯对健康不利，一旦形成便很难改变，甚至影响终身，因此需要成人的正确引导和培养。

(一)幼儿进餐的卫生

1. 激发幼儿良好的食欲

食欲是由食物引起的兴奋。食欲的产生是生理因素和心理因素共同作用的结果。食欲一方面由生理刺激引起，即依靠食物进入消化道，引起消化道的蠕动和消化液的分泌；另一方面依靠心理的刺激，即食物的色香味和由此唤起的愉快的经验，两方面吻合时便产生了旺盛的食欲。

幼儿的食欲有其变化的过程。1岁左右的婴儿生长发育极为旺盛，机体对食物的需要量逐渐增加，故食欲较旺盛。2～3岁的婴儿因活动的范围扩大了，注意力经常集中在对周围事物的探索和游戏中，致使其食欲有所下降，并表现出时好时坏、波动不定的特点，在同一食物的态度上也表现出时而喜欢，时而不喜欢，缺乏稳定性。4岁以后，幼儿的食欲基本稳定下来，在饥饿时能主动摄食，保持着较好的食欲，但较大幼儿的食欲也会出现波动，如患病、不高兴、精神紧张等，都会使食欲降低。

如何保持幼儿良好的食欲呢？

第一，幼儿饮食应多样化，注意其色香味形以吸引幼儿进食。

第二，不要在进餐过程中批评幼儿。

第三，尽早教会幼儿自己动手吃东西，这样能提高幼儿进餐的兴趣。

第四，适当参加体育活动，可使幼儿保持较好的食欲。

2. 培养幼儿良好的饮食习惯和文明的进餐行为

进餐是健康的需要，也是文明的表现。成人应逐渐培养幼儿饭前洗手、饭后擦嘴漱口、不挑食、不偏食、细嚼慢咽、不撒饭、不敲碗筷、咀嚼不出声等良好的饮食习惯和文明的进餐行为。

◎ 活动资源　···

儿歌：　难怪个子长不高

小猫咪，喵喵叫，

吃饭就爱把食挑。

不吃饭，不吃糕，

不吃萝卜和青椒。

每天只把鱼肉要。

难怪个子长不高。

（刘畅）

适用年龄　3～5 岁。

渗透教育　培养均衡饮食、不挑食的习惯。

使用建议

1. 和幼儿一起朗诵儿歌，并请幼儿说一说：儿歌里提到了哪些好吃的东西？你喜欢吃其中的什么？小猫咪为什么个子长不高？怎样做才能长高呢？

2. 在进餐环节，向幼儿介绍各种食物的营养，鼓励幼儿吃不同的食物。

（资料来源：刘馨主编，幼儿园健康教育资源：健康生活，人民教育出版社，2017：37。）

···

3. 进餐时保教人员应仔细观察，精心照顾幼儿

幼儿进餐时，保教人员应仔细观察每一个幼儿的进餐行为，观察幼儿的进餐情绪、进餐速度、进餐量以及对食物的偏好，发现问题及时处理。当发现幼儿进餐时情绪低落、食欲较差，应检查和询问幼儿是否发烧、牙疼、嗓子疼、肚子疼等。对于挑食的幼儿应进行耐心地引导，可让幼儿少量尝试该种食物。当幼儿吃带骨、带刺的食物时，更应密切观察，进行必要的指导，若发现骨、刺卡入喉咙，应迅速做出处理。幼儿进餐时还容易出现不小心咬破舌头、咬破嘴唇、掉了门牙、打翻饭碗等现象，保教人员应耐心细致地帮助解决。

4. 饭前或饭后不宜做剧烈活动

为了保证幼儿消化道的正常蠕动、消化液的正常分泌及良好的食欲，在进餐前或后的半小时内不宜做剧烈活动，应进行一些安静的活动，如手指游戏、念儿歌、听故事等，这些活动可使幼儿的交感神经、呼吸系统、循环系统等平静下来，为进餐做好生理上的准备。

◎ 案例与分析 ··

小虾皮在肚子里游

最近，我发现有些孩子不爱吃虾皮，喝汤的时候他们往往把虾皮剩下。今天中午喝汤时，豆豆又把虾皮剩下了。我轻轻地走过去对他说："嚼一嚼小虾，咽下去可香了。"豆豆也学着我的话叽咕着就是不往下咽。我凑近豆豆的小嘴边好像在听："啊！听一听，你嘴里的小虾说要渴死了，快咽下去！让它到豆豆肚子里喝点水、游游泳吧！"这时豆豆也学着我的话，一边说一边把小虾咽了下去。豆豆就这样高兴地把小虾吃下去了，我马上鼓励他说："小虾现在不渴了，正在豆豆肚里游泳呢！真棒！谢谢豆豆！"

点评：

其实，幼儿的不良饮食习惯，往往是成人催化的结果。一方面需要家园同步沟通，另一方面需要教师独具匠心的引导。在帮助幼儿建立健康的饮食习惯上，既不可执意强求，又不宜无端放纵。在引导方法上，教师多些童心、童趣就能收到更好的效果。

（资料来源：张凤英、魏龚，小虾皮在肚子里游，学前教育，2002年增刊：39。）

··

（二）幼儿喝水的卫生

1. 使幼儿养成喝白开水的习惯

白开水对幼儿十分重要。托幼园所应保证白开水的供应，并提醒幼儿摄入白开水。平时应培养幼儿喝白开水的习惯，家长应为幼儿树立榜样，主动饮用白开水。幼儿应尽量减少甜饮料的摄入量。对于不习惯喝白开水的幼儿应由少到多，逐渐增加饮水量。成人应通过多种形式使幼儿明白白开水对身体的好处。

2. 培养幼儿主动饮水的习惯

保教人员应按时提醒幼儿喝水，每次尽可能喝足量，还应帮助幼儿学会渴了就喝、主动饮水的好习惯。注意区别对待不同的幼儿也很重要。对不爱喝水的幼儿，保教人员应格外注意引导他们饮水；对体质差的幼儿、患病初愈的幼儿、经常上火的幼儿、嗓子肿痛的幼儿应多提醒他们饮水。

3. 幼儿喝水时具体的卫生要求

(1)喝水前应先洗手，然后去拿自己的杯子，喝完水后将杯子放回原处。

(2)开始喝水时要小口尝试，避免烫嘴。

(3)喝水时不要说笑，防止呛咳。

(4)养成剧烈运动后、吃饭时不喝水的习惯。

⊘ 拓展阅读 ···

如何为儿童正确选择零食

零食是2～5岁儿童营养补充、饮食中的重要内容，零食应该尽可能与加餐相结合，以不影响正餐为宜(表5-6)。零食选择应注意以下几方面：①选择新鲜、天然、易消化的食物，如乳奶制品、水果、蔬菜、坚果和豆类食物；②少选油炸食品和膨化食品；③安排在两次正餐之间，量不宜多，睡觉前30分钟不要吃零食；④吃零食前要洗手，吃完漱口。

表5-6 推荐和限制的零食

推荐的零食	限制的零食
新鲜水果、蔬菜	果脯、果汁、果干、水果罐头
乳制品(液态奶、酸奶、奶酪等)	乳饮料、冷冻甜品类食物(雪糕等)、奶油、含糖饮料(碳酸饮料、果味饮料等)
馒头、面包	膨化食品(薯片、爆米花、虾条等)、油炸食品(油条、麻花、油炸土豆等)、含人造奶油的甜点
鲜肉鱼制品	咸鱼、香肠、腊肉、鱼肉罐头等
鸡蛋(煮鸡蛋、蒸蛋羹)	—
豆制品(豆腐干、豆浆)	烧烤类食品
坚果类(磨碎食用)	高盐坚果、糖浸坚果

注意零食的食用安全：避免整粒的豆类、坚果类食物呛入气管发生意外，建议坚果和豆类食物磨成粉或打成糊食用。对年龄较大的儿童，可引导孩子认识食品营养标

签，学会辨识食品营养生产日期和保质期。

（资料来源：中国营养学会编著，中国居民膳食指南，人民卫生出版社，2016：234-235。）

不同年龄段幼儿应当了解的与食物相关的知识

小班幼儿可以了解常见食物的名称、种类（如水果、蔬菜、主食等）及对身体的好处；知道不干净的食物不能吃；知道蔬菜、水果、谷物是地里种出来的。

中班幼儿了解的食物知识可以更加广泛：知道奶类、谷类、蛋类、鱼肉类、蔬菜水果类、豆类及其制品、调味品等种类；知道吃多种食物有利于健康，但好吃的东西也不宜多吃；了解简单的烹饪方式，如凉拌、清蒸、煮、炒等；知道不同的烹饪方式对味道和营养会有影响。

大班幼儿可以掌握更多的食物知识：初步分辨食物的好坏，懂得腐败变质的食物不能吃；学会看保质期，知道简单的食材保鲜方法；认识平衡膳食宝塔，知道不同食物含有不同的营养，身体需要多种食物，并能学会简单的食物搭配；对食材的食用部位了解得更细致，如根、茎、叶、果实、花等；认识并学会使用简单的烹饪工具，知道吃油炸、炭烤的食物不利于身体健康；通过食物制作活动和日常进餐活动能将食材与成品食物建立联系等。

（资料来源：刘馨主编，幼儿园健康教育资源：健康生活，人民教育出版社，2017：32。）

第二节
幼儿的睡眠

◉ 学习导引

1. 睡眠是机体的主要生理活动之一,那么你知道睡眠对幼儿的重要性吗?在本节中,期望你能结合生活经验和案例分析来理解睡眠对机体的生长发育和健康所发挥的作用。只有正确理解睡眠对幼儿健康的重要性,我们在保教工作中才能将幼儿睡眠环节的保育落到实处,促进幼儿的生长发育和健康。

2. 幼儿的生长发育与其睡眠质量有着密切的联系,那么你知道成人应采取哪些措施来提高幼儿的睡眠质量吗?通过学习本节内容,希望你能掌握组织幼儿睡眠过程中所应采取的保健措施,满足个体需要,引导幼儿养成良好的睡眠习惯。

一、 幼儿睡眠的重要性

睡眠对幼儿的健康十分重要。它能消除幼儿一天中脑力、体力活动造成的疲劳,使神经系统、骨骼和肌肉、内脏器官等得到休息。尤其是睡眠时人体生长激素大量分泌,有助于促进幼儿身高的增长以及大脑皮层的发育。因此,无论幼儿园还是家庭都应保证幼儿充足的睡眠。

保证幼儿的睡眠,一方面要保证幼儿睡眠的时间;另一方面要保证幼儿睡眠的质量。一般来说,幼儿年龄越小,需要睡眠的时间就越长(见表5-7)。

表 5-7 婴幼儿日睡眠时间表　　　　　　　　　单位:小时

年龄	夜间	白天	合计
新生儿	睡～醒	睡～醒	18～20
2～6 个月	9～10	4～6	14～16
7～12 个月	9～10	3～4	14
1～3 岁	9～10	2.5～3	12～13
3～6 岁	9～10	2～2.5	11～12

幼儿的睡眠时间也存在着个体差异。有的幼儿睡眠时间较长，而有的幼儿睡眠时间较短，夜晚入睡迟，中午毫无睡意，让他们提前睡觉或午睡是十分困难的事。重视幼儿睡眠的质量也很重要，注意不要让幼儿睡前听一些比较惊险的故事，或看一些情节较紧张的电视，应使幼儿轻松愉快地入睡，这样可以避免睡眠中出现夜惊或梦魇，使幼儿睡眠平稳踏实。

二、 幼儿睡眠的准备

为了提高幼儿的睡眠质量，托幼园所需要为幼儿提供良好的睡眠条件。

（一）活动安排上的准备

睡眠前保教人员可组织幼儿进行一些安静的活动，如户外散步、桌面游戏等，提醒全体幼儿排尿，检查幼儿的衣袋，防止幼儿将小物品带到床上玩耍。

（二）睡眠环境上的准备

寝室里新鲜流通的空气、适宜的温度与湿度、较暗的光线、安静的环境及舒适温暖的寝具是幼儿高质量睡眠的保证。

（三）幼儿心理上的准备

睡前保教人员应注意保持幼儿愉快轻松的情绪，使幼儿在良好的精神状态中安然入睡。保教人员不应在睡前批评或恐吓幼儿，也不适宜给幼儿讲激烈、有悬念的故事。

（四）对个别幼儿进行指导

幼儿的睡眠同其他活动一样，存在着个体差异，需要保教人员区别对待。例如，对于睡眠时间较长的幼儿、脱衣动作较慢的幼儿、年龄较小的幼儿及体弱多病的幼儿，应让他们提前进入睡眠室，准备睡觉；而对于精力旺盛、体质较好、不喜欢睡觉的或上床后爱与他人逗玩的幼儿，可分成几组依次安排上床睡觉，这样便于管理，也能满足不同幼儿的需要。

📖 活动资源 ....

图画书阅读活动： 不要睡觉，赛莉

作者 （美）米塔罗·英达瑞西（文·图），施敏（译）。

版本 江苏少年儿童出版社 2009 年版。

内容简介

到上床睡觉的时间了，小浣熊赛莉准备去睡觉。可是，它的爸爸妈妈却说"不行！"不仅这样，爸爸妈妈还烤起了饼干、做起了游戏，还要千方百计地拉着赛莉一起玩……这是怎么回事呢？

适用年龄　4～6 岁。

使用建议

1. 讲读图画书，引导幼儿仔细观察画面，体会故事的幽默。

2. 启发幼儿对比画面中爸爸妈妈用烤饼干、玩玩具、跳舞等诱惑赛莉不要睡觉时的动作、表情，和赛莉困倦而坚持的神态。请幼儿猜一猜：爸爸妈妈为什么不让赛莉睡觉呢？赛莉为什么坚持要睡觉？赛莉很困了：可爸爸妈妈就是不让她睡，她会有什么感觉？鼓励幼儿说一说：你觉得赛莉应该睡觉吗？爸爸妈妈应该吵赛莉吗？为什么？如果是你，你会怎么做？

3. 将图画书投放到语言区，鼓励幼儿自主阅读，或将书中的故事进行表演，帮助幼儿在反复的阅读和再现过程中，逐渐认识到按时睡觉的重要性，明白"到了睡觉时间就不应该再吵闹"的道理。

（家向）

（资料来源：刘馨主编，幼儿园健康教育资源：健康生活，人民教育出版社，2017：36。）

··

三、　幼儿睡眠的卫生

（一）培养幼儿良好的习惯

1. 培养幼儿独自入睡的习惯

初入托幼园所的幼儿常会出现睡眠问题，原因主要在于：幼儿首次离家来到新的环境内心异常焦虑；幼儿在家庭中养成了睡眠需要人陪着或哄着的习惯，否则就难以入睡。

对于入睡困难的幼儿，保教人员应有耐心，努力理解幼儿，满足他们的要求。保教人员可以坐下来轻拍幼儿，陪伴他们入睡，使幼儿对新环境产生安全感。也可以让幼儿将家里陪睡的小被子等物品带来陪着自己入睡。当幼儿适应新环境以后，保教人员可逐渐减少陪伴幼儿的次数，也可视幼儿的具体情况逐渐拿掉陪伴幼儿的物品，让幼儿学会独立入睡。

2. 培养幼儿按时睡眠、按时起床的习惯

托幼园所应执行一定的生活作息制度，使幼儿逐渐养成按时睡眠、按时起床的良好习惯。同时，也应促使幼儿家庭配合工作，使幼儿在家庭中也能逐渐养成按时入睡、按时起床的习惯。

3. 培养幼儿正确的睡眠姿势

托幼园所和家庭都应注意幼儿的睡姿，引导幼儿不趴卧、不跪卧、不蒙头睡觉，鼓励幼儿侧卧或仰卧，以保证幼儿的睡眠质量和身体健康。

(二)掌握排尿规律，及时提醒幼儿排尿

保教人员应了解每一个幼儿的排尿规律，注意有尿床习惯的幼儿，观察他是每天尿床还是偶尔尿床。偶尔尿床的幼儿大多由于白天玩得过于劳累、喝水或喝汤过多等缘故。有尿床习惯的幼儿应进行身体检查，防止器质性病变。保教人员应逐渐掌握幼儿尿床的具体时间，以便及时叫醒幼儿排尿。平时保教人员应掌握幼儿膳食的干稀情况，灵活把握提醒全体和个别幼儿排尿的时间和次数。在幼儿睡眠中，保教人员应经常检查尿床幼儿的被褥，发现尿湿，及时更换。

(三)仔细观察，及时发现异常情况

在幼儿睡眠的过程中，保教人员要注意观察每个幼儿的睡眠情况，一方面要注意幼儿的被子是否盖好，睡姿是否正确，有无蒙头睡觉，蒙头而未睡的幼儿是否在被子下面玩玩具、衣服或是否在玩弄生殖器等，若发现以上情况应及时帮助与引导；另一方面，保教人员应注意及早发现突发疾病的幼儿，如注意观察幼儿睡得是否安稳，脸色是否正常，体温是否正常，有无拉稀、流鼻血等现象，若发现幼儿的身体有异常表现或已患病，应及时采取相应的措施。

第三节
幼儿的着装

学习导引

1. 幼儿的服装除了保暖和美观外，还会影响幼儿身体的舒适度和活动状态，那么应如何为幼儿选择合适的服装呢？在本节中，期望你能结合自身感受、生活经验及与他人的交流互动来理解幼儿服装选择的主要原则，能够结合幼儿生长发育特点和需求来为其正确选择服装款式和大小，进而为幼儿的健康和安全提供重要保障。

2. 穿脱衣服是幼儿需要掌握的生活自理能力，那么如何教会幼儿正确穿脱衣服呢？在本节中，希望你能结合生活经验、案例分析、拓展阅读等来掌握指导幼儿学习穿脱衣服的原则和方法，逐步提高幼儿的生活自理能力。

一、 幼儿衣着选择的主要原则

人人都需要着装，不同年龄的人在着装的要求上会有所不同。幼儿的服装除了要能保暖和美观外，还要具备舒适、方便和安全的功能。

舒适是指服装的大小与宽松适度、面料柔软、吸湿透气、款式简单、不妨碍幼儿的生长。方便是指服装便于幼儿穿脱和运动。安全是指服装的扣子、带子等不会导致意外事故。总之，保暖、舒适、方便、安全、美观是幼儿着装的基本原则，幼儿的服装应依此购买和制作。

二、 幼儿衣着面料的选择

幼儿皮肤娇嫩，排汗量多，因而幼儿的贴身内衣应选用纯棉的面料。纯棉的内衣吸湿性强、透气性好，柔软、保温，十分适宜幼儿。化纤面料吸水性差，汗水附着在皮肤上，易导致微生物繁殖、腐败发酵，诱发幼儿过敏和湿疹，而且化纤织物对幼儿皮肤的刺激性较大，故不宜作为贴身内衣。幼儿内衣也不适宜用丝、毛织品，因为丝、毛织品中含有蛋白质成分，易使过敏体质的孩子出现湿疹。

婴儿的外衣面料最好也使用棉制品，这样，在成人抱婴儿的过程中能使婴儿感到舒服，不至于擦伤婴儿娇嫩的皮肤。较大幼儿的外衣面料可以多种多样，主要以舒适、结实为主。

三、 幼儿衣着款式和大小的选择

幼儿衣着款式的选择应该简洁、方便、安全，大小宽松适度，色彩明亮、欢快和醒目，充满童趣。

（一）上衣

幼儿上衣的领子、袖子的款式及长短、宽窄都应适合幼儿的身材特点。

幼儿的脖子短，衣领最好选择圆领或翻领，这既保暖又便于头部活动。衣袖不可过长，否则影响幼儿的活动。衣服扣子应光滑无棱角。为了便于穿脱，衣服的纽扣应在幼儿的前襟处。幼儿的衣服应少装饰，尤其避免将装饰性的小球、小动物、带子、金属标志等悬挂在衣服上，以免引起安全问题。

（二）裤子

幼儿的裤子可以是松紧的束腰裤，也可以是背带裤。松紧带的裤子便于幼儿穿脱，但较小的幼儿不太会将内衣塞入裤子中，冬季腹部容易受凉，对此，保教人员应注意提醒和经常检查幼儿的裤子是否穿的得当。同时，还应注意避免松紧带过紧，以保证幼儿腰腹部血液循环的畅通。对于穿背带裤的幼儿，保教人员应多给予照料，多提醒幼儿注意背带的安全，同时，也应注意背带的长短，及时调整以免影响幼儿躯干的增长。

幼儿裤腿的长短和宽窄应适中，过长或过宽的裤腿都会影响幼儿的活动，有时还会带来危险。

男幼儿裤子的前开口不应有拉链，以防伤及生殖器。

（三）鞋

幼儿足部皮肤薄嫩，保护机能差，肌肉和韧带较柔嫩、松弛，足弓不牢固，足骨尚未骨化，易变形，因此，幼儿穿的鞋大小应适中，软硬要适度，而且应轻便、舒适、透气性好，这样有利于幼儿的运动。幼儿鞋的大小以在后跟处能伸进一个手指为宜，鞋跟高以1厘米为宜，鞋底应较柔软而有弹性，并具备防滑的特点。如果幼儿的鞋不舒适，会使幼儿的足部肌肉松弛、足弓塌陷、足骨变形，甚至引起骨盆的变形。

较小幼儿的鞋带最好使用尼龙扣或松紧带，较大幼儿可穿系带的鞋，但鞋带不宜过长。幼儿夏天穿的凉鞋应特别注意其舒适性和安全性，避免幼儿脚面皮肤受磨、脚底起泡、挫伤脚趾等现象。

幼儿最好不穿皮鞋。皮鞋弹性差，伸缩性小，鞋帮和鞋底较硬，易压迫足部血管和神经，影响幼儿足底、足趾的发育，造成血液循环障碍，冬季易生冻疮，还会磨破足部皮肤。

四、 穿脱衣服的方法

(一)穿脱衣服的原则

(1)鼓励并帮助幼儿学习独立穿脱衣服，对年龄较小的幼儿，教师应在困难处给予帮助。

(2)督促幼儿抓紧时间穿脱衣服，防止幼儿边穿边玩。

(3)教师除检查每个幼儿穿衣的情况外，还应教会幼儿自我检查。

(4)在秋冬较寒冷的季节，幼儿穿衣时应尽量减少胸部暴露在外的时间，以免着凉，应先将毛衣或棉衣穿上，再穿袜子、裤子等。脱衣也应是最后脱毛衣或棉衣。

(二)穿脱上衣的方法

1.穿开襟衣服

(1)分辨里外和前后。

(2)双手抓住衣领向后甩，将衣服披在肩头。

(3)用手攥住内衣袖子，穿外衣袖子。

(4)翻好衣领，将衣服的前襟对齐。

(5)系扣子，可自下而上进行。

(6)认真检查扣子是否一对一系好，领子是否翻好，是否平展。

◎ 活动资源 ....

儿歌： 系扣歌

花花衣，像扇门。

小纽扣，像门锁。

从下往上来关锁，

关上一个又一个，

比得准，对得齐，

再也不露小肚皮。

(富军)

适用年龄　4～5 岁。

渗透教育　学习系扣子，增强生活自理能力。

使用建议

1. 教师以"布娃娃不会系扣子，小肚皮露在外面着凉了，我们快来帮帮她吧"为导入情境，和幼儿一起学说儿歌，并示范给布娃娃系扣子。

2. 在娃娃家投放多个娃娃和多件需要系扣子的上衣，鼓励幼儿常去帮娃娃系扣子。

3. 鼓励幼儿在日常生活中自己系扣子，不断巩固练习。

(资料来源：刘馨主编，幼儿园健康教育资源：健康生活，人民教育出版社，2017：153。)

···

2. 穿套头衣服

(1)将头钻入领口。

(2)将衣服正面转到胸前。

(3)找到两只袖子并一一穿上。

穿套头衣服的关键是找到正面、领子和袖子，成人应帮助幼儿在衣服的正面做出记号，以便幼儿穿时方便，并在此处做重点检查。

3. 脱上衣

(1)开襟上衣，脱开襟上衣应先将扣子解开，然后从背后逐一拉掉两只袖子。较小幼儿在解开扣子后，可由成人将其袖子脱下。

(2)套头上衣，先将两只袖子脱掉，再钻脱领口。

(三)穿裤子的方法

(1)辨别前后。为了教幼儿分辨前后，家长应在幼儿裤子前片绣花、绣名字、缝兜或在膝盖处绣上明显的记号。

(2)双手提好裤腰。

(3)先伸一条腿，再进另一条腿。

(4)提裤子。

(5)将内衣塞进裤子里。

冬季应检查幼儿穿裤子的情况，防止幼儿将腿伸进外裤和毛裤之间。同时还应注意检查男幼儿有无将裤子穿颠倒。

活动资源 ··

儿歌：包饺子

卷呀卷呀卷白菜，（卷起小背心）

剥呀剥呀剥白菜，（拉开裤子前面）

装呀装呀装饺子馅儿，（把小背心下摆塞到裤子里）

捏呀捏呀捏饺子皮儿，（把塞好的衣服整理平整）

盖呀盖呀盖锅盖。（把外衣掀下来盖好）

（北京市六一幼儿院教师改编）

适用年龄 3～5岁。

渗透教育 学习提裤子后整理衣裤的方法。

使用建议

1. 教师边说儿歌，边演示整理衣裤的方法。

2. 请幼儿学说儿歌，尝试自己整理衣裤。

3. 教师观察幼儿的整理情况，进行个别指导，鼓励幼儿大胆尝试和练习。

（资料来源：刘馨主编，幼儿园健康教育资源：健康生活，人民教育出版社，2017：151。）

··

（四）穿袜子的方法

（1）分辨袜子的不同部位，如袜尖、袜底、袜跟、袜筒。

（2）手持袜筒，袜底放在下面，袜尖朝前。

（3）两手将袜筒推叠到袜后跟，再往脚上穿，先穿脚尖，再穿脚跟，最后提袜筒。

幼儿常将袜跟穿到脚面上，保教人员应及时指导和纠正，还应教会幼儿将袜筒包住衬裤的裤脚，为穿毛裤做准备。

活动资源 ··

儿歌：小小衣裤叠整齐

衣服放平铺整齐，

先将袖子抱一起，

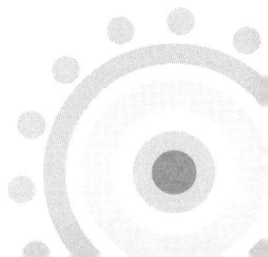

再把腰儿弯一弯，

小小衣服叠整齐。

两条裤腿并一起，

裤腰裤腿对整齐，

再向中间折一折，

小小裤子叠整齐。

(李国雯)

适用年龄 4～5岁。

渗透教育 学习叠衣服和叠裤子的方法。

使用建议

1. 幼儿学说儿歌。

2. 请幼儿每人拿一件衣服或一条裤子，按照儿歌提示的步骤动手叠一叠。

3. 坚持培养幼儿自己整理衣服的良好生活习惯。

(资料来源：刘馨主编，幼儿园健康教育资源：健康生活，人民教育出版社，2017：154。)

(五)穿鞋的方法

(1)分辨左、右鞋，并将左鞋和右鞋放正。

(2)两脚分别穿上鞋，用手提鞋跟。

(3)系鞋扣或鞋带。

幼儿活动时，保教人员应注意观察幼儿的鞋扣和鞋带，发现鞋扣或鞋带松开应及时帮助或提醒幼儿系好。

◎ 活动资源

儿歌：我的小巧手

我有一双小巧手，

会洗脸来会梳头。

会用筷子来吃饭，

会用温水来漱口。

会穿衣，扣纽扣，

学穿鞋，分左右。

会把衣裤来折叠，

多能干的小巧手。

适用年龄 4～6 岁。

渗透教育 鼓励幼儿自己的事情自己做。

使用建议

1. 引导幼儿学说儿歌。

2. 请幼儿说一说，自己的小巧手还会做什么？

3. 在日常生活中鼓励幼儿多用自己的小巧手做事情。根据幼儿的实际情况选择叠衣服或使用筷子作为指导重点。

（资料来源：刘馨主编，幼儿园健康教育资源：健康生活，人民教育出版社，2017：152。）

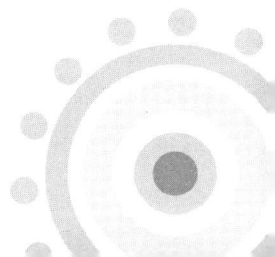

第四节
幼儿的排泄

📖 **学习导引**

　　及时排泄能清除机体产生的代谢废物，维持机体健康。幼儿的神经系统尚未发育完善，对于排便和排尿的自主控制能力还较差，那么成人应如何在婴幼儿的排泄过程中做好照料并指导婴幼儿从小养成良好的排便和排尿习惯呢？在本节中，期望你能结合案例分析了解婴幼儿的生理发育和学习特点，掌握针对不同年龄段婴幼儿排便和排尿的指导要点，促进婴幼儿的健康成长。

　　幼儿生活在文明社会中，他们必须遵守一切社会文明准则和规范。在排泄方面，他们必须学会控制自己的大小便，知道大小便去厕所，不随地大小便，养成一切与排泄有关的文明习惯。所有这些都离不开成人的教育指导和适当的训练。

一、婴幼儿排尿排便的指导与训练

　　婴幼儿排尿排便的训练应从出生起逐步进行。训练婴幼儿排尿排便的关键是让婴幼儿主动意识到大小便，并逐渐学会控制。婴幼儿大脑皮层和相应器官的逐渐成熟，以及对婴幼儿的适当指导和训练，是婴幼儿学会排尿排便不可缺少的两个基本条件。此外，成人的耐心也是婴幼儿学会控制排尿排便不可缺少的重要因素之一。

　　(一)婴幼儿排尿的指导与训练

　　婴幼儿排尿的指导与训练就是让其在产生尿意的时候，能主动控制，并将尿液排在便盆或厕所里，做到这一点并非易事，需要长时间练习。

　　1. 一岁以内

　　婴儿开始使用尿布时，成人应注意给婴儿勤换尿布，让婴儿感受到干尿布与湿尿布的不同，为婴儿感受尿意打下基础。在婴儿排尿时，成人可以发出某种固定的声音，让婴儿将此声音与排尿建立联系，并逐渐学会用此声音来表达自己的尿意。成人还应注意婴儿的饮食量、出汗的情况、季节与气温的特点及婴儿的身体活动情况，以便准确把握给婴儿把尿的时间。

2. 一岁以上

这个年龄阶段是排尿训练的最佳时期。此时，婴幼儿膀胱的储尿能力和括约肌的收缩能力有所增强，能在短时间内憋住尿液，为有意识地控制排尿提供了条件。

训练排尿的最佳季节是温暖的春、夏季。这些季节的便盆不凉屁股，尿湿的裤子也容易晾干，而且婴幼儿排汗较多，排尿的间隔时间相对较长，有利于成人掌握婴幼儿排尿的时间。训练排尿时，成人应注意观察婴幼儿的表情和姿势，婴幼儿在排尿前夕通常伴有打冷战、发愣、下蹲等表现。成人觉察后，应及时提醒婴幼儿坐盆排尿。成人还应注意将便盆放在固定、易拿的地方，便于帮助婴幼儿形成排尿的条件反射，也便于婴幼儿及时找到便盆。婴幼儿在排尿时，成人除了发出某种声音外，还应教会婴幼儿用语言表达尿意。在训练排尿期间，应尽量保持家庭生活的安定和祥和，减少动荡不安和紧张，同时，还应注意不可强迫婴幼儿排尿。

(二)婴幼儿排便的指导与训练

与控制排尿相比，帮助婴幼儿学会控制大便的训练要容易得多，成人在训练婴幼儿排便时，应注意以下几点。

(1)注意婴幼儿排便前的动作表现。婴幼儿在排便前常排出有臭味的气体，同时伴有身体用力的动作和发出使劲的声音，成人应及时将婴幼儿放在便盆上。

(2)成人应尽可能地帮助婴幼儿养成每天排便的习惯，防止婴幼儿便秘。成人可以让婴幼儿在饭后坐在便盆上，利用婴幼儿的结肠反射将大便排出。让婴幼儿多参加身体活动，多饮水、多吃蔬菜和水果，也利于婴幼儿排便。

(3)应避免婴幼儿在排大便时吃东西或玩耍。排便是一种条件反射，需要婴幼儿专心致志，如果婴幼儿在排便时吃东西或玩耍，便会分散注意力，不利于排便反射的建立，而且，较长时间坐盆，还会造成婴幼儿肛门脱出和腿部、臀部的疲劳，不利于婴幼儿的健康。婴幼儿每次排便的时间应以 5 分钟为宜，时间不可过长。

(4)婴幼儿成功地排出大便后，成人应对其进行赞扬和鼓励，不要对婴幼儿的粪便表现出厌恶的神态，防止婴幼儿出现心理性便秘。

二、 幼儿排泄的卫生

(一)鼓励和引导婴幼儿自己排尿排便

成人发现婴幼儿有排尿排便迹象后，应及时指导他们排泄，并对其成功地排尿排便

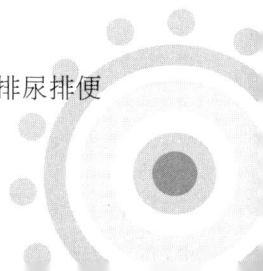

给予表扬和鼓励，以增强其对排尿排便的自信心。对偶尔不小心将尿或粪便排到裤子上或床上的婴幼儿应给予理解，不指责，并消除因排泄失误而造成的紧张感，稳定婴幼儿独立排泄的信心。

（二）告诉幼儿不憋尿、不憋大便

幼儿有尿意就应排尿，避免膀胱过度充盈，失去收缩能力而发生排尿困难或感染。同样，当幼儿产生便意后也应及时排便，防止粪便长时间积存，出现便秘。当幼儿因贪玩憋尿、憋大便时，成人应及时提醒他们排泄。

◎ 案例与分析

新学年开始了，刚入园的小班幼儿对幼儿园生活还不是很适应，其中最让教师担心的就是上厕所。有的幼儿憋着不去厕所，有的幼儿尿床，还有的幼儿来幼儿园一个月后也从来不在幼儿园大便。针对这种情况，小一班的李老师及时调整了班级厕所的环境，在厕所里贴上了可爱的动物形象，在蹲便池两边合适的位置贴上了小脚印，还增加了两个卡通小便盆，以消除幼儿的陌生感和恐惧感。同时，在娃娃家中，除了原来的客厅、厨房外，经过和幼儿商量，教师还新建了一个"宝宝厕所"，并为幼儿准备了卫生纸、垃圾桶等物品。幼儿在娃娃家玩"上厕所"游戏玩得不亦乐乎。此外，教师还和幼儿一起分享了《我会拉便便》《尿尿大冒险》《马桶的故事》《是谁嗯嗯在我的头上》《呀，拉出了香蕉船》《上厕所》等关于如厕方面的绘本。幼儿在游戏和绘本中学会了如厕的方法，有大小便能主动告诉老师。经过一段时间，班级的绝大部分幼儿都不再害怕上厕所，也不憋尿憋便了。

点评：

排泄、盥洗、睡眠、着装、户外活动等都是保育工作中的重要环节，系统化、有方法、有重点地开展工作，在保证幼儿安全与健康的前提下，帮助幼儿逐步建立自我服务的意识和能力，形成良好的生活与卫生习惯，对幼儿的身体健康和长远发展都起着重要的作用。

（三）培养幼儿良好的排泄习惯

（1）培养幼儿用语言表达大小便的习惯。

（2）培养幼儿专心排大便的习惯，避免幼儿在蹲坑或坐盆时玩耍。

(3)培养幼儿便后用卫生纸擦拭的能力和习惯，女幼儿小便后也应学会用卫生纸擦净外阴的尿液。

(4)培养幼儿便后冲厕的习惯。

(5)培养幼儿便后洗手的习惯。

(四)注意幼儿厕所与便盆的清洁卫生

托幼园所的厕所应保持清洁卫生，经常打扫消毒。幼儿使用过的便盆应立即倾倒，每日用消毒液刷洗干净。

(五)保教人员应仔细观察幼儿的排尿排便情况，发现问题及时处理

幼儿排尿的次数、数量与当日的饮食量、天气等有着密切的关系。若幼儿喝水不多却多次排尿，同时伴有尿血、尿痛的现象，应怀疑是泌尿系统感染，需及时请家长带幼儿去医院检查。

幼儿排便的情况也能反映出身体的健康状况。若幼儿的粪便有酸臭味，很可能是食量过多或消化不良，应教育幼儿少吃零食，不暴饮暴食。若发现幼儿拉稀而且排便次数较多或是大便的颜色异常，应建议家长带幼儿去医院检查。若幼儿连续几天未排便，保教人员应与家长沟通，以防幼儿出现便秘。

案例与分析

拉屁屁这件"大事"

今天下班送完最后一个孩子后，我刚准备坐下来喝口水，一个家长就怒气冲冲地闯进班里来，大声喊着："老师，你怎么回事？我们孩子拉到裤子里了你也不给我们换！"

我马上明白发生了什么事情，赶紧说："不好意思，今天白天我就看见小宝有点难受，感觉他可能想拉屁屁。可是劝了他好半天他也不去。直到快放学时，我都关注着他，担心他拉在裤子里。估计离园的时候，他憋不住了，我也没发现。真是不好意思，接的时候忘了跟您说一声了。"眼看家长的怒气仍未消除，我赶紧拿了把椅子，说："快让孩子换一下裤子。包里带着换洗的衣物了吗？"家长虽然脸上带着怒气，但手已经在翻找干净衣物了。我们俩忙活了一阵，终于给孩子收拾利索。家长走的时候，我跟着他，直到送出幼儿园大门时，才看见他脸上渐渐缓和的表情。

从当幼儿园老师的那天起，我就像一根绷紧的皮筋儿，最怕孩子送走以后接到家

长的电话。刚入班那会，看见班里那 30 个活蹦乱跳的孩子，我恨不得脚后跟都长上眼睛。可是，总有老师看不到的事情发生。就像今天的"拉裤子"事件一样，真是防不胜防。每年刚入园的小班里都有那么一两个不喜欢在幼儿园拉㞎㞎的孩子。上学时，我听说姨妈家的孩子在幼儿园拉裤子没有换，还义愤填膺地指责过他们幼儿园的老师，可等到自己带班时，才了解这份工作的不容易。

比如，有的时候明明看着孩子的表情像是要大便，可孩子就是不愿意去厕所，不一会就拉到裤子里了。其实拉到裤子里也不是大事，老师赶紧帮孩子换衣服，安抚情绪，很快也就没事了。老师最担心的是那些拉了裤子不和老师说的孩子。如果老师及时发现孩子表情不对，就能早早地留意孩子大便的情况，但要是老师因为其他事情没注意到，就可能一时发现不了孩子大便的情况。这不仅让孩子不舒服，也给老师的工作带来了新挑战。

根据多年的带班经验，我总结了小班孩子拉裤子的原因。

第一，小班孩子自理能力欠缺，拉㞎㞎需要孩子能及时感知自己的便意、会跟老师沟通、能穿脱裤子、会擦屁股等，是对孩子综合能力的考验。自理能力差的孩子很难独自完成。

第二，对于小班刚入园的孩子来说，新环境和不熟悉的人（老师），增加了孩子心理上的压力和顾虑，难以主动向老师提出拉㞎㞎的需求。

第三，设施设备不同。由于现在大部分家庭使用的都是马桶，孩子在家的如厕训练用的也是马桶，但幼儿园出于安全和卫生考虑，安装的是蹲便。孩子在家没接触过蹲便，不知道怎么上厕所。小便都要练习很长一段时间，更别说是大便了。

第四，蹲便对孩子的腿部力量要求比较高，尤其大便时间较长，对于小班的孩子来说，还真是个"力气活"。因此，如果家长在家给孩子准备个能蹲着上的小马桶，入园前就鼓励孩子在家多练习，同时多做一些跑跳等运动锻炼孩子的腿部力量，对孩子入园后使用蹲便会有很大的帮助。

当然，这时候对孩子来说只是一个学习的阶段，不能完全独立完成很正常。他们需要成人的及时帮助和鼓励。

点评：

拉㞎㞎对小班的幼儿来说不是一件小事。同样，幼儿的事，永远是教师和家长的大事。在小班幼儿入园时，教师应该关注每一位幼儿的排便情况，对于不敢在园所拉㞎㞎的幼儿更要额外关注，积极采取措施，帮助他们尽快适应幼儿园的生活。另外，教师也可以通过讲故事、如厕小游戏、生活常规训练、腿部肌肉锻炼等方法，帮助幼儿缓解心理压力，提高生活自理能力，逐步学习在园所主动大便。当然，幼儿园的工作离不开家长的配合，对于有这种情况的幼儿，教师要及时与家长沟通，实现家园合作，帮助孩子养成良好的如厕习惯。

[资料来源：史潇，拉屁屁这件"大事"，学前教育，2019(1)：52-53。]

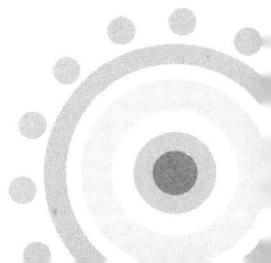

第五节
幼儿的盥洗

学习导引

保持幼儿毛发和皮肤的清洁有助于增强其皮肤的抵抗能力，那么你知道幼儿盥洗对其生长发育和生活有什么意义吗？幼儿日常盥洗包括哪些内容？成人应如何指导呢？在本节中，期望你能结合生活经验、拓展阅读等来理解幼儿盥洗对其身体健康和生活自理能力培养的重要性，掌握幼儿日常盥洗的内容及具体盥洗方法，以及成人在指导幼儿盥洗过程中采取的保教要点。基于此，我们在日后的保教工作中才能具有培养幼儿养成爱清洁、讲卫生的好习惯的意识，并将其融入一日生活各环节中。

一、盥洗的重要性

盥洗是幼儿生活的一个重要环节，可使幼儿毛发、皮肤保持清洁，提高皮肤的各种功能，减少皮肤被汗液、皮脂、灰尘污染的机会，提高皮肤的抵抗力，维护身体的健康。同时，还可以培养幼儿爱清洁、讲卫生的好习惯，提高幼儿的生活自理能力。

二、幼儿日常盥洗的内容

(一)洗手

1. 知道什么时候该洗手

(1)饭前、便后。

(2)户外运动、玩耍后。

(3)画完画后。

(4)擤过鼻涕后。

(5)做完扫除后。

(6)接触钱币后。

(7)乘坐公共交通工具后，从医院回家后。

2. 洗手的主要方法

(1)洗手前先卷衣袖，在水龙头下把双手淋湿。

(2)在手掌上涂抹肥皂或洗手液,然后反复搓揉双手的手心、手背、手腕、指尖、手指缝隙。

(3)在流水下将手冲洗干净。洗手时,双手略向下,避免弄湿衣袖。

(4)用干净的个人专用毛巾或一次性纸巾擦干双手,也可用自动干手器把湿手烘干或自然风干。冬天洗手后擦护手霜。

拓展阅读

七步洗手法

正确地洗手是防止病菌传播的有效方法。在幼儿初入园时,教师就可用游戏化的方式教给幼儿正确的洗手方法,即"七步洗手法",具体操作如下。

两个好朋友,见面搓搓手(第一步洗手掌:两手的掌心对搓);

我背你先搓搓,你背我再搓搓(第二步洗手背和手指缝:两手的手心向下、五指分开,相互叠起,搓洗手背和手指缝);

变成一只大螃蟹,横呀横着走(第三步洗手指缝:两手交叉,互搓手指缝);

缩起八只螃蟹脚,再往沙里扭一扭(第四步洗手指背:半握拳把一只手的四个手指背放在另一手掌心旋转搓搓,两手交换);

举起两只大钳子,精神又抖擞(第五步洗大拇指:两手互转洗大拇指);

螃蟹害羞缩起腿,躲在沙地不露头(第六步洗指甲:两手互转洗指甲边缘);

再见再来握握手,两个好朋友(第七步洗手腕:两手互转洗手腕)。

这种方法可以去除手部的绝大部分细菌。教师可以带领幼儿一边念儿歌一边做动作,幼儿在有趣的情景中很快就能记住儿歌和手部动作。

(资料来源:刘馨、孙璐,加强传染病防控,培养幼儿的良好卫生习惯,幼儿教育(教育教学),2020(5):6。)

3. 错误的洗手法

(1)只用湿毛巾擦手而不洗手。

(2)用盆水洗手。

(3)只用清水洗手,不使用肥皂、洗手液等清洁用品。

(4)马马虎虎搓洗双手。

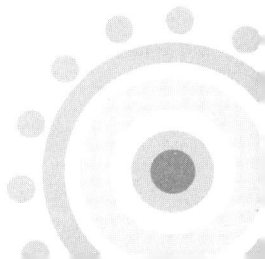

（5）和别人共用毛巾擦手。

4. 注意之处

洗手时，要求幼儿双手略向下，避免水顺着手臂倒流，弄湿衣袖。教育幼儿认真洗，不玩水，不敷衍。

（二）刷牙

1. 刷牙的时间

（1）早晨起床后，先刷牙，再吃早餐。

（2）晚上上床入睡前刷牙，刷牙后不再吃东西，包括喝牛奶。

（3）有条件的，也可以在午餐后刷牙。

2. 刷牙的正确方法

（1）刷牙前先漱口，将牙膏挤到牙刷上。

（2）顺着牙缝竖刷，上牙往下刷，下牙往上刷；牙齿的里外都应刷到；磨牙牙冠横着刷。每个部位来回刷多次。

（3）刷牙后再次漱口，并将牙刷冲洗干净。

（4）将牙刷的毛端朝上、牙刷柄向下放入刷牙杯中。

（5）整个刷牙过程大致需要 3 分钟。

3. 注意之处

幼儿在练习刷牙阶段可以暂不使用牙膏。教会幼儿挤适量的牙膏。应指导和督促幼儿认真刷牙，尤其是牙齿的内侧面也应仔细刷。

（三）洗脸

1. 洗脸的方法

（1）将毛巾用水洗湿，然后拧干。

（2）用毛巾先擦里、外眼角，然后擦前额、脸颊、鼻孔下方、口周、下巴、脖子及耳朵。其间应清洗毛巾 1～2 次，以保证毛巾的清洁。

（3）用干净的个人专用小毛巾洗脸，冬季洗脸后应擦面霜。

2. 注意之处

应使用流动的水给幼儿洗脸。前额、眼角、鼻孔、口周、下巴等处是幼儿洗脸时经常遗忘的地方，应及时提醒幼儿。

三、 幼儿盥洗过程中的照料、 检查与指导

(一)全面照顾、及时督促、仔细检查

盥洗环节较易出问题，例如地面有水，幼儿可能会滑倒，幼儿玩水将衣服弄湿等，保教人员应重视这一环节，注意全面照顾、及时督促、仔细检查，使此环节既能达到清洁的目的，又能起到教育的作用。

盥洗前应向幼儿强调盥洗的纪律、卫生要求以及注意事项，并分小组进行盥洗，避免盥洗室人多拥挤。对个别衣袖卷不上、不会洗手、敷衍了事的幼儿，保教人员应给予帮助和提醒。幼儿洗手后，保教人员要检查每个幼儿手洗得是否干净，包括手指缝、手背、手指甲、手腕等。

(二)培养幼儿良好的盥洗习惯

(1)培养幼儿勤洗手的习惯。

(2)培养幼儿每天洗脸、洗脚、洗屁股的习惯。

(3)培养幼儿饭后漱口、早晚刷牙的习惯。

(4)培养幼儿经常洗头、洗澡、换衣的习惯。

(5)培养幼儿勤剪指甲、男幼儿勤剪头发的习惯。

◎ 拓展阅读 ···

小脏手变干净了

"饭前便后要洗手。"这虽然是一件生活小事，但却是一个大教育事件。它关系到幼儿今后良好的生活、学习习惯的确立。经常洗手，也是预防传染病的一个重要的环节，但要让幼儿养成自觉洗手的习惯可不是一件容易的事。尽管平时我们不厌其烦地提醒他们，但总是有个别幼儿会跟你"捉迷藏"，能逃则逃，逃不脱则敷衍了事。怎样让幼儿体验到洗手的重要性，并转化为自身的自觉行为呢？

想要了解相关具体内容，可扫描文旁二维码。

···

第六节
幼儿的户外活动

◉ 学习导引

《幼儿园工作规程》(2016)明确指出："正常情况下，幼儿户外活动时间(包括户外体育活动时间)每天不得少于 2 小时。"那你有没有思考过户外活动对幼儿的发展有何意义？成人在组织户外活动时需要注意哪些保育要点？在本节中，希望你能基于自身生活经验、拓展阅读等来深入理解户外活动对幼儿生长发育的重要性，掌握保教人员在组织户外活动各环节时需要注意的保健措施，从而确保幼儿的活动安全、提升活动效果。

一、 幼儿户外活动的重要性

户外充足的阳光、新鲜的空气及适当的气温对幼儿的生长发育具有重要的意义。适当的紫外线照射可以促进机体对钙的吸收，促进幼儿骨骼的良好发育。幼儿的新陈代谢旺盛，需要新鲜的氧气供给。幼儿经常在户外的环境中活动并参加适当的运动，能较好地锻炼幼儿机体的适应能力及抵抗疾病的能力，增强幼儿的体质。

《幼儿园工作规程》(2016)指出："正常情况下，幼儿户外活动时间(包括户外体育活动时间)每天不得少于 2 小时……高寒、高温地区可酌情增减。"

二、 幼儿户外活动的保育要点

(一)依据天气状况确定户外活动的安排

保教人员应时刻关注当地的天气情况及当地政府对中小学和幼儿园是否进行户外活动的建议，确定是否组织幼儿进行户外活动。遇到有雾霾天气时，应尽量减少幼儿的室外活动。

冬天应安排幼儿在户外较暖和的时候在阳光下进行户外活动，夏季则应该安排幼儿在户外较凉快的时候在树荫下、阴凉处进行活动。

(二)提前对户外活动环境进行安全检查

幼儿进行户外活动前，保教人员应对活动场地的地面、器械、玩具进行检查，去除障碍物和危险物品、器械，消除不安全因素。

✅ **拓展阅读** ··

幼儿应当了解的运动安全知识

1. 听从老师的指令并在指定的范围内活动。

2. 运动中要穿适宜的衣服和鞋子。

3. 走动或跑动时要注意躲避障碍物，不与他人碰撞。

4. 掌握从较高处往下跳的安全方法（前脚掌先着地，落地的时候要屈上体稍直，两臂平举以进行缓冲和维持平衡），知道不能随便从太高处往下跳。

5. 掌握运动器材的正确使用方法，能注意躲闪，避免被器材砸伤、撞伤、碰伤等，并能考虑到他人的安全，避免器材伤及他人。

6. 跳绳时注意前后左右都要和别人保持一定的距离，避免碰到其他小朋友。

7. 玩滑梯时要扶好扶手，坐着从上往下滑，不能在滑梯上做危险动作。

8. 跳跃或快速奔跑时不说笑、不伸舌头。

9. 遇到危险时，用向左右跑开、抱头、抱肩、蹲下等方法进行躲避。

10. 运动中感觉累时，能注意休息。

11. 活动中如果身体出现不适或损伤，要及时告诉老师等。

运动时的着装安全要求

1. 衣服的大小、厚薄、松紧要适宜；不穿有绳带的衣服，衣服上也不要佩戴纪念章、胸针等饰物，口袋内不能放尖锐的物品；衣服扣子要系好；在寒冷的季节要检查秋衣是否塞在裤子里，避免在运动中露出小肚皮。

2. 鞋子要合脚、轻便，有一定的弹性，最好是运动鞋，不要穿皮鞋、凉鞋参加运动；鞋带要系好系牢，以免在运动过程中被鞋带绊倒。

运动中的安全要求

1. 运动前，做好身体各个关节的准备活动，消除肌肉及关节的僵硬状态，预防受伤。

2. 向幼儿强调活动的规则与安全注意事项，让幼儿知道该如何安全地玩，避免身体受伤。

运动后的安全要求

1. 运动结束后，教师要带领幼儿做放松操、散步等整理活动，减轻运动后的心脏

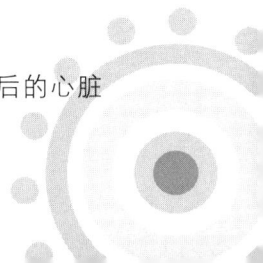

负担，从而有益于精神的放松和体力的恢复。

2. 教师要引导幼儿知道，剧烈活动后要稍许休息再喝水并要控制水量，因为一次性喝下大量的水会增加心脏负担，严重的还会引起肠胃痉挛。

幼儿应避免参加的活动

在户外活动中，教师应避免带领幼儿进行损伤身体的比赛与活动，具体如下。

1. 静力性活动：玩扩胸器、拔河比赛等。

2. 急骤性的静止活动：如疾跑中突然静止、疾跑中突然转身等。

3. 有损骨骼关节的活动：如"斗牛"游戏（膝盖和膝盖碰撞）、掰手腕、从高处往硬地上跳等。

4. 过量的耐久性活动：如距离过长的跑步、距离过长的"小兔跳"比赛等。

（资料来源：刘馨主编，幼儿园健康教育资源：健康生活，人民教育出版社，2017：219-220。）

（三）安全组织好幼儿的户外活动

（1）正确引导和提醒幼儿安全上下楼梯，避免拥挤。

（2）向幼儿明确游戏和运动的规则与要求，避免幼儿在自由游戏和集体活动中互相干扰、拥挤、冲撞。

（3）在具有一定危险性的运动器械旁站立，如秋千、滑梯、攀登设备等，关注幼儿的活动安全，对年龄较小的幼儿进行必要的保护。

（4）全方位观察幼儿的活动，随时对幼儿进行必要的照顾和指导。

（5）及时为出汗的幼儿减少衣服、擦去汗液，提醒幼儿补充水分。

（6）对体弱儿、肥胖儿、动作协调性差的幼儿进行特别关注。

❧ 拓展阅读

荡秋千

一、安全措施

1. 检查秋千的踏板是否因常年磨损而变得较滑、破裂。

2. 检查秋千两侧的扶绳或锁链是否牢固。

3. 检查秋千下面是否铺有保护性质的沙土或软垫。

4.检查秋千的踏板是否离地过低，高个幼儿坐在上面时垂下来的脚是否会摩擦地面。

5.检查秋千周围有无栅栏，或可能碰撞的其他物件。

6.对能荡得很高的秋千，应装置安全带。

二、保护指导

1.上秋千时，一定要待秋千停稳，防止被荡动的秋千撞伤。

2.幼儿尤其是中、小班幼儿应坐在踏板上或座椅里荡秋千，双手抓牢两边的扶绳，系好安全带。

3.不让幼儿推荡着的秋千，这样很容易撞伤头或胸部，造成头皮裂伤、肋骨骨折、脑震荡等。

4.成人为幼儿推荡秋千时，不要过高，因为秋千荡得越高上面的人被甩出踏板的可能性就越大。教育幼儿当踏板前冲的时候，应抓紧秋千不要放松。秋千荡得最高的时候，是幼儿最兴奋得意的时候，也是最容易将本来握紧秋千的双手放松的时候。

5.秋千荡起来后，应教育其他幼儿站在秋千两侧等待，不应站在秋千的前后，或突然从秋千前后跑过，避免被踏板撞伤。

6.秋千踏板荡至最低点时，经常会引起下肢骨折及皮肤裂伤。因此要教育幼儿当秋千荡至最低点时，应有意识地收腿或双腿向前伸高。

7.如果幼儿荡秋千时出现不适的反应，如头晕、恶心等，应立即停止荡秋千，让幼儿下来，稍加走动或给予其他处理。

（资料来源：郑佳珍、朱炳昌，幼儿安全保护指导，高等教育出版社，2004：68。）

··

玩滑梯

一、预防措施

1.检查滑梯面是否光滑、清洁，有无突起，滑梯扶手是否平滑，有无钉子，木质滑梯有无倒刺。上梯的扶手和踏板应结实、无松动。

2.小班幼儿适合玩坡度小的小型滑梯；中、大班幼儿可玩坡面长一些的滑梯。

3.应在滑梯下部转为平面的地面上接一个软垫或起缓冲作用的"滑梯终点板"，防止幼儿下滑过快或头朝下滑时摔伤。

4.玩滑梯时应穿裤子，避免皮肤被挫伤。另外应穿防滑鞋，防止上梯时打滑。

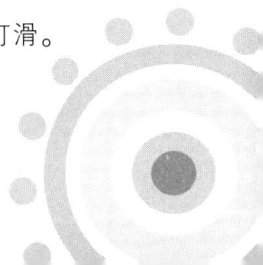

二、保护指导

1. 教给幼儿滑梯的正确玩法。

(1)玩滑梯时要遵守秩序，一个跟着一个上、下滑梯，不能拥挤。

(2)在最高处时要注意力集中，不东张西望，不在上面蹦跳打闹或拥挤。

(3)要等前面的人滑下去、站起来后再接着滑，以免下滑时把前面的人撞倒。

(4)不要倒滑、侧滑、站滑，双手要扶住两边扶手，坐着下滑，双腿伸直，身体稍向后倾斜，不把身子探出滑梯。要学会用双手双脚控制下滑的速度。

(5)滑到终点时，要有意识地收腿、弯曲，自然站起。

(6)滑下后应到队尾排队，不应该从正面抢上滑梯。

2. 成人应站在滑梯下面接近最高处的地方加以保护，避免胆小的幼儿被其他幼儿冲撞，并控制幼儿下滑时的速度。

(资料来源：郑佳珍、朱炳昌，幼儿安全保护指导，高等教育出版社，2004：67-68。)

第七节
有特殊需要幼儿的保育

◎ **学习导引**

　　幼儿的身体状况存在较大的个体差异，幼儿教育应重视个性化指导，那么在托幼机构中保教人员应如何为有特殊需要的幼儿提供保育和支持呢？在本节中，期望你能结合自身生活经验和案例分析，深入理解各类型有特殊需要幼儿的具体表现及原因，在了解有特殊需要幼儿的生活和发展需求基础上为其提供针对性保育措施，以促进特殊需要幼儿的健康发展。

　　幼儿的身体状况存在个体差异，有的幼儿身体强健，不常得病；有的幼儿体质较弱，常患病；有的幼儿患有某些身体疾病或心理发育障碍。幼儿在托幼园所的时间较长，保教人员对有特殊需要的幼儿加以特别的关注和照料并给予积极的指导显得尤为重要。

一、　体弱儿的保育

　　体弱儿通常是指那些身体状况不佳的幼儿，如营养状况不良（营养性缺铁性贫血、维生素 D 缺乏性佝偻病等），因抵抗力较弱而反复感染（上呼吸道感染、肺炎、肠道感染等）及过敏体质的幼儿等。

　　针对这类幼儿，托幼园所首先要对体弱儿的身体状况和患病程度做深入、具体的了解，进行登记并建立体弱儿档案，进行专案管理。保教人员和保健医应据此重点加强对他们一日生活的特别关照和护理，同时，尽可能与家庭密切配合，以促使其尽早康复和健康成长。

二、　肥胖儿的保育

　　目前，我国患肥胖症的幼儿数量有逐年上升的趋势。幼儿期的肥胖不仅影响其生理及心理的正常生长发育，也与其成人期的某些心血管疾病、糖尿病等有一定的关联，因此需要成人加以重视，及早进行防控和治疗。

　　针对这类幼儿，托幼园所应建立肥胖儿的健康档案，进行专案管理。保教人员和保健医生应在加强对肥胖儿日常生活照料的基础上，与家长一起从饮食、运动、心理等方面进行病因分析，共同探索解决办法和控制体重的方案，如进行饮食调整（控制脂肪和热能的摄入、控制进餐速度等)，行为矫正(纠正不良的饮食习惯、改变不良的行为方式和生活习惯等)，运动干预(适当增加运动时间、选择适宜的运动内容等)，家园共同努力来促进肥胖儿的健康成长。

三、 轻度残障儿的保育

这类幼儿通常包括那些由于先天或后天因素的影响而导致的发育迟缓或在某些方面有缺陷的幼儿，如听觉障碍、视觉障碍、肢体残疾、智力发育迟缓、沟通障碍、情绪或行为偏异等。这类幼儿通常在生活及适应环境上有一定的困难，需要保教人员给予特殊的照顾和指导。一方面保教人员要对这些幼儿加强生活上的照料；另一方面保教人员要对他们进行心理保护，尊重他们，关爱他们，逐渐帮助他们适应托幼园所的生活。

托幼园所应与这类幼儿的家庭建立密切的合作，深入了解幼儿的病情、病因及生活状况，针对不同类型的幼儿进行个别照顾和管理，同时，积极寻求专业人士或机构的支持和指导，以便控制并发症，提高生活质量，有针对性地加以指导和培养，逐渐改善这类幼儿的健康状况。

例如，针对唇腭裂的幼儿，保教人员应特别关注其进餐和喝水环节，留给充分的时间，不能催促，以免出现误吸而发生危险。针对听力障碍的幼儿，要耐心、大声地与他们交流，鼓励其用语言和动作大胆表达，若幼儿佩戴助听器，则要帮助其做好助听器的护理和保管。针对智力发育迟缓的幼儿，由于其认知水平与判断能力不足，动作协调性与自我服务能力也较差，因此保教人员需要特别关注他们的活动安全，全面照料他们的日常起居，同时也要积极地引导他们进行一定的学习和练习，发展他们的动作，不断提高他们的生活自理能力。针对孤独症的幼儿，保教人员要加强生活上的护理和心理上的关爱，照顾他们吃饭、穿衣、大小便和睡眠，关注活动中的安全，同时，鼓励和指导他们逐渐学会生活自理及与人交往。

◎ 案例与分析

文文学走楼梯

3岁的文文不爱运动，总是喜欢让大人抱，以致她的动作协调性不强、灵敏度不高、平衡能力较弱。在观察了一段时间后，我发现文文上下楼梯时总要借助楼梯的扶手，特别是在下楼梯时喜欢右脚在前，左脚在后，并步下楼，不会双脚交替下楼梯。于是，我邀请文文参加"好饿的毛毛虫"的游戏。

"好饿的毛毛虫"是我们针对小班幼儿上下楼梯动作还不够协调而设计的一个游戏。游戏的方法是把滚珠、乒乓球、纸球等能滚动的材料作为毛毛虫的"食物"放置于楼梯下的大纸箱里；幼儿拿好"食物"走到楼梯上方，从设置在扶手旁边的凹槽环道处投放"食物"，使"食物"顺环道滑下，落入楼梯下方贴有毛毛虫图片的大纸箱中，从而成功地给毛毛虫喂送"食物"；幼儿再下楼(行进)拿"食物"，游戏反复进行。

文文在听了给毛毛虫喂食的要求后，愉快地表示愿意帮助毛毛虫。她小心翼翼地双脚交替向上行进，上楼动作缓慢但全神贯注，不一会儿便到达楼梯上方的扶手凹槽环道处，把手里的"食物"放了下去。"食物"像坐滑梯一样从环道溜进了毛毛虫的大嘴巴里。"哈哈哈，毛毛虫吃到我送的食物了。"文文高兴得手舞足蹈。

文文还想继续给毛毛虫送"食物"，而"食物"必须下楼梯才能拿到，这可没有想象的那么简单。文文才下行了两步，身体便突然前倾并晃了晃，差点摔倒。她立即用手扶住扶手，向旁边迈了一小步，并停了下来。我故意对其他孩子说："毛毛虫好饿哟，大家多给它送点好吃的吧！"接着，我故意大声对旁边的一个孩子说："你下楼梯走得好稳哟！保护好自己才能给毛毛虫送好吃的。"

文文一动不动地站在那儿看着同伴大步向下行进。等了好一会儿，文文才开始行动，她右手扶着栏杆，右脚单步向下行进，偶尔还会停下来看看楼梯再看看同伴。文文断断续续地下着楼梯，直到走完最后一级台阶才长长地舒了一口气，接着她便站在那里不愿意再尝试了……

上下楼梯时双脚交替行走是立体交互的下肢运动，产生向心性力量时(做动作时肌肉被压缩)可推动身体上楼梯；产生离心性力量时(做动作时肌肉被拉伸)可控制身体下楼梯(行进)。

从文文下楼梯的动作中我们不难看出，她在模仿同伴动作时遇到了困难，下楼梯时肌肉被拉伸，产生的离心性力量使身体原本保持的平衡被破坏了，一个踉跄差点摔倒，以至于她立即用手扶住扶手，向旁边迈了一小步，这样做扩大了支撑面，使身体重新恢复了平衡。随后，文文改变了下楼梯的动作(手扶扶手、右脚单步向前左脚并步跟随下楼梯)，让自己成功走下了楼梯。

我班的活动室在一楼，室外活动场所也在一楼，孩子们上下楼梯的机会很少。这段时间天公作美、阳光明媚，我便有意天天带着孩子们去楼顶的操场上做操、做游戏，享受日光浴，这样，孩子们就有了更多的机会上下楼梯。经过这段时间的观察，我发现文文虽然下楼梯的动作依旧不灵活，依旧不是双脚交替行走，但是她对自己独自上下楼梯越来越自信了，不再畏惧和退缩了。于是，我邀请她继续加入"好饿的毛毛虫"的游戏。这次，我找来了几顶小动物的帽子，以小动物的口吻邀请文文帮助毛毛虫。文文有了新的兴趣，戴上帽子出发了。文文很顺利地走上楼梯，开心地将"食物"送到了毛毛虫的大嘴巴里。接下来，文文开始下楼梯，她扶着扶手，小心翼翼地用右脚向下行进，眼睛紧紧地盯着前方，一步、两步、三步……没过多久，文文成功地回到了起点。这次，不用我鼓励，文文主动拿起"食物"继续走向楼梯……

我知道文文已经克服了内心的恐惧，只要多一些练习的机会，她一定会走得更好。不知来来回回了多少次，我惊喜地发现文文偶尔能不扶扶手下楼梯了。我顺势表扬了文文能独自大步地下楼梯，并鼓励她尝试双脚交替下楼。文文听了我的话好像有了动力，立即开始尝试双脚交替下楼。只见她全神贯注地盯着前面的台阶，手紧紧地抓着扶手，就这样一步、两步慢慢地尝试着……

幼儿建立有效的上下楼梯运动对策必须借助视觉信息。所以，文文在上下楼梯时眼睛始终向前看，目光集中在楼梯台阶的变化上。由于任务的改变（上楼梯、下楼梯），视觉获得的信息也有所不同，下楼梯时比上楼梯时获得的信息更少，下楼梯的动作会更加难一些。因此，在教师要求双脚交替行走下楼梯时，文文在步态、速度方面发生了改变，有别于上楼梯的动作。文文首先将速度减慢，同时手扶扶手以保持身体的平衡，从而确保稳定地从一只脚的支撑面移动到另一只脚的支撑面。

幼儿学习上下楼梯时会有一定的困难，但如果能获得教师的鼓励、支持，就能克服心理上的恐惧，勇敢地迈出第一步，登上第一级。文文从最初的不愿尝试到慢慢克服内心恐惧，变得自信，我能充分感受到她成功控制自己身体所带来的喜悦。

在与文文的家长分享了文文这一成长故事后，家长也意识到了自己给文文的锻炼机会太少，包办代替过多。现在，家长也积极地为文文提供更多的锻炼机会，陪伴文文练习上下楼梯。我想，教师面对的每一个孩子都是独特的个体，孩子是按照自身的速度和方式学习成长的，教师需要做的就是给予孩子更多的学习机会，耐心等待孩子的进步。

[资料来源：殷艳，文文学走楼梯，幼儿教育，2019(3)：36-37。]

巩固与练习

一、名词解释

1. 营养素。

2. 基础代谢。

二、简答题

1. 简述六大营养素的主要生理功能。

2. 简述幼儿膳食配置原则。

3. 应培养幼儿哪些良好的睡眠习惯？

4. 为提高幼儿的睡眠质量，托幼园所应如何为幼儿创设一个良好的睡眠条件？

三、论述题

1. 如何培养幼儿良好的饮食习惯？

2. 如何为婴幼儿提供膳食？

3. 如何组织好幼儿的进餐与喝水？

4. 应如何培养幼儿良好的排泄习惯？

5. 幼儿着装有哪些要求？

6. 如何帮助幼儿学会穿脱衣服和鞋袜？

7. 应培养幼儿哪些良好的盥洗习惯？

8. 如何帮助幼儿学会洗手和刷牙？

9. 如何做好幼儿户外活动的保育工作？

10. 如何做好有特殊需要幼儿的保育工作？

实践与体验

1. 根据幼儿营养需求及膳食配置原则，尝试制定一份《一周幼儿营养食谱》。

2. 入园时观察幼儿穿脱衣服的特点，并尝试在适当的时候指导和帮助幼儿。

3. 设计一个指导幼儿正确洗手/刷牙的教学活动。

4. 制定一份户外活动安全指导方案。

5. 某幼儿园在体检时发现，全园 320 名幼儿中，有 95 名幼儿患有龋齿。幼儿园针对这个情况，专门召开了一次专题家长会，结果发现每天早晚坚持刷牙的小朋友占了三分之一都不到，家长对于幼儿乳牙的重视程度也不够。他们认为反正会换牙，即使有蛀牙也没有太大关系。事实上，乳牙不能正常脱落会影响到恒牙的萌出，牙齿对于幼儿的影响涉及全身各个系统，应予以重视。如果你是幼儿园园长，针对这一情况，你会怎么做？如果你是班级教师，你会怎么做？

6. 人们常说："孩子是直肠子，吃完就想拉。"现实中，有的人常让孩子憋尿，有的让孩子一坐便盆就是 30 分钟，请分析这两种做法是否得当？

7. 在工作园所或见习园所，记录所在班级或幼儿园的一日生活环节安排，并尝试制定一份《托幼机构一日生活环节安排及教育保育要求表》。

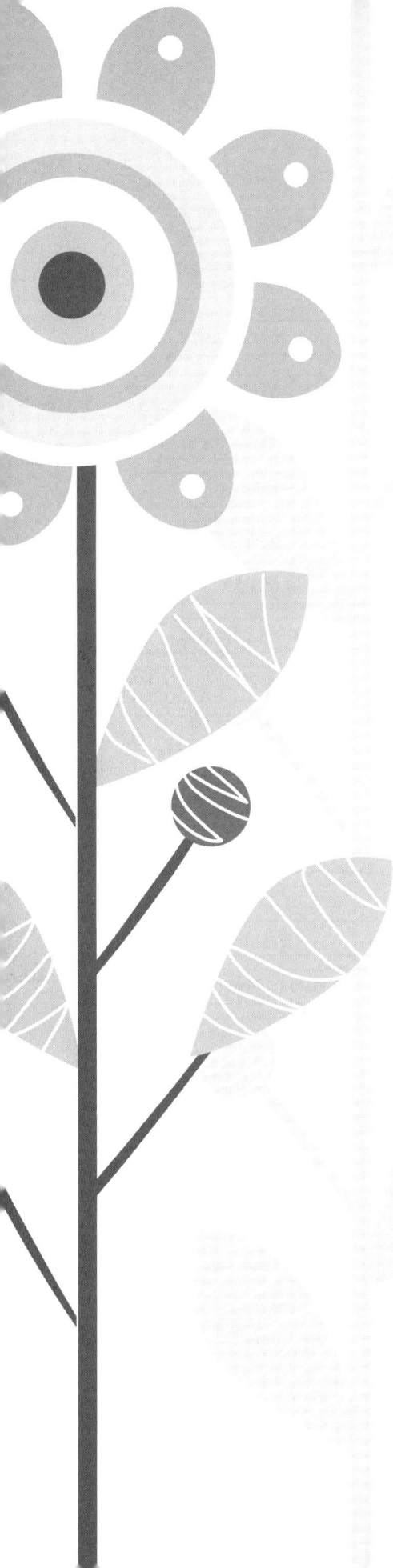

第六章
幼儿常见疾病及意外事故的预防与处理

■ **学习目标**

1. 了解传染病的临床特点及其发生和流行的基本环节。
2. 掌握预防传染病的方法。
3. 了解幼儿期常见传染病和常见疾病的病因、症状、护理和预防的方法。
4. 掌握幼儿常用护理技术。
5. 了解幼儿期意外事故的预防和早期处理的方法。

■ **本章导读**

案例：某幼儿园大班中午午睡前，教师在活动室督促幼儿收拾整理游戏材料，先进睡眠室的几名幼儿在空地处跑着玩，一名幼儿不小心摔倒在地上，其他幼儿赶紧告诉当班教师。教师立即检查该名幼儿的身体，发现其没有外伤，两只胳膊也能动，幼儿自己也说不疼，没有异常反应，教师便安抚其入睡；交接班时，当班教师未将发生的这一情况告诉下午班教师。起床时，下午班教师发现该幼儿穿衣服时抬不起胳膊，翻开幼儿衣服发现右肩处红肿，随即将幼儿送往保健室，保健医生检查后，建议马上到附近医院拍片检查。经检查，该幼儿肩胛骨骨折。之后，教师通知其父母，父母将幼儿领回，送医院治疗。幼儿园承担了该幼儿的全部医疗费。

幼儿生理和心理发育还不够成熟，抵抗疾病的能力及自我保护能力较差，容易受到疾病和意外事故的威胁；成人责任意识缺乏、管理不到位或经验不足也可能导致传染性疾病的蔓延或意外事故的发生。了解幼儿期常见疾病和意外事故，能够对疾病和意外事故进行预防和早期处理，可以有效避免伤害，维护幼儿健康。

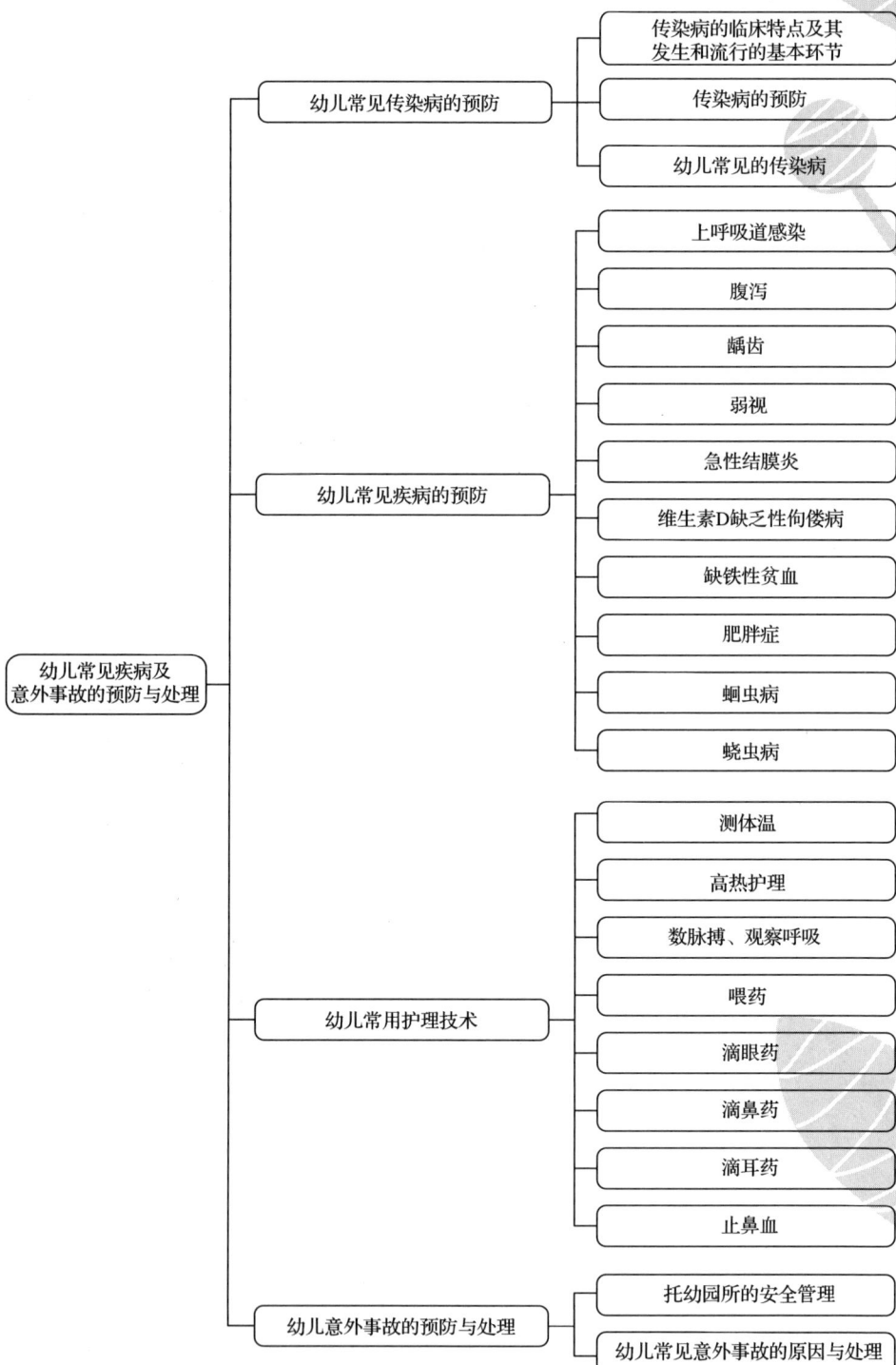

```
                                        ┌─ 传染病的临床特点及其
                          ┌─ 幼儿常见传染病的预防 ─┤  发生和流行的基本环节
                          │             ├─ 传染病的预防
                          │             └─ 幼儿常见的传染病
                          │
                          │             ┌─ 上呼吸道感染
                          │             ├─ 腹泻
                          │             ├─ 龋齿
                          │             ├─ 弱视
                          │             ├─ 急性结膜炎
                          ├─ 幼儿常见疾病的预防 ─┤─ 维生素D缺乏性佝偻病
                          │             ├─ 缺铁性贫血
                          │             ├─ 肥胖症
  幼儿常见疾病及                │             ├─ 蛔虫病
  意外事故的预防与处理 ─┤             └─ 蛲虫病
                          │
                          │             ┌─ 测体温
                          │             ├─ 高热护理
                          │             ├─ 数脉搏、观察呼吸
                          ├─ 幼儿常用护理技术 ─┤─ 喂药
                          │             ├─ 滴眼药
                          │             ├─ 滴鼻药
                          │             ├─ 滴耳药
                          │             └─ 止鼻血
                          │
                          └─ 幼儿意外事故的预防与处理 ─┬─ 托幼园所的安全管理
                                        └─ 幼儿常见意外事故的原因与处理
```

第一节
幼儿常见传染病的预防

学习导引

1. 幼儿生活在托幼园所，一旦发生传染病就很容易扩散，因此提早做好预防工作非常重要。那么你知道传染病有哪些流行性特点吗？传染病又有哪些一般临床表现？传染病是如何发生与流行的呢？在本节中，期望你能结合自身生活经验和拓展阅读等来了解传染病的流行性特点、一般临床表现及发生与流行的三个基本环节。只有深入了解传染病的特点及其发生与流行的基本环节，我们在保教工作中才能更有针对性地做好传染病预防工作。

2. 预防传染病是托幼园所卫生保健工作的重要内容之一，那么你是否知道一些传染病的预防措施呢？通过学习本节内容，希望你能基于对传染病基础知识的理解及对有关管理文件的学习，了解相关的预防与应对措施。

3. 幼儿免疫系统发育不完善，免疫功能较差，容易发生传染病。那你知道幼儿常见的传染病有哪些吗？在本节中，希望你能结合自身生活经验、与他人的交流互动、拓展阅读等来深入了解幼儿常见传染病的症状和预防及护理的基础知识，以便在未来的保教工作中配合和支持卫生保健工作，更好地维护幼儿健康。

幼儿免疫系统发育不完善，免疫功能较差，容易受病原体的感染，发生传染病。幼儿在托幼园所生活，朝夕相处，接触频繁，一旦发生传染病，就很容易扩散。因此，预防传染病是托幼园所卫生保健工作的一项重要内容。

一、传染病的临床特点及其发生和流行的基本环节

(一)什么是传染病

传染病是由病原体引起的一类疾病，传染病的基本特征如下。

1. 有病原体

病原体是指环境中能使人感染疾病的微生物。每种传染病都有特异的病原体，如麻疹的病原体是麻疹病毒，肺结核的病原体是结核杆菌，等等。

2. 有传染性

病原体通过一定途径进入易感者体内，使之感染发病，如感冒患者在咳嗽、打喷

嚏时排出感冒病毒，可使周围易感者受传染而患病。

3. 有流行性、季节性

传染病可在人群中散布发生，或在局部地区人群中大量出现，甚至在许多地区大面积发生，称传染病的流行。季节性是指传染病易在某个季节内发生、流行。例如，呼吸道传染病多发于冬、春季，消化道传染病多发于夏、秋季。

4. 有免疫性

传染病痊愈后，人体对该传染病有了抵抗能力，产生不感受性。有些传染病痊愈后可获终生免疫，如麻疹；而有些免疫时间很短，如感冒。

（二）传染病的一般临床特点

从病原体侵入人体发病到恢复，一般经过四个阶段。

1. 潜伏期

从感染病原体到出现最初症状，被称为潜伏期。潜伏期的长短因病原体的种类、数量、毒力及人体免疫力的不同而不同。有的数小时(如感冒)，有的数日(如麻疹)，有的数月(如狂犬病)，有的可达数年(如麻风)，多数传染病的潜伏期较恒定。

2. 前驱期

病原体不断生长繁殖产生毒素，可引起患者头痛、发热、乏力等全身反应，称为前驱期，为时1～2日。有的发病急骤，可不出现前驱期。前驱期病人已具有传染性。

3. 症状明显期

患者会逐渐出现某种传染病特有的症状，如猩红热出现细密皮疹，乙型脑炎出现颈项强直等典型特征。多数传染病发病过程中伴随发热，但不同传染病发热持续的时间长短不同。许多传染病发病时可出现皮疹。皮疹可分为丘疹、斑疹及疱疹等类型。病人出疹的顺序、部位及疹子特点可作不同传染病的诊断依据。

4. 恢复期

患者症状逐渐减轻至完全康复的时期。

（三）传染病发生和流行的三个环节

1. 传染源

传染源指体内有病原体生长、繁殖并能排出病原体的人或动物，一般可分为三种。

(1)患者，指感染了病原体并表现出一定症状的人。患者是传染病的主要传染源。在发病过程中，排出病原体的整个时期为传染期。

(2)病原携带者，包括健康携带者、病后携带者及潜伏期携带者。

(3)受感染的动物，如携带狂犬病毒的狗。

2. 传播途径

病原体自传染源排出，侵入他人体内的过程称为传播途径。传播途径主要有六种。

(1)空气飞沫传播。病原体随着病人或携带者说话、咳嗽、打喷嚏等产生的飞沫散布到空气中，使他人受感染。例如，流感、麻疹等呼吸道传染病主要由飞沫传播。

(2)饮食传播。病原体污染了食物或饮水，经口进入人体，造成新的传染。例如，甲型肝炎、细菌性痢疾等消化道传染病多由饮食传播。

(3)虫媒传播。病原体以昆虫为媒介(如蚊、虱、蚤等)进入易感者体内造成感染，如蚊虫传播乙型肝炎。

(4)日常生活接触传播，又称间接接触传播。病人或携带者排出的分泌物或排泄物污染了日常用品，如毛巾、衣被、餐具等，被易感者接触后造成新的感染。例如，公用毛巾、脸盆可传播沙眼；餐具等可传播结核病、肝炎。

(5)医源性传播。由医务人员在检查、治疗及预防疾病或实验室操作过程中造成的传播，如注射针头消毒不严格可造成乙肝传播。

(6)垂直传播。由传染源直接将病原体传给易感者，母婴之间经胎盘、分娩损伤、哺乳等途径传播，如乙型肝炎等。

3. 易感者

易感者是指对某种传染病缺乏特异性免疫力，容易受感染的人。人群中对某种传染病的易感者越多，发生该传染病流行的可能性就越大。通过有计划的预防接种，可降低人群中感染传染病的易感率。

二、 传染病的预防

(一)管理传染源

1. 早发现

早发现病人及病原携带者，可有效控制传染病的传播。托幼园所应完善并坚持执行健康检查制度。例如，新生入园前体检，工作人员进园前体检，体检合格者才可接收，凡传染病患者、病原携带者及接触者暂不接收；传染病流行期间不接收新生、新工作人员；幼儿及全体工作人员都需定期体检；做好对幼儿的晨间检查和全日健康观察工作，特别是在传染病流行期间，检查更应全面细致。晨间检查主要是摸摸幼儿的额头，颈部(颌下)，看有无发热及淋巴结肿大；看看幼儿的皮肤、咽喉及精神状况；问问在家的情况。全日健康观察应注意观察幼儿的食欲、精神状态、睡眠及大小便等。

2. 早报告

托幼园所若发现传染病患者或疑似传染病患者，应及时报告卫生防疫部门，以预防并控制传染病的流行。《中华人民共和国传染病防治法》规定："任何单位和个人发现传染病人或者疑似传染病病人时，应当及时向附近的疾病预防控制机构或者医疗机构报告。"

3. 早隔离治疗

托幼园所及时隔离传染病患者、接触者及疑似传染病患者，有条件的托幼园所应设隔离室。

(二)切断传播途径

托幼园所要做好日常消毒工作；教育幼儿养成良好的卫生习惯；经常开窗通风保持室内空气新鲜；管理好幼儿的饮食，注意炊事用具、餐具的消毒等。

当传染病发生后，托幼园所应针对传染病的传播途径做好消毒工作。

(三)保护易感者

1. 增强幼儿体质，提高非特异性免疫能力

保教人员组织幼儿进行适当的体育锻炼和户外活动；营养合理；培养良好的卫生习惯；为幼儿创设良好的生活环境。

2. 预防接种

将疫苗通过适当的途径接种到人体内，使人体产生对该传染病的抵抗力，我们称之为预防接种。为了提高人群的免疫水平，控制和消灭传染病，进行有系统、有计划地预防接种，我们称之为计划免疫。托幼园所在幼儿入园、入托时，应当查验预防接种证，未按规定接种的幼儿应当及时补种。各地卫生防疫部门根据当地传染病的流行趋势、人群免疫水平及各种预防制剂的免疫效果等，制订该地区的免疫计划，供应疫苗，组织接种工作。

以下为幼儿的计划免疫，供参考。

出生：卡介苗、乙肝疫苗；

2个月：脊髓灰质炎糖丸(第一次)；

3个月：脊髓灰质炎糖丸(第二次)、百白破三联疫苗(第一针)；

4个月：脊髓灰质炎糖丸(第三次)、百白破三联疫苗(第二针)；

5 个月：百白破三联疫苗(第三针)；

8 个月：麻疹疫苗；

1 岁 6 个月～2 岁：百白破三联疫苗(加强)；

4 岁：脊髓灰质炎糖丸(加强一次)；

7 岁：麻疹疫苗、卡介苗、百白破三联疫苗；

12 岁：卡介苗(农村)。

乙肝疫苗、乙脑疫苗、流脑疫苗等可按当地防疫部门规定接种。

三、 幼儿常见的传染病

(一)水痘

水痘是由水痘病毒引起的呼吸道传染病，传染性极强，多发于冬、春季。易感者多为 6 个月以上的婴幼儿。病初，病毒可经飞沫传播，当皮肤疱疹溃破后，可经衣物、用具等传播。

1. 症状

水痘病毒潜伏期 10～21 天。幼儿发病初期 1～2 天多有低热，随后出皮疹。皮疹出现顺序为头皮—面部—躯干—四肢。初起时为红色丘疹，1 天左右变为水疱，3～4 天后水疱干缩，变为痂皮，痂皮脱落，一般不留瘢痕。皮疹分批出现，丘疹、水疱、痂皮可同时存在，皮肤瘙痒。

2. 护理和预防

护理：保持皮肤清洁，防止患儿搔抓皮肤，可用炉甘石擦剂止痒。

预防：保持幼儿活动室、睡眠室空气流通。少带幼儿到公共场所，避免让幼儿接触患者。发现患儿应及时隔离、治疗，隔离至皮疹全部干燥、结痂，没有新皮疹出现方可回班。接触者检疫 21 天。患儿停留过的房间开窗通风 3 小时。

(二)手足口病

手足口病是由肠病毒(多种类型，主要是柯萨奇病毒)引起的传染病。肠病毒经粪、口和飞沫途径传播。夏、秋为高发季节，但全年都有发生。

1. 症状

(1)口腔内有疱疹。患儿于舌面、牙龈、颊黏膜等处散布着小的疱疹。疱疹破溃，形成溃疡，疼痛，且口水增多。

（2）患儿于手指、脚趾及臀部等处出现米粒大小的疱疹。

（3）多数患儿经治疗后，在1～2周内痊愈。

（4）少数患儿出现心肌炎、肺炎、脑炎等并发症。

2. 护理和预防

护理：

（1）手足口病属于传染病，患儿要在家隔离。

（2）不要滥用抗生素。引起手足口病的病原体不是细菌，是病毒。用抗生素治不了病毒，还可能引起体内正常菌群的减少，造成消化功能紊乱。

（3）不要捂汗。手足口病多发生在夏、秋季，室内温度高。若用"捂汗"的方法使患儿退烧，很可能退不了，体温反而更高，甚至因为高烧引起惊厥。室内注意通风降温。多喝水，只要不使患儿着凉，要少穿、少盖。

（4）口腔护理最重要。口腔溃疡的药既可以止疼，又可以促使口腔溃疡愈合，要按时给患儿上药。嘴不疼了，才能多吃多喝，元气才能恢复。

（5）忌食酸、咸、硬、烫的食物。偏凉的藕粉、稀饭、牛奶最为适口。待口腔溃疡基本好了，再多些花样，但食物仍要稀、软、烂。

（6）密切观察病情。一般得了手足口病，经过一周左右皮疹就消退了。病程中出现高烧不退、频繁呕吐、剧烈头疼、瞌睡、呼吸急促等现象要及时就医。

预防：

勤洗手；吃熟食、喝白开水；勤通风，保持空气新鲜；餐具、水杯煮沸消毒；勤晒衣被、画书和玩具；少去人多拥挤、空气污浊的场所。

表6-1　水痘与手足口病的区别

项目	水痘	手足口病
病原体	带状疱疹病毒	柯萨奇病毒
好发季节	冬、春季	夏、秋季
皮疹部位	头皮、躯干多；四肢少	手、足、口，特别集中在手指甲和脚指甲周围
皮疹特点	皮疹分几拨出现。每拨：红疹—水疱—结痂，在发病的3～5天可见各型皮疹	只出一拨
症状特点	皮肤痒	嘴疼
病程	约两周	约一周
有无疫苗	有	目前没有

(三)流行性脑脊髓膜炎

流行性脑脊髓膜炎(简称流脑)是由细菌引起的呼吸道传染病。病菌存在于患者的鼻、咽部,主要经飞沫传染。冬、春季室内通风不良,人体呼吸道抵抗力下降,容易造成流脑的流行。

1. 症状

(1)病初类似感冒,发热、寒战,但流鼻涕、打喷嚏、咳嗽等症状不明显。

(2)剧烈头痛,肌肉酸痛、关节痛。

(3)频繁呕吐,呈喷射状,即没感到恶心就喷吐出来。

(4)患者烦躁或神志恍惚,嗜睡。患儿常有尖叫、惊跳。病情进一步发展可出现抽风、昏迷。

(5)发病后几小时,患儿皮肤上可出现出血性皮疹。用手指压迫后红色不退是出血性皮疹的特点。

(6)颈部有抵抗感。让患儿仰卧,检查者托住患儿的头,向胸前屈曲,检查者可感到患儿的颈部发硬,很难使患儿的下巴贴到前胸。

总之,流脑的早期症状类似感冒,但病情可以在短时间内恶化,抢救流脑需分秒必争。托幼园所若于冬、春季发现"感冒"的患儿有剧烈头痛、频繁呕吐、精神很差、皮肤有出血点等症状要迅速送医院诊治。

2. 预防

(1)接种流行性脑脊髓膜炎菌苗。

(2)室内经常开窗通风,保持空气新鲜。冬、春季尽量不带幼儿去人多的公共场所。

(3)接触者检疫,遵医嘱服预防药。

(四)流行性乙型脑炎

流行性乙型脑炎(简称乙脑)是由乙脑病毒引起的急性中枢神经系统传染病,通过蚊虫传播,多发生于幼儿,流行于夏、秋季。

在乙脑流行区,家禽、家畜的隐性感染率很高,特别是猪,感染率最高。蚊虫吸猪血则带上乙脑病毒,再叮咬健康人时就把乙脑病毒注入人体。

1. 症状

(1)起病急,发热、头痛、喷射性呕吐、嗜睡。

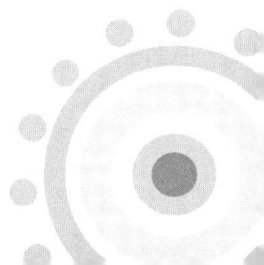

(2)2~3 天后，体温可达 40℃以上，抽风、昏迷。

(3)经中西医结合治疗乙脑后，乙脑的病死率明显下降，但少数患者仍会留下后遗症，如不能说话、肢体瘫痪、智力减退等。

2. 预防

(1)应在流行期前 1~2 月接种乙脑疫苗。

(2)搞好环境卫生，消灭蚊虫滋生地；注意防蚊、驱蚊。

(五)风疹

风疹是由风疹病毒引起的呼吸道传染病。风疹病毒在体外生存能力很弱，因此传染性较小。本病多发生于冬、春季。

1. 症状

潜伏期 10~21 天。前驱期症状较轻，患儿表现为低热、咳嗽、流鼻涕、乏力、咽痛、眼发红等类似感冒的症状，同时身后、枕部淋巴结肿大。在发热的 1~2 天内开始出皮疹，从面部、颈部开始，24 小时内遍及全身，手掌、足底没有皮疹。皮疹一般在 3 天内消退，出疹期间患儿精神良好。

2. 护理和预防

护理：患儿需隔离至出疹后 5 天。患儿宜卧床休息，多喝开水，饮食有营养、易消化。注意保持皮肤卫生。

预防：可注射风疹疫苗，其他同水痘预防。

(六)幼儿急疹

幼儿急疹是由病毒引起的呼吸道传染病，传染性不强，多发于 6 个月~2 岁的婴幼儿。

1. 症状

潜伏期为 8~15 天。患儿起病急，突发高热，可达 39℃~41℃，伴有咳嗽、流鼻涕、眼发红等类似感冒症状。患儿发病过程中大多精神较好，病容不明显，少数可因高热出现惊厥。患儿高热 3~5 天后体温骤降，同时出现皮疹。一天内皮疹出齐，躯干、颈部较多，颜面及四肢较少，1~2 天内皮疹完全消退。

2. 护理和预防

护理：针对高热对症治疗，以免发生高热惊厥。卧床休息，多喝白开水。

预防：同呼吸道传染病。

（七）流行性感冒（流感）

流感是由流感病毒引起的呼吸道传染病。病毒经飞沫传播。人群对流感病毒普遍易感，常发生流感大流行。

1. 症状

潜伏期为数小时至数日。患儿发病急，寒战、发热、体温可达 39℃ 以上，伴有头痛、倦怠乏力、关节肌肉酸痛等，还可出现恶心呕吐、腹泻等消化道症状。流感时患儿的全身症状明显，而呼吸道症状较轻。幼儿患流感容易并发肺炎，发热 3～4 天后逐渐退热、症状缓解，乏力可持续 1～2 周。

2. 护理和预防

护理：患儿应卧床休息，退热后不要急于活动，多饮水，吃有营养、好消化的食物。

预防：增强体质。流感流行时，少去公共场所，减少聚会；保持室内空气新鲜；注意随天气变化增减衣服；接种流感疫苗。

拓展阅读 ···

流感的预防和控制

流行性感冒，简称"流感"，是由流感病毒引起的急性呼吸道感染，也是一种传染性强、传播速度快的疾病。流感病情很容易恶化，甚至导致死亡。免疫系统正在发育中的幼儿更难抵抗这类感染。学校和托幼机构是流感迅速传播的场所之一，因此教师应该密切关注非一般性的呼吸道传染疾病，如禽流感等，并快速阻断它们的传播。

想要了解流感预防和控制的具体方法，可扫描文旁二维码。

···

（八）流行性腮腺炎

流行性腮腺炎是由腮腺炎病毒引起的呼吸道传染病，传染性较强，主要经飞沫传播，多发于冬、春季。易感者多为 2 岁以上幼儿。

1. 症状

潜伏期为 14～21 天。一般患儿先于一侧腮腺肿大、疼痛，后波及对侧，4～5 天消肿。腮腺肿大以耳垂为中心，边缘不清，表面发热，有压痛感，咀嚼时疼痛，伴有发热、畏寒、头痛、食欲不振等症状。若患儿出现嗜睡、头痛、剧烈呕吐等症状应及时就医。

2. 护理和预防

护理：患儿宜卧床休息；多喝开水，吃流质或半流质食物，避免吃酸辣的食物；要常漱口；可服用板蓝根治疗，腮腺肿痛时可冷敷或以中草药外敷(如青黛散、紫金锭等)。

预防：隔离患儿至腮腺完全消肿。接触者检疫观察 3 周，可服板蓝根冲剂预防。注射腮腺炎疫苗。

(九)猩红热

猩红热是由乙型溶血性链球菌引起的急性呼吸道传染病，主要经飞沫传播，也可由被污染的用具、食物、玩具等传播，多发生于冬、春季。

1. 症状

潜伏期 2～5 天。病初患儿以发热、头痛、咽痛、呕吐为主，咽部发红，扁桃体红肿，有脓性渗出物。1～2 天内患儿出皮疹，从耳后、颈部、胸部迅速波及躯干、四肢；全身皮肤潮红、布满针尖大小的点状红色皮疹，手压可褪色；在腋窝、肘弯、腹股沟等处，皮疹细密如条条红线；面部充血潮红，口唇周围皮疹稀少，呈环口白圈；舌面光滑、舌乳头肿大，像杨梅，俗称"杨梅舌"。患儿皮疹 2～4 日内消失，1 周左右开始脱皮。少数患儿可能在病愈 1～2 周后发生急性肾炎。

2. 护理和预防

护理：隔离患儿至少 7 天。遵医嘱，彻底治疗。

预防：同水痘。

(十)病毒性肝炎

病毒性肝炎是由肝炎病毒引起的、流行较广泛的常见传染病。传染源为病人及病毒携带者。

甲型肝炎病毒存在于病人粪便中，自潜伏期末至发病后 2～3 周都有传染性。病人粪便直接或间接污染食物，经口传播。

乙型肝炎病毒存在于病人及携带者的血液、体液(唾液、乳汁等)及粪便中。通过注射、输血及消毒不严格的医疗操作而传播是发生乙肝的主要途径。此外，母婴之间及生活上的密切接触也是重要传播途径。

1. 症状

病毒性肝炎分甲型、乙型、非甲非乙型等多种类型。患儿主要症状为食欲减退、恶心、乏力、腹泻、肝肿大有压痛，不喜欢吃油腻食物等；部分患儿有黄疸(巩膜、皮肤变黄)。

2. 护理和预防

护理：隔离患儿。患儿应多休息，病情好转可轻微活动。饮食以少脂肪、多维生素及适量蛋白质和糖类为宜。

预防：养成良好的卫生习惯。饭前便后洗手，讲究饮食卫生，防止病从口入，水杯、牙具等应个人专用。做好日常消毒工作，幼儿的食具、水杯等应煮沸消毒(水烧开后煮 15 分钟以上)；托幼园所工作人员应定期体检。应严格执行各种注射和针刺用具的消毒，并坚持"一人一针一筒"的原则。早发现、隔离患儿，患儿隔离后应彻底消毒所在班的用具、设施。

(十一)细菌性痢疾

细菌性痢疾是由痢疾杆菌引起的肠道传染病，多发生于夏、秋季。患儿及带菌者的粪便污染了水、食物等，经手、口传播。

1. 症状

潜伏期为 1～3 天，患儿起病急，高热、寒战、腹痛、腹泻。一日可泻十到数十次，为脓血便，排便总有刚拉完又想拉，没排净的感觉。少数患儿表现为高热、精神萎靡或烦躁不安，很快昏迷、抽风。

2. 护理和预防

护理：患儿宜卧床休息，饮食以流质为主，忌油腻及刺激性食物；病情好转应加强营养；治疗须彻底，以免转成慢性菌痢。

预防：早发现、早隔离病人和带菌者。加强环境卫生、个人卫生和饮食卫生。

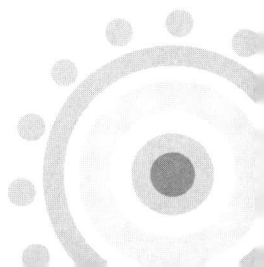

第二节
幼儿常见疾病的预防

学习导引

幼儿抵抗能力较弱，很容易受到细菌、病毒的感染。你知道幼儿容易患哪些常见疾病吗？在本节中，希望你能结合自身感受、生活经验及拓展阅读等来深入了解幼儿常见疾病的症状和病因及相应的护理与预防知识，为做好幼儿卫生保健工作和保教工作奠定专业基础。

一、上呼吸道感染

上呼吸道感染是由细菌或病毒引起的鼻、咽部炎症，体弱儿常反复发生。

（一）症状

（1）上感症状轻重不同。较大幼儿多为鼻咽部症状，鼻塞、流鼻涕、打喷嚏、咳嗽、乏力，可有发热，一般经3～4天可自愈。年龄较小幼儿可出现高热、精神不振、食欲减退、呕吐、腹泻等症状，病程从1～2天到10余天，有的可因高热出现惊厥。

（2）可能引发急性化脓性中耳炎、淋巴结炎、气管炎、支气管炎等。

（3）若出现高热持续不退、咳嗽加重、喘憋等症状需及时诊治。

（二）护理和预防

1. 护理

患儿宜卧床休息，多喝白开水。饮食应有营养、易消化。对高热患儿可用药物降温和物理降温法，使体温降至38℃左右。

2. 预防

保教人员多组织幼儿在户外活动，加强锻炼。早晨坚持让幼儿用冷水洗脸。组织幼儿户外活动时，不宜让幼儿穿戴过暖，教师要根据季节变化提醒幼儿增减衣服。教师要合理安排饮食，保证幼儿的营养需要，但不宜饮食过饱或过于油腻，以免消化不良使抵抗力下降。幼儿活动室及卧室应经常通风，保持空气新鲜。冬、春季节，保教人员少带幼儿到公众场所，避免与患者接触。

二、腹泻

腹泻是婴幼儿时期的常见病，也是许多其他疾病的并发症。婴幼儿需要较多的营养物质，而消化系统发育不完善，胃肠负担较重，加上婴幼儿免疫功能尚不完善，因此容易发生腹泻。对于发育迅速的婴幼儿来说，腹泻严重影响了机体对营养的吸收；严重腹泻时造成机体脱水可影响生命。

（一）病因

（1）感染。因吃了被细菌、病毒、霉菌污染的食物，或食具被污染，引起胃肠道感染，夏、秋季多见。秋季，由病毒引起的腹泻可在托幼园所流行。肠道外感染，如感冒、中耳炎、肺炎等也可发生腹泻。

（2）饮食不当。多发生于人工喂养的婴幼儿。例如，婴幼儿饮食过多、过少、突然改变饮食，个别婴儿对牛奶过敏，也可发生腹泻。

（3）腹部受凉，幼儿贪吃冷食冷饮可引起腹泻。

（二）症状

（1）腹泻症状轻者，一日泻数次至十余次，大便稀糊状或蛋花汤样，体温正常或低热，不影响食欲。

（2）腹泻严重者多因肠道内感染所致。起病急，一日泻十至数十次，呈水样便，尿量减少或无尿，食欲减退，伴有频繁呕吐。因大量失水，使机体脱水，表现为精神萎靡、眼窝凹陷、口唇及皮肤干燥等，严重时危及生命。

（三）护理和预防

1. 护理

（1）腹部保暖，每次便后用温水洗臀部。

（2）若患儿已有脱水，无论程度轻重，均应立即送医院治疗。无脱水，可服"口服补液盐"，根据袋上注明的量，倒入适量凉开水，搅匀后即可饮用。

（3）不要让腹泻的患儿挨饿。仍在吃母乳的婴儿可继续喂母乳。已加固体食物的幼儿，可根据病前的饮食情况，确定食物的种类和量，但烹调宜软、碎、烂，少食多餐。

2. 预防

合理喂养婴幼儿，提倡母乳喂养，合理添加辅食，合理断奶。保教人员要悉心照料婴幼儿，避免其腹部受凉；要做好日常饮食卫生工作，生吃的瓜果、蔬菜一定要保证清洁卫生。当发现腹泻患儿时，保教人员应进行隔离治疗，做好消毒工作。

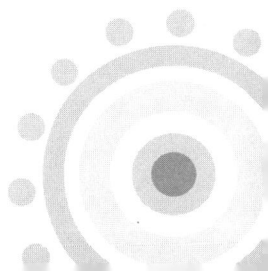

三、 龋齿

（一）病因

残留在口腔中的食物残渣在乳酸杆菌的作用下发酵产酸，腐蚀牙釉质，形成龋齿。龋齿的病变过程比较缓慢，开始时牙釉质不光滑、色泽灰暗，容易堆积牙垢，感觉不到疼痛；进一步破坏到牙本质时，则对冷、热、酸、甜等刺激都会感到疼痛；当龋洞扩大到牙髓时，患儿会经常发生剧痛。龋齿不仅影响咀嚼能力，而且可诱发牙髓炎、齿槽脓肿，并进一步危害全身健康。

（二）预防

见本书第二章第六节"消化系统"。

拓展阅读

漱口的正确方法

漱口是保持口腔清洁的常用办法，漱口的正确方法具体如下。

1. 漱口水量应是幼儿喝三四口水所需要的量。教师可提醒幼儿用水杯接适量温开水（不能用自来水，以防幼儿漱口时将自来水饮下）。漱口水接得过少不能很好地达到漱口的效果，接得过多又会浪费水。因此，老师可事先告诉幼儿漱口水应接到水杯的什么位置。

2. 漱口时，教师应提醒幼儿含一口水在嘴里，鼓动两腮将水在嘴里振荡 3～5 次，仰起脖子、漱漱嗓子，弯腰将水吐入水池内，用同样的方法漱三次即可。小班幼儿不能平均分配每次的水量，常常出现一下子喝了一大口水，刚刚漱了两次，水杯中就没水了的现象，教师要耐心指导，不可批评、指责。对于不认真漱口的幼儿，教师可以引导幼儿观察漱口水中的残渣，帮助幼儿体验漱口的重要性。

3. 幼儿漱口后，要将水杯放入贴有自己标记的水杯格中，水杯把儿应朝外放置，以便下次取用。

（资料来源：刘馨主编，幼儿园健康教育资源：健康生活，人民教育出版社，2017：64-65。）

◎ **活动资源** ···

儿歌：　刷牙歌

小牙刷，手中拿，

每天早晚要刷牙。

上牙从上往下刷，

下牙从下往上刷。

咬合面，来回刷，

里里外外都要刷。

适用年龄　3～5 岁。

渗透教育　学习正确的刷牙方法。

使用建议

1. 引导幼儿边唱儿歌边做动作，学习刷牙的方法。

2. 可请幼儿为牙齿模型刷牙，在操作中巩固刷牙的方法。

3. 请家长每天监督、鼓励幼儿使用正确的方法刷牙。

（资料来源：刘馨主编，幼儿园健康教育资源：健康生活，人民教育出版社，2017：71。）

··

四、　弱视

(一)病因

弱视是指幼儿视力达不到正常，但查不出影响视力的明显眼病，验光配镜也不能矫正。弱视是幼儿视觉发育障碍性疾病。

弱视的原因包括以下几种。

(1)先天性弱视。

(2)斜视性弱视。斜视是指幼儿眼睛在注视某一方向时，仅一眼视轴指向目标，而另一眼视轴偏离目标，表现为两眼的黑眼珠位置不对称。由于斜视，大脑视觉中枢难以形成正常的视觉形象，出现复视(双影)，为排除这种视觉紊乱现象，大脑就抑制来自偏斜眼的刺激，偏斜眼逐渐形成弱视。

(3)屈光参差性弱视。幼儿两眼的屈光状态在性质与(或)程度上有显著差异，称屈光参差。

（4）形觉剥夺性弱视。幼儿由于某种原因缺少光刺激，视觉发育停顿。

（二）症状

正常视功能包括立体视觉，即物体虽然在两眼视网膜上单独成像，但大脑能将其融合成一个有立体感的物像，称双眼单视功能。幼儿弱视，不能建立完善的双眼单视功能，难以形成立体视觉。幼儿缺乏立体视觉将难以分辨物体的远近、深浅等，难以完成精细的技巧，给工作、生活带来诸多不便。

（三）护理和预防

弱视、斜视的治疗越早越好。因此，早期发现，积极治疗弱视和斜视，就成为恢复患眼正常视觉功能的关键因素。托幼机构应定期给幼儿查视力，并在生活中悉心观察幼儿的行为，发现他们有视觉异常或障碍的表现，如经常偏着头视物或斜视时，应及时通知家长带孩子去眼科诊治。

五、 急性结膜炎

（一）病因

急性结膜炎俗称"红眼病"，是由病毒或细菌引起的传染性眼病，以春、夏季多见。

（二）症状

细菌性结膜炎一般常有脓性及黏性分泌物，早上醒来时上下眼睑被粘住，眼睛怕光，疼痛，有异物感。病毒性结膜炎症状略轻，眼分泌物多为水样。结膜炎的发炎部位是眼球表面及上下眼睑。内侧的结膜发炎，表现为白眼珠发红，故名"红眼病"。

（三）护理和预防

1. 护理

患儿可用生理盐水或硼酸溶液洗眼睛。白天点眼药水、晚上用眼药膏。忌包扎眼睛，以免分泌物无法排出。

2. 预防

急性结膜炎传染性很强，要重视预防和隔离消毒。教育幼儿不用手揉眼睛。手绢、毛巾等要专用，用后煮沸消毒。用流水洗脸。成人为患儿滴过眼药须认真用肥皂洗手。

六、 维生素 D 缺乏性佝偻病

（一）病因

佝偻病又称"软骨病"，是 3 岁以下婴幼儿的常见病。由于幼儿机体缺乏促进骨骼钙化的维生素 D 而使骨骼发育出现障碍。患儿发育缓慢、抵抗力低，易患肺炎、上呼吸道感染等疾病。

（1）紫外线照射不足。维生素 D 在婴幼儿饮食中含量很少，主要由皮肤中的 7-脱氢胆固醇吸收紫外线后转化而来。户外活动少就会因紫外线照射不足而使机体缺乏维生素 D。紫外线可被大气中的粉尘及玻璃吸收，所以空气污染严重的地区以及隔着窗户晒太阳都会影响维生素 D 的合成。

（2）生长发育过快的婴幼儿以及双胞胎、早产儿等需要维生素 D、钙、磷都较多，容易因缺乏而患佝偻病。

（3）长期慢性腹泻的婴幼儿机体吸收钙、磷减少。

（4）牛奶中的钙不如母乳中的钙好吸收，婴儿也容易患佝偻病。

（二）症状

（1）佝偻病初期，患儿多表现为睡眠不安，常有夜惊。头部多汗，多汗与冷暖无关。因患儿头皮发痒，在枕头上蹭来蹭去，使枕部头发脱落，这种现象称"枕秃"。

（2）患儿病情进一步发展，出现骨骼的变化，如颅骨某些部位因骨化差，有乒乓球样感觉；头呈方形称方颅；囟门闭合延迟；出牙较晚且不整齐；肋骨与肋软骨相连处膨大，自上而下像一串珠子，称串珠肋；胸廓骨骼软化，使胸骨前凸，形如"鸡胸"，或内陷呈"漏斗胸"；胸廓下缘外翻称"肋缘外翻"；会站会走的患儿可出现下肢弯曲成"O"形或"X"形，下肢畸形。

（3）佝偻病患儿一般动作发育迟缓。

（三）护理和预防

1. 护理

佝偻病患儿体质较弱，应预防上呼吸道感染及传染病；应多晒太阳；按医嘱补充维生素 D 及钙剂；不要勉强患儿站或走，以防止下肢畸形。

2. 预防

提倡母乳喂养并及时添加辅食。多让婴幼儿到户外晒太阳。积极治疗婴幼儿胃肠疾病，以保证对营养的吸收。北方秋、冬季出生的婴儿满月后可适量服用鱼肝油或维生素 D 制剂，用量需遵医嘱，不可滥用。

七、 缺铁性贫血

(一) 病因

缺铁性贫血是由于缺乏合成血红蛋白的铁及蛋白质，使血液中血红蛋白的浓度低于正常值所致。缺铁的原因主要有先天不足，如早产、双胎等体内储存的铁少，且出生后发育迅速而出现贫血；饮食缺铁是由于长期以乳类为主食，特别是牛奶，而摄入铁少；幼儿严重偏食、挑食，铁摄入不足；饮食缺铜、锌、维生素 C，影响机体对铁的吸收利用；受疾病影响，如长期腹泻，可使机体对铁、蛋白质等营养吸收利用差；长期少量失血，如钩虫病、鼻衄等，使体内铁丢失过多，也可造成贫血。

(二) 症状

患儿表现为面色、口唇、结膜、指甲床苍白少血色；因缺氧，呼吸、脉搏较快，活动后感到心慌、气促；严重贫血可有食欲不振或异食癖。幼儿长期贫血使机体缺氧，不仅严重影响幼儿的生长发育，还使脑长期缺氧而影响幼儿的智力发展。

(三) 护理和预防

婴儿出生 4 个月后可以开始逐渐增加含铁丰富的辅食，如强化铁的米粉、蛋黄、肉末、肝泥等。成人要纠正幼儿挑食、偏食的习惯。在幼儿膳食中应有充足的锌和维生素 C，用铁制炊具烹调食物，及时治疗胃肠道疾病。

八、 肥胖症

(一) 病因

肥胖症是指幼儿皮下脂肪积聚过多，体重超过相应身高应有体重的 20％以上。幼儿肥胖可影响其心理、生理正常发育。肥胖儿常常会因为体态特殊或运动不够灵敏等原因而被同伴嘲笑，难免产生自卑或心理障碍。儿时肥胖增加心血管的负担，为成年后形成高血压、冠心病、糖尿病等埋下隐患。

常见病因有以下几种。

(1) 与遗传因素有关。

(2) 最常见的原因是热量摄入过多。幼儿因精神因素可能导致食欲亢进，进食过多；或饮食中热量摄入过多，食量大；或吃零食多。

(3)城市中高楼的增加，电脑、电视的普及，使幼儿的户外活动明显减少。由于幼儿运动量少而小，摄入热量多而不能及时消耗，剩余热量就转化为脂肪存入皮下。进食多、运动少造成的肥胖，称为单纯性肥胖症。

(二)护理和预防

(1)控制饮食。改变幼儿饮食习惯，少吃或不吃高糖、高脂食物，多吃含纤维素多、较清淡的食物。幼儿每日应少食多餐，细嚼慢咽，不致因为进食过快没有饱腹感而进食量过大，少吃零食，尤其是高热量的甜食。幼儿应逐渐减少进食量，直至正常饮食，控制饮食须坚持一段时期，直到恢复正常体重。

(2)多运动是促进肥胖儿体内脂肪消耗的有效途径。每次运动应坚持一定时间，从15分钟到1小时，以不剧烈的运动为宜。

九、 蛔虫病

(一)病因

蛔虫寄生于人体内，成虫形如大蚯蚓，色淡红，寄生在肠道内，寿命约一年。雌虫每日产卵可达20万个，随粪便排出后，虫卵污染了泥土、水及食物(瓜果、蔬菜)。幼儿爱玩土，若饭前不洗手或不认真洗干净，很容易经手、口传染；喝没有烧开的水，生吃不洁的瓜果、蔬菜也很容易得病。

(二)症状

虫卵在小肠内发育成幼虫，经小肠壁进入血液，随血液循环至肺，再由肺到气管、咽，重新被人吸进消化道，在小肠定居，发育为成虫。成虫在肠道内定居，剥夺幼儿的营养，可使幼儿患营养不良、贫血等疾病。蛔虫排出的毒素刺激神经系统，使幼儿睡眠不安，易惊醒，夜间磨牙，影响食欲或有异食癖。蛔虫幼虫经过肺部时，可使肺部发生过敏性的反应，表现为发热、咳嗽、咳血或痰中带血丝等症状，蛔虫可引起许多并发症，如蛔虫扭结成团阻塞肠道，造成肠梗阻；蛔虫有钻孔的习性，可引发胆道蛔虫、急性胆道炎、急性阑尾炎等严重疾病。

(三)护理和预防

(1)服驱虫药，驱蛔。可于每年九月、十月集体驱蛔。

(2)蛔虫病重在预防，教师应注意环境卫生，粪便无害化处理。讲究饮食卫生，生

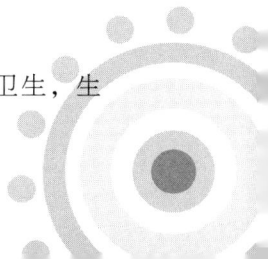

吃瓜果、蔬菜一定要洗干净。讲究个人卫生，幼儿进餐前用肥皂、流水洗手，勤剪指甲。

十、 蛲虫病

（一）病因

蛲虫约 1 厘米长，如棉线粗细，寄生于人体小肠末端及大肠内，成虫寿命约 1 个月，雌虫产卵后即死亡。幼儿主要经手、口传染，被虫卵污染的手、食物、食具可使人进食时感染。由于雌虫夜间在肛门处产卵，引起瘙痒，幼儿用手抓挠，手沾上虫卵可使幼儿反复感染。虫卵排出后还可污染衣裤、被褥或玩具，也可传播病毒。

（二）症状

雌虫夜间产卵使肛门奇痒，影响睡眠，间接影响幼儿的精神、食欲。幼儿因瘙痒抓破皮肤可使肛门周围皮肤发炎。

（三）护理和预防

蛲虫成虫寿命仅 1 个月，如果采取严格的卫生措施，经 1～2 个月蛲虫病可自愈。患儿应穿蒙裆裤睡觉，以防散播虫卵及污染手，成人可在睡前将蛲虫药膏涂抹在幼儿肛门周围，早晨用温水清洗肛门并换内裤，内裤要洗净消毒。

预防应以培养幼儿良好卫生习惯为主，幼儿养成进食前洗干净手、不吸吮手指、勤换内衣裤等好习惯。幼儿卧室宜采用湿式扫除，幼儿床单应常换洗，常晒被褥。

第三节
幼儿常用护理技术

学习导引

　　幼儿生活自理能力较差，对成人有较大依赖性，成人的细心照料和护理对幼儿身体的恢复有重要作用。那么你知道幼儿常用护理技术有哪些吗？各种护理技术是如何操作的呢？在本节中，希望你能结合自身生活经验、与他人的交流互动、操作演示及实践来掌握常用的一些护理技术操作方法。这样我们在保教工作中才能够更及时地为生病或受伤幼儿提供科学的护理，帮助幼儿早日恢复健康。

一、测体温

　　幼儿的体温比成人略高，正常体温（腋表）为 36℃～37.4℃。一昼夜之间，体温会有生理性波动。

　　吃奶、吃饭、哭闹、衣被过暖或室温过高，都会使体温略高。所以，测体温最好在进食半小时以后的安静状态下进行。

　　成人给幼儿测体温时要测腋下，这样既安全又卫生。

　　测体温前，成人要先查看一下体温表的度数，拿着体温表的上端，使表和眼睛平行，来回转动几次，看清楚水银柱的读数。如果超过 35℃，向下、向外轻轻甩几下，使水银线降到 35℃以下。

　　测体温前，成人要先擦去腋窝的汗，把水银表的水银端放在腋窝中间，注意别把表头伸到了外面。体温表放好后，扶住幼儿的胳膊，以免体温表位置移动量不准或折了表。一般测 5 分钟即可，时间太短、太长都会影响体温的准确性。

二、高热护理

　　高热是指体温超过 39℃。发烧是人体的一种防御反应，但是，发高烧就需要采取降温措施了。因为高烧使人感到很不舒服，还会使体内的热量消耗，心率加快，使消化功能减弱。幼儿的神经系统还未发育成熟，高烧会引起惊厥，也就是"抽风"。

　　常用的退烧方法有药物降温和物理降温两种。药物降温是吃退烧药，打退烧针；物理降温是用冷敷、酒精擦拭等方法。对于婴幼儿来说，物理降温的方法更安全，可以单独使用或配合药物降温使用。

冷敷的操作方法：把小毛巾折叠成几层，浸在凉水里，拧成半干，敷在前额；也可以敷在颈部两侧、腋窝、肘窝、腘窝、大腿根等大血管通过的地方；每5～10分钟换一次毛巾；还可以用热水袋灌进凉水或碎冰，做成冰枕。

酒精擦拭的操作方法：酒精容易挥发，能比较快地使热量散发出去。可以倒一些75%的酒精或白酒，加一倍水，把小毛巾浸泡在里面，拧成半干，擦拭颈部两侧、腋窝、胳膊这些部位。

进行物理降温要注意避风。另外，在高烧初起的时候，皮肤血管收缩，常常打寒战，这时候要保暖，不要降温。寒战过去了，体温迅速上升，就要采取降温措施，使体温降到38℃左右。烧退了，要及时把汗擦干。

三、 数脉搏、 观察呼吸

有的幼儿感冒以后，虽然烧退了，但是脸色却不好，没精神，也不想玩。这时数脉搏可以发现心率明显加快或减慢，到医院检查却发现得了心肌炎。所以数脉搏是一项重要的护理技术。测脉搏要在幼儿安静的时候进行。

幼儿得了肺炎，呼吸会明显加快，所以观察呼吸也是一项重要的护理技术。

幼儿的胸腔比较狭窄，肋间肌力量不大，主要靠膈肌上下运动来完成一呼一吸，所以观察呼吸可以通过腹部的起伏来看。每一呼一吸算一次呼吸，数一分钟。

如果幼儿在安静时呼吸明显加快，喘气费劲就是病态了。

✍ 拓展阅读 ···

幼儿服药的管理

1. 认真做好药品登记，对服药儿的姓名、药名、服用时间和剂量进行详细记录，并要求家长在药品包装上标明药品名称及服用方法。

2. 做好药品保管工作，将幼儿的药品分类放入药品箱，放置在幼儿不能触及的地方。

3. 服药前做好服药的准备工作，核对幼儿的姓名、药名、剂量、服药时间和方法，检查药物与幼儿的病情是否相符。

4. 安抚幼儿的情绪，指导幼儿按照正确方法、规定的剂量，用白开水送服药物。

5. 服药后填写服药记录。观察幼儿服药后的反应，如恶心、呕吐、过敏反应等，发现问题及时处理。做好剩余药品及服药情况的交接工作。

四、喂药

对于两三岁以上的幼儿，成人要鼓励他自己吃药，不要吓唬他，也不要捏着鼻子硬灌。把药掺在饭菜里也不是一个好办法，饭菜变了味不仅会引起呕吐，还会影响食欲。

不能自己吃药的婴儿，就需要喂药。如果是药片，要压成粉末，放在小勺里，加点糖和少许水，调成半流质状，也可用果汁、糖浆调药。成人把婴儿抱坐在成人腿上，婴儿的右胳膊放在成人左侧腋下靠近背部，成人再用左臂压住婴儿的左胳膊，使他动弹不得。成人把小勺从婴儿的嘴角伸进去，轻轻压住他的舌头，见他咽下去了，再取出小勺，慢慢地把药全喂下去。成人喂完药后，喂点糖水或奶，免得药物刺激胃黏膜，引起呕吐。

五、滴眼药

眼药应放在阴凉干燥的地方保存。用前仔细查对药名、浓度，防止用错药。成人洗干净手，再给幼儿滴眼药。方法是：用左手食指、拇指轻轻分开幼儿的上下眼皮，让他向上看，把药滴在下眼皮内，每次1～2滴。不要滴在眼珠上，否则会引起眨眼，把药全挤出来。滴过药，成人可以轻轻提起幼儿上眼皮，防止药液马上流出来。

眼药膏最好在睡前涂抹，成人要把药膏涂在幼儿下眼皮内，闭一会儿眼。成人给幼儿上完眼药要洗手。

六、滴鼻药

幼儿仰卧，肩下垫个枕头，头尽量后仰，使鼻孔朝上，成人滴1～2滴药液，轻揉幼儿鼻翼使药分布均匀，幼儿过一会儿再起来，这样就不至于使药液全流到嘴里去了。

七、滴耳药

滴耳药时，幼儿侧着躺，病耳向上，成人向下、向后轻拉耳垂，使外耳道伸直。成人用干净的棉签把幼儿外耳道内的脓液擦干净，滴入1～2滴药液，轻轻按揉耳屏使药液分布均匀。在外耳道口塞一块卫生棉球，防止药液流出弄脏衣服。若刚从冰箱内取出滴耳液，要在室温下放一会儿再用，否则会引起幼儿不适，甚至发生眩晕。

八、 止鼻血

幼儿出鼻血的常见原因有：碰伤鼻子，挖鼻孔损伤鼻黏膜；发热时鼻黏膜充血肿胀，血管脆性增加；鼻腔有异物。

止鼻血时成人需注意：安慰幼儿不要紧张，用口呼吸，采取坐位，头略向前低。捏住鼻翼 10 分钟，同时用湿毛巾冷敷鼻部和前额。若无法止血或幼儿经常出鼻血，应去医院诊治。

第四节
幼儿意外事故的预防与处理

● 学习导引

1. 幼儿活泼好动、好奇心强，而自我保护能力较差，因而很容易将自己置身于危险情境中，这就需要成人为其提供安全的生活环境、及早预防和处理安全隐患。那么你知道托幼园所应做好哪些安全工作吗？在本节中，期望你能结合拓展阅读与案例分析等来充分认识到托幼园所安全管理工作对幼儿健康的重要意义，了解安全管理工作所涵盖的内容，进而在日后的保教工作中加强安全管理意识和健全完善安全管理工作制度。

2. 了解幼儿常见意外事故的原因和处理方法，能够对意外事故进行预防和早期处理，从而有效避免伤害，维护幼儿的健康。你知道可以从哪些方面分析幼儿意外事故发生的原因吗？对于常见意外事故应该如何处理呢？在本节中，希望你能结合自身感受、生活经验、与他人的交流互动及案例分析来深入了解幼儿常见意外事故产生的原因，掌握常见意外事故的处理要领，提高保教工作能力。

一、　托幼园所的安全管理

幼儿正处于身体生长发育和心理迅速发展的时期，他们身体各器官系统发育不成熟，认知水平低，缺乏生活经验和安全意识，缺乏自我保护能力。幼儿生活的环境存在着许多不安全的因素。例如，他们在上下楼梯时如果出现拥挤的现象，很容易造成摔伤；自然角中摆放的小黄豆或较小的玩具，有可能被他们放进鼻孔里、耳朵里或误吞入胃中；患儿的药品如果管理不善，有可能会被其他幼儿吞食等。因此，托幼园所应建立起较完善的安全管理制度，保教人员也应有较高的安全意识和对潜在事故的预见性，提高警惕，关注幼儿生活的每一细小的环节，若发现危险苗头应及时处理，并掌握初步的急救处理方法。保教人员还应对幼儿进行必要的安全教育，帮助他们了解什么是危险、怎样避开危险及如何自救的粗浅知识，逐步培养他们自我保护的意识和能力。

托幼园所在安全管理方面应重点做好以下几个方面。

（一）经常检查园内、班内的设备

托幼园所应委派专人定期、不定期地检查园内的房屋、场地、家具、玩具、生活用品、器械等，防患于未然。同时，保教人员也应在每日的工作中仔细观察以下细节：玻璃是否完整；门窗的插销是否起作用；木制的桌椅和器械是否糟朽；铁制的运动器械是否生锈，边角有无卷起、焊接处有无脱离、螺扣是否脱落；秋千的绳索是否仍然结实；场地是否平坦，有无碎石、碎玻璃；下班前电器、电源的开关是否关闭，门窗是否上锁等。

（二）建立药品和危险物品的保管制度

1. 保健人员负责检查幼儿用药的准确性

家长送处于疾病恢复期的幼儿入园时，一定要将药物亲自交到保健人员的手中，由保健人员检查，核准孩子药物是否对症，并登记用药幼儿的姓名、性别、班级、药名、用量、服药的时间及次数，然后，再分送到各班，转交给代班教师，同时做好用药情况的说明。

2. 妥善保管幼儿的药物

保健人员及保教人员应将幼儿的药物妥善保存，放在幼儿拿不到的地方，并按时、准确地给患儿喂药。

3. 保教人员要认真给幼儿喂药

保教人员应监督幼儿服药，并认真记录，防止幼儿不肯服药、乱服药或重复服药。

4. 危险用品应由专人管理

托幼园所的危险用品多是指有腐蚀性、有剧毒、易燃、易爆的物品或药品。它们通常是用于厕所清洁的化学药品，用于装修、维修的油漆、涂料，用于消毒的药品和杀虫剂等。这些物品应有专人保管，平时应上锁保存，使用时应有记录，用完的瓶罐应统一回收处理，切不可随便丢弃。

（三）建立幼儿接送制度，防止走失

1. 加强对门卫的严格管理

托幼园所应选择做事仔细、有责任心的门卫，负责管理园所的大门。园所的大门应只在接送时间对外开放，其余时间一律关闭，防止幼儿溜出园外。非接送时间接幼儿的家长应出示证件，进行登记。到托幼园所办事的外来人应先登记，在传达室等候，不得随便入内。

2. 建立班级的交接班制度

各班应建立严格的交接班制度，保教人员在工作时间不得擅自离开幼儿，在带领幼儿进行室外活动前及活动之后均应清点幼儿人数，防止幼儿独自离开集体。

3. 建立并严格执行接送制度

为了幼儿的安全，托幼园所应建立严格的接送制度，要求幼儿的接送者必须是幼儿的父母、祖父母或固定的接送人。如果临时改变接送人应提前与保教人员打招呼，并带接送人来园与保教人员相认。除此之外的一切人，都不得接走幼儿。

保教人员应认真执行以上规定，每次应把幼儿亲自送到家长手中。把好活动室门，防止幼儿擅自离开活动室。

(四)保教人员应在幼儿一日生活的各环节中仔细观察，准确预见，发现危险因素及时做出果断处理

1. 防止小物品进入体内

小物品一般是指直径不足 2 厘米且圆滑的物品，如花生米、黄豆、珠子、棋子等。由于这些物品很小，幼儿带在身上不易被发现，玩耍时如果误将其放入口、鼻、耳中，会造成异物进入体内，给幼儿带来伤害或危险。这就要求保教人员在对幼儿进行教育的同时，对幼儿进行必要的检查。检查可在一日中的某些环节进行，如入园晨检、午睡前等，也可随时检查，发现问题及时解决。

2. 室内外都应防跌伤

当幼儿进行户外自由活动及有组织的活动时可能会跌伤。因此，保教人员在组织幼儿进行户外活动前，应检查器械和活动场地，清除活动场上的砖头、石块、碎玻璃、树枝等，然后检查幼儿的衣服是否符合活动时的要求，如挽起过长的裤腿，裤腿过宽可用皮筋扎住，提醒幼儿提裤子、系紧鞋带等。

跌伤不仅发生在室外，在室内也时有发生。活动区游戏中常因拥挤发生绊倒跌伤，争抢玩具发生摔伤；甚至幼儿坐在椅子上，向后仰或向前倾也会发生摔伤后脑勺或摔伤下巴、嘴唇的事故。保教人员应使活动区尽量宽敞，减少障碍物，并且要明察秋毫，发现危险的苗头应及时制止。

此外，在盥洗室内也应注意幼儿的安全，防止幼儿跌倒、滑倒，造成事故。

3. 防烫伤

给幼儿的水和饭都须降温后端进室内。暖壶应放在幼儿拿不到的地方，避免幼儿直接接触，造成烫伤。寄宿制幼儿园在给幼儿进行盥洗时，应注意倒热水的方式及水

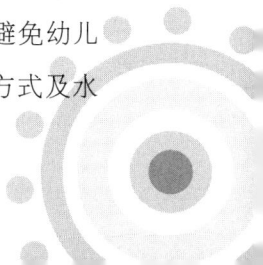

温，以免烫伤幼儿。

4. 及时发现睡眠中出现的问题

幼儿蒙头睡觉或在被子里玩弄物品，有时也会导致危险，因此，保教人员在幼儿睡觉的过程中要注意观察幼儿。

拓展阅读 ···

良好的班级安全常规

1. 入园时不带小刀、扣子、小石头等物品，如果带了应交给老师保管。

2. 进餐时要安静、细嚼慢咽、不大声说笑，以免食物呛入气管导致窒息。

3. 搬椅子时一手握椅背，另一手托椅身，椅腿朝下，走路时眼睛看地面，轻拿轻放。

4. 游戏活动时，正确使用玩具和活动器械，不争不抢，遵守游戏规则。

5. 区域活动结束时，有条理、有秩序地收放玩具。

6. 午睡时，不把小玩具、小石头等杂物带到床上玩，更不要含着东西睡觉。

7. 走路、上下楼梯时，要看路和避让他人，不猛跑，以免撞人或者摔倒。

8. 活动中要有自我保护意识，身体不适时主动告诉老师。

9. 有秩序地盥洗，不拥挤，不打闹，不玩水，保持衣服、地面干爽。

10. 离园时和老师道别，拉好家长的手，安全离园。

（资料来源：刘馨主编，幼儿园健康教育资源：健康生活，人民教育出版社，2017：179。）

···

二、 幼儿常见意外事故的原因与处理

(一)幼儿发生意外事故的原因分析

1. 幼儿运动机能不完善

婴儿1岁左右时，学会了走路，但动作生硬、笨拙，头占身体的比例大而且重，常摔倒。幼儿跌倒时四肢不会做出相应的调整，头面部便首当其冲成了跌打的对象。随着幼儿年龄的增长，动作能力的提高，幼儿受伤的部位扩展到了四肢。2～3岁的幼儿已行走自如，但跑步却不熟练，较小的注意范围加上平衡能力和灵敏性尚较差，常使幼儿在跌跌撞撞的小跑中摔伤身体。3岁后，幼儿的动作能力有了明显进步，但相

对水平仍然较低，有时也会出现摔倒的现象。

2. 幼儿对危险因素缺乏认识

幼儿认识水平有限，缺乏对外界事物的理解和判断，更不会推理事物之间的因果关系，因此，经常由茫然无知的行为引来意外伤害事故。例如，幼儿突然从跷跷板上跳下；挥舞木棍玩耍时，丝毫不考虑会对别人有什么危害；等等。像这样由于缺乏对危险事情的认识而发生的意外伤害事故在托幼园所及家庭中比比皆是。

3. 幼儿好奇、好动、活泼、易冲动的特点

幼儿具有强烈的好奇心，活泼好动，有时还会情绪激动和冲动，这些都有可能使他们忽略了周围的环境因素，丧失了理智和判断能力，从而出现各种事故，如想看看窗台上的东西或窗外的风景，于是幼儿就站在小椅子上不慎摔倒；当与他人争抢玩具时，幼儿拿起玩具向他人头上扔去或推他人等。

在集体环境中，幼儿人数较多，保教人员较少，也容易引起事故的发生。

◎ **案例与分析** ···

下楼梯时的伤害事故

进入了五月份后，天气渐渐地炎热起来，某幼儿园园长发现园内的空调有的不能制冷了，有的不能启用了，就请了一个电器公司用周末的两天时间给全园的空调设备进行一次大检测和修理。

由于时间紧、园内空调多，到了周一幼儿入园时，还有部分空调尚未修理好。

下午到了幼儿园户外体育活动时间时，大班小朋友一个接着一个地从三楼到楼下的操场上去锻炼。大一班、大二班的幼儿都先下楼了，轮到大三班时，教师带着大三班的幼儿下楼，黄老师在前，李老师在后，全班幼儿在中间。当大三班幼儿下到一楼和二楼之间的楼梯转道时，一个平时比较好动、调皮的男孩陶陶想给其他小朋友展示一下自己能跳下几级台阶的本领，在转弯平台处用力一跳，可他没有看到头部前上方的墙壁上安装了一个空调铁架。当他跳起后，只听"嘭"的一声，他的前额重重地撞到了铁架，他"啊"了一声，一下子就摔到了楼梯台阶上，滚了几下，撞到其他小朋友后停住了。这时他手捂头部，"哇"的一声大哭起来。

黄老师和李老师马上赶到，扶起倒在楼梯上的陶陶，拉开他捂在额头上的小手，仔细一看，陶陶的额头上被撞了一个大口子，而且出血很快、很多。"不好！"李老师马上把陶陶送到了幼儿园的医务室。园医一看说："很严重，赶紧送医院！"

于是，李老师、园医和幼儿园的司机马上开车把陶陶送到了附近的人民医院进行急救治疗。

最后，陶陶头上的伤口被缝了五针，并在家休养了半个月。

原因分析

1. 幼儿园公共走道的墙壁上安装了不安全的铁架。

2. 个别幼儿在楼梯道上乱跳。

3. 教师在幼儿下楼前，没有提出安全下楼的要求。

预防建议

1. 幼儿园公共走道的墙壁上严禁安装空调架。

2. 幼儿园内的安装、施工工作必须在幼儿入园前完毕，完成不了的要进行安全处置，并严格检查。

3. 每次下楼活动前，教师都要对幼儿进行下楼要求和安全教育。

4. 班级集体下楼活动时，对那些平时好动、好闹的幼儿，要将他们安排在教师的身边，以便随时监督和控制他们不安全的行为。

（陆克俭）

（资料来源：陆克俭、白洪，幼儿生活安全教育宝典，江苏教育出版社，2010：108-109。）

....

橡皮擦塞进鼻子里

一天上午，某幼儿园大班的教师上完课后，给所有幼儿发了本子和铅笔，让大家自己安静地写作业。过了一段时间，小朋友们陆陆续续把作业交了上来。

突然有个小男孩哭了起来，老师走过去问他："怎么了？"当时他不敢说，跟他坐在一起的小朋友说："他鼻子里有橡皮擦。"这时老师急忙往男孩的鼻子里看，不得了，真的有块儿橡皮擦在鼻子里面，教师马上带他到园医那儿。不幸的是，这块橡皮擦被小男孩推到鼻子里很深的地方去了，园医没办法弄出来，只好立刻把他送去医院，请医生把橡皮擦弄了出来。教师当时吓坏了，一直自责没有把小男孩看好，还好到了医院后，医生说："这次事故，万幸的是被及时发现了，不然很容易发生窒息的。因为小孩不比大人，有的小孩可能不懂得当鼻子不能呼吸时，可以用嘴来呼吸，很庆幸这次没有发生人身意外。"

原因分析

1. 幼儿在写作业时，教师没有时刻关注他们。

2. 教师、家长平时疏于对幼儿的自我安全的教育。

3. 教师工作疏忽，没有注意到幼儿把小东西往鼻子里塞了。

4. 该幼儿缺乏对自己身体保护的基本意识和知识。

预防建议

1. 教师要特别关注幼儿，不管幼儿在做任何事，都要密切关注。

2. 应提醒幼儿，不管发生什么事都要及时告诉老师和家长。

3. 教师要在课堂上、游戏中、生活中，联系实际地给幼儿进行自我安全教育，让幼儿知道哪些事情不能做，告诫他们做了哪些事情会伤害自己的身体。

（房芬玲）

（资料来源：陆克俭、白洪，幼儿生活安全教育宝典，江苏教育出版社，2010：134-135。）

··

（二）幼儿常见意外事故的简单处理

1. 小外伤

（1）跌倒蹭破皮肤的处理。

幼儿奔跑、跳跃时不慎跌倒，很容易蹭破膝盖、胳膊肘，尤其是穿衣较少的夏季。幼儿蹭破皮肤后保教人员应先观察伤口的深浅，若伤口较浅仅仅蹭破了表皮，只需将伤口处的泥沙清理干净即可；若伤口较深有出血，应该用自来水或生理盐水清洁伤口，并用酒精消毒伤口，处理后无须包扎；若伤势较严重，须去医院治疗。

（2）扎刺的处理。

幼儿周围的物品并非十分光滑，如带刺的花草、木棍、竹棍等。竹刺、木刺扎入皮肤后，有时有一部分露出皮肤，有刺痛感，应立即取出。具体处理办法是：先将伤口用自来水或生理盐水清洗，然后，用消毒过的针或镊子顺着刺的方向把刺全部挑、拔出来，不应有残留，并挤出瘀血，随后再用酒精消毒伤口。如果刺扎在了指甲里或难以拔除，应送医院处理。

（3）剪刀、小刀等文具的划伤与切伤的处理。

幼儿在使用剪刀、小刀或触摸纸边、草叶、打碎的玻璃器具、陶器时，都可能发生手被划破的事故。具体处理办法是：用干净的纱布按压伤口止血，止血后，在伤口周围用酒精由里向外消毒，敷上消毒纱布，用绷带包扎。如果是被玻璃器皿扎伤，应先用清水清理伤口，用镊子清除碎玻璃片，消毒后进行包扎。

拓展阅读 ··

使用剪刀、颜料、铅笔等工具材料时须注意的安全事项

使用剪刀时，右手拇指放进剪刀上侧手柄，其余四指或三指同时放入剪刀下侧手柄，刀口朝前，向前方剪。剪刀的刀口处不能用手去摸，否则会划伤手。不能拿着剪刀挥来挥去，更不能用剪刀对着自己或别人。剪刀暂时不用时，应将剪刀口合好。递送剪刀时，应将剪刀口握在手心里，避免误伤别人。使用颜料时，不能将料涂到脸上或放到嘴里。使用铅笔时，铅笔尖不要对着自己或其他小朋友，也不要将铅笔头塞到鼻子、耳朵里面玩。当幼儿从事这些活动时，教师不得无故离开班级。如果有急事需要离开时，应该请别的教师代管。

（资料来源：刘馨主编，幼儿园健康教育资源：健康生活，人民教育出版社，2017：181。）

··

(4)挤伤的处理。

幼儿的手指经常被门、抽屉挤伤，给幼儿造成痛苦，严重时，可出现指甲脱落的现象，应及时发现并处理。具体办法是：若无破损，可用水冲洗，进行冷敷，以减轻痛苦；疼痛难忍时，可将受伤的手指高举过心脏，缓解痛苦。若有出血，应消毒、包扎、冷敷。若指甲掀开或脱落，应立即去医院。

2. 异物入体

(1)鼻腔异物。

幼儿出于好奇，常把豆子、小珠子、纽扣等较小的物品塞入鼻中，这不仅会影响呼吸，还会引起鼻腔炎症，甚至引起气管异物。因此成人应仔细观察，及时取出异物。具体的方法是：深吸一口气，用手堵住无异物的一侧鼻子，用力擤鼻，异物即可排除。若异物未取出，切不可擅自用镊子夹取圆形异物，否则会将异物捅向鼻子深处，甚至落入气管，危及生命。发现鼻腔异物不能擤出时，应马上去医院处理。

（2）眼内异物。

幼儿眼内异物最为多见的是小沙粒、小飞虫等。异物入眼后，可黏在眼结膜的表面，进入眼结膜囊内，也有的嵌在角膜上。对于不同的情况，应采用不同的方法。具体的方法是：让幼儿轻轻闭上眼睛，切不可揉搓眼睛，以免损伤角膜。成人清洁双手后方可为幼儿处理。沙粒黏在眼结膜表面时，可用干净柔软的手绢或棉签轻轻拭去。若嵌入眼睑结膜囊内，则需要翻开眼皮方能拭去。翻上眼皮的方法是：让幼儿向下看，用拇指和食指捏住他的眼皮，轻向上翻即可。若运用以上各法不能取出异物，幼儿仍感极度不适，有可能是角膜异物，应立即去医院治疗。

平时应注意培养幼儿形成爱护眼睛的意识，不用脏手揉眼，不互相扔沙子，眼睛不舒服时应立即告诉成人。

（3）外耳道异物。

外耳道异物一般分为两种：一种是非生物异物，如幼儿玩耍时塞入的小石块、纽扣、豆类等；另一种是生物异物，如小昆虫等。幼儿外耳道异物可引起耳鸣、耳痛、外耳道炎症及听力障碍，应及时取出。幼儿外耳道异物属非生物异物和水时，可用倾斜头、单腿跳跃的动作将物品跳出。若无效，应去医院处理。切不可用小棍捅、用镊子夹，否则易损伤幼儿外耳道及鼓膜。若外耳道异物为小昆虫，可用强光接近幼儿的外耳道，或吹入香烟的烟雾将小虫引出来。若不见效，应立即就医。

（4）气管异物。

气管、支气管异物多见于5岁以下的幼儿，幼儿口含食物或小物件哭闹、嬉笑时最易发生气管异物。幼儿气管有异物时会出现呛咳、吸气性呼吸困难、憋气、面色青紫等现象，此时情况紧急，应立即处理。若发生在年龄较小的幼儿身上，可将其倒提起来，头朝下，拍背。若发生在年龄较大的幼儿身上，可让其趴卧在成人腿上，头部向下倾斜，成人轻拍其后背，或成人站在幼儿身后，用两手紧抱幼儿腹部，迅速有力地向上勒挤。若仍不能取出，应立即送医院处理。

（5）咽部异物。

咽部异物以鱼刺、骨头渣、瓜子壳、枣核等较为多见。异物大多扎在扁桃体或其周围，引起疼痛，吞咽时疼痛加剧。咽部异物最好用镊子取出，切不可采用大口吞饭的方法，否则会使异物越扎越深，出现危险。若无法取出，应立即送医院处理。

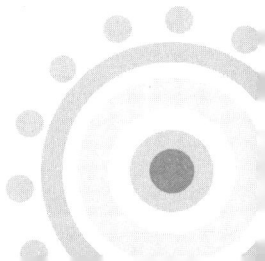

拓展阅读 ....

幼儿应该掌握的饮食自护方法

1. 防烫。(1)喝水前先用手背轻轻试试水杯的温度，不烫手时再喝。(2)喝汤时一定要用勺舀一点儿尝尝温度，不烫嘴才能喝。(3)对于刚出锅的鸡蛋羹、热豆腐等，吃前先吹一吹，吃小口试温度，不要上来就吃一大口。

2. 防呛。吃东西要专心，不边吃边玩。

3. 防噎。吃东西(特别是吃年糕、粽子、果冻、香蕉等黏、滑食物)的时候，小口吃，慢慢咽。

4. 防戳。(1)吃羊肉串、糖葫芦等带细签的食物时，要横着咬，吃的时候要当心别被人碰到手，以防戳着嗓子。(2)在人多拥挤的地方时，别忙着吃，安全第一。(3)不把筷子放在嘴里叼着，这样既不雅观又危险。

5. 防扎。吃鱼要吐刺，吃肉要吐骨，吃枣要吐核。嘴里含着的饭菜咽下后再夹鱼，单吃鱼便于吐刺。

6. 防过敏。(1)过敏体质的幼儿不要吃外人给的食物，不要自己买零食吃。(2)如果清楚幼儿对什么过敏，要把该忌口的食物跟幼儿说清楚。

7. 防中毒。(1)不把花花草草叼在嘴里，也不要叼铅笔。(2)学会通过闻、看、摸辨别食物是否腐烂变质。(3)学会看食品保质期和出厂日期。即使现在不会看，也要知道买食品时看保质期和出厂日期是必需的程序，培养关注保质期的意识。

(资料来源：刘馨主编，幼儿园健康教育资源：健康生活，人民教育出版社，2017：180-181。)

....

3. 虫咬伤

夏、秋季节蚊虫增多，被蚊虫叮咬的机会也随之增多。幼儿中较多见的有被蚊子叮咬、蜂类蜇伤、洋辣子刺伤。蚊子咬伤时可用清凉油、绿药膏、酒精、氨水等涂于患处。蜂和洋辣子刺伤时，伤口疼痛红肿，此时，可先用橡皮膏将皮肤中的刺粘出来，然后用肥皂水涂于伤处。若被黄蜂蜇伤，可将食醋涂于伤处。

4. 惊厥(抽风)

幼儿出现惊厥的原因很多，高烧惊厥较为常见，如患上呼吸道感染、流脑、中毒性痢疾等均会使幼儿高烧，进而惊厥。此外，幼儿缺钙引起的手足抽搐或患有癫痫、低血糖、中毒等也会引起幼儿惊厥。幼儿惊厥通常是突然发作，意识丧失，头向后仰，眼球凝视，呼吸细弱且不规则，口唇青紫，四肢和单侧或双侧面部抽动，持续的时间可由1～2分钟到十几分钟甚至几十分钟。幼儿惊厥后，成人千万不可惊慌失措，不可大声呼叫或用力摇晃、拍打幼儿，而应采取以下措施。

(1)让患儿侧卧，便于及时排出分泌物，防止异物进入气管。同时，松开衣领、裤带，保持血液循环畅通。

(2)不要紧搂幼儿，可轻按幼儿抽动的上下肢，避免幼儿从床上摔下。

(3)将毛巾或手绢拧成麻花状放于上下牙之间，以免幼儿咬伤舌头。但如果患儿牙关紧闭，无法塞入毛巾，不可硬撬。

(4)随时擦去痰涕。

(5)用针刺或重压人中穴，即唇沟的上1/3处。

注意：在急救处理的同时，应做好去医院的准备工作。当婴幼儿发烧时，切忌包裹过严过厚，否则会使体温持续上升，导致惊厥。

5. 中暑

日光长时间照射幼儿的头部或天气酷热可致幼儿中暑，从而出现头疼、头晕、耳鸣、眼花、口渴甚至昏迷，教师应采取以下措施：

(1)将患儿移至阴凉、通风处，解开衣扣，让其躺下休息；

(2)用凉毛巾冷敷头部，用扇子扇风，帮助散热；

(3)让患儿喝一些清凉饮料，或口服十滴水、人丹等。

注意：炎热的夏季幼儿户外活动时间应避开上午10点半至下午2点半，炎热季节幼儿可在树荫或屋檐下游戏，避免阳光直接照射。天气炎热时保教人员应提醒幼儿多喝水。

6. 冻伤

幼儿冻伤多为轻度冻伤，多见于耳朵、面颊、手、足等处，仅伤及表面，局部红肿，有痛和痒的感觉，可用冻疮药膏涂于局部。由于受冻处易复发，幼儿应注意不要穿过小的鞋子，洗手后将手仔细擦干，脚爱出汗的幼儿应及时换掉湿的鞋垫或袜子，并注意经常按摩手、脚、耳、鼻等处。

7. 头部摔伤

幼儿玩耍时摔伤头部不为少见，对此，成人应采取以下措施。

(1)出血时，马上用一块清洁的纱布轻轻按压伤口止血，并及时送医院。

(2)摔伤后未见出血，只磕出了包，不要揉，立即冷敷。成人要对幼儿进行24小

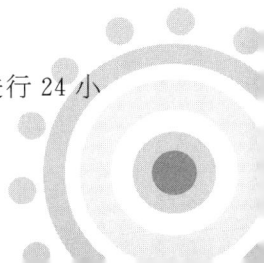

时密切观察，如果出现以下症状应及时送往医院急救：①受伤后有恶心、呕吐的现象；②受伤后有过意识丧失的现象，或正处于意识丧失的状态；③头部剧烈疼痛；④眼、耳、鼻周围有出血症状；⑤有抽风、麻痹、言语障碍等症状。

注意：教育幼儿摔伤头部后务必及时告诉成人。

巩固与练习

一、名词解释

1. 传染源。

2. 空气飞沫传播。

3. 饮食传播。

4. 虫媒传播。

5. 日常生活接触传播。

6. 医源性传播。

7. 垂直传播。

8. 易感者。

9. 肥胖症。

二、简答题

1. 传染病发生和流行的基本环节是什么？

2. 如何预防传染病？

3. 如何预防肠道传染病？

4. 简述幼儿患弱视的主要原因。

5. 幼儿发生意外事故的原因有哪些？

6. 幼儿中暑了应如何处理？

三、论述题

1. 如何预防呼吸道传染病？

2. 如何护理和预防手足口病？

3. 如何预防上呼吸道感染？

4. 婴幼儿腹泻的原因主要有什么，应如何预防？

5. 幼儿患龋齿的原因主要有哪些，应如何预防？

6. 佝偻病的早期症状是什么，对幼儿生长发育有什么影响，应如何预防？

7. 如何防治婴幼儿缺铁性贫血？

8. 导致幼儿肥胖的原因主要有哪些，应如何预防？

9. 如何护理发高烧的幼儿？

10. 异物入体应如何处理？

11. 如何做好托幼园所的安全管理工作？

🍥 实践与体验

1. 根据不同年龄段幼儿的特点，思考如何才能有效地给幼儿喂药？

2. 讨论哪种测量体温的方法最适宜，应如何操作？

3. 当发现有幼儿出鼻血时，应该采取哪些措施来止鼻血？

4. 结合托幼园所的安全管理要求制定一张观察表，对于托幼园所的安全管理工作进行观察，并尝试对资料进行整理与分析。

5. 某幼儿园中班发现了一名幼儿生病，其初步症状为发烧、咳嗽、流鼻涕、眼怕光、流泪。如果你是该班老师，应该采取哪些措施？

6. 户外活动时，小朋友比赛从高处往硬地上跳，小女孩涵涵得了第一名，虽然当时屁股有点疼痛，但由于太高兴了没在乎，回家后，情况变得严重，妈妈带她看了医生。原来是活动不当，导致髋骨发生了错位。如果你是该班教师，你会怎么看待、处理这件事情？

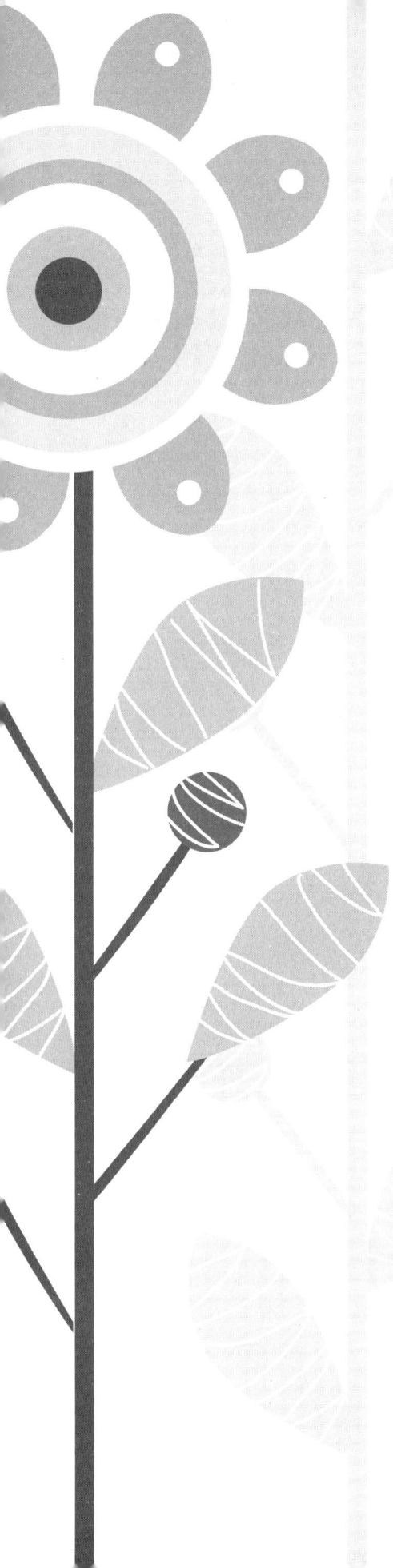

第七章
托幼园所的物质环境卫生

■ **学习目标**

1. 了解托幼园所房舍与场地的卫生要求。
2. 了解托幼园所常用设备与用具的卫生要求。

■ **本章导读**

案例：在一个市级示范幼儿园里，各种安全图标随处可见。在幼儿眼中，它们个个都是会说话的安全小卫士。例如，活动室门口有"小心门缝夹手"的图标，幼儿看到这个图标就知道轻轻关门、开门，不将手塞到门缝里；上下楼梯的地面上贴着不同方向的小脚丫，幼儿看到就知道从哪边上楼梯、从哪边下楼梯，不推不挤；洗手池前的地板上也贴满了幼儿自己制作的小脚丫，提醒幼儿洗手要遵守秩序；活动室里电视机等电器上也贴上了幼儿自制的安全标识，提醒幼儿注意安全。

此外，该幼儿园还利用安全主题墙，将近期幼儿易发生的安全问题用可互动的形式展现出来，供幼儿学习和操作。例如，小班幼儿容易出现排队推挤、争抢的现象，教师就会让可移动的小动物、小朋友形象出现在安全墙饰上，让幼儿给他们排排队，在游戏活动中体验和学习如何轮流和排队。（该案例采用自《幼儿园健康教育资源：健康生活》一书中《会"说话"的小图标——创设安全的园所环境》，作者王珊。）

幼儿园的房舍、场地和各项设备是幼儿生活的重要环境。适宜的园址、空气新鲜和阳光充足的活动室、适合幼儿身材的课桌椅、足够的活动场地及必要的游戏和体育活动设施，不仅能促进幼儿的生长发育和健康，也是保证幼儿园各项教育、教学活动顺利进行的必要条件。良好的心理环境特别是幼儿学习、活动及生活的气氛、幼儿园的人际关系及风气等，则对幼儿身心发展起着潜移默化的影响作用。因此幼儿园在环境创设时，应考虑到各种环境因素对幼儿身心健康的影响，既要符合经济、适用的原则，又要符合安全、卫生、教育的要求。

█ 内容概览

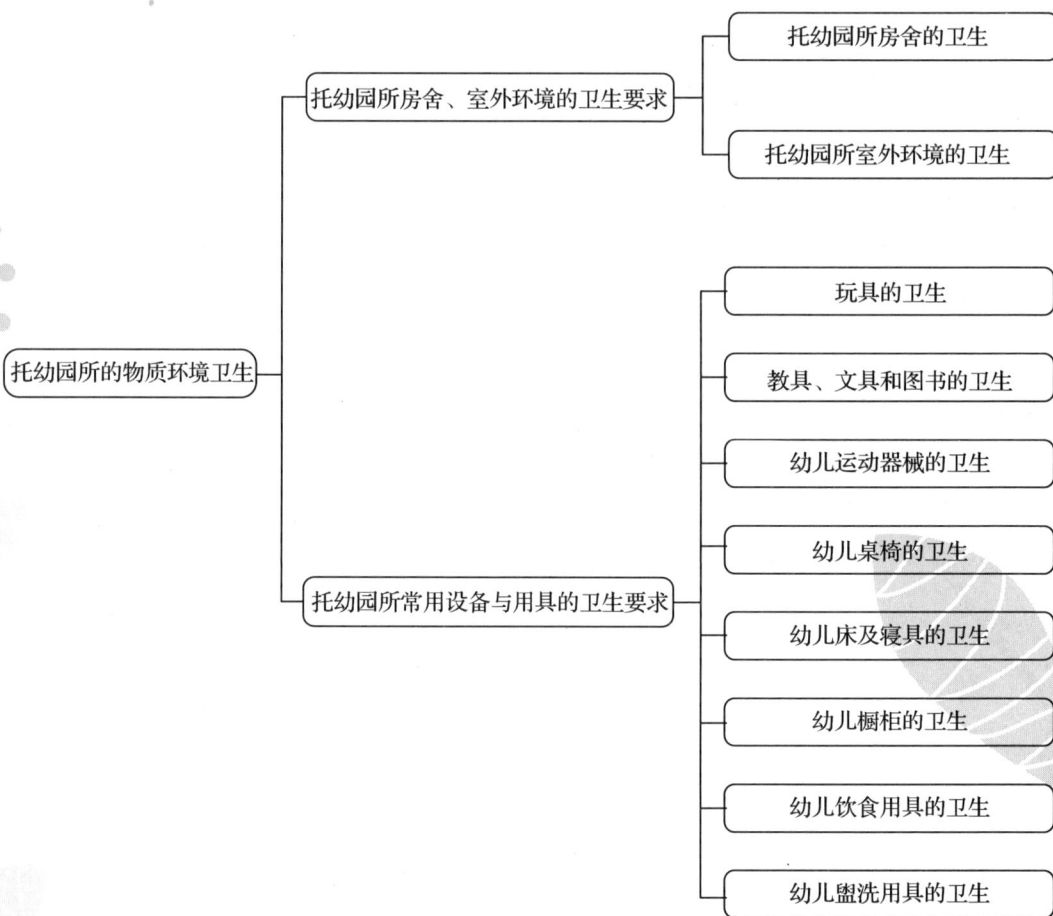

第一节
托幼园所房舍与室外环境的卫生要求

学习导引

1. 托幼园所室内环境为幼儿的生活和室内活动提供物质基础，那么你知道托幼园所室内房舍是如何配置的吗？各类型房舍应满足哪些卫生要求呢？在本节中，期望你能结合相关管理文件的学习及见习活动来了解托幼园所房舍的配制、卫生原则和各类型房舍所需满足的卫生要求。在全面了解托幼园所房舍的配置原则和卫生要求之后，我们在保教工作中才能更有效地为幼儿创设适宜的生活和学习环境。

2. 托幼园所室外环境为幼儿的户外活动提供重要保障。那么你知道室外绿化带对幼儿发展的重要性吗？室外活动场地需要满足哪些要求呢？在本节中，希望你能结合自身生活经验、幼儿身心发展需要、活动需求及拓展阅读等来理解室外绿化带的作用，了解室外活动场地的设置要求，从而在我们的保教工作中更好地为幼儿提供良好、符合卫生条件的室外活动环境，促进幼儿的健康发展。

一、 托幼园所房舍的卫生

（一）托幼园所房舍的配置及其卫生原则

1. 托幼园所房舍的配置

托幼园所的房舍通常分为生活用房、服务用房和供应用房三大类。托儿所的生活用房主要包括乳儿室、喂奶室、配乳室、卫生间和储藏室等。幼儿园的生活用房主要包括活动室、睡眠室、卫生间、衣帽储藏室、音体活动室等。托幼园所的服务用房主要包括医务保健室、隔离室、晨检室、教职工办公室、资料室、会议室、值班室、传达室及教职工厕所等。托幼园所的供应用房主要包括厨房、消毒室、开水间、库房等。

2. 托幼园所房舍的卫生原则

托幼园所的房舍配置，除了需要考虑适合于不同年龄阶段幼儿发展的特点以外，还应该遵守以下几个基本的卫生原则：

（1）房舍建筑本身应安全、牢固；

（2）房舍的配置要能保证幼儿安全与身心健康发展；

（3）房舍的配置要便于控制传染病在园所内蔓延或流行。

例如，托幼园所的生活用房应安排在当地最好的日照方位，一般为南向或东南向，以保证室内光线充足和房屋冬暖夏凉；在温暖、炎热地区的生活用房应避免朝西，否则应设遮阳设施，还应安装防蚊蝇等有害昆虫的设施。这些措施都是为了保证幼儿身体的健康。再如，托幼园所的生活用房应设计成每班独立使用的生活单元，包括活动室、睡眠室、卫生间、储藏室等，其中以活动室为主干，其他各室分别与之相互连接，各单元应有自己单独的出入口及通向户外活动场地的过道。这种配置既便于保教人员组织幼儿活动及进行日常生活照顾与管理；在传染病流行期间，又便于班级之间采取隔离措施；若遇到紧急情况，也有利于疏散。

此外，室内环境的甲醛、苯及苯系物等检测结果也应符合国家要求。

（二）托幼园所生活用房的卫生要求

1. 活动室

活动室是幼儿生活、游戏与活动的主要场所。

（1）活动室应宽敞。

按国家有关规定，每班活动室的面积均应在 54 平方米以上。若活动室是游戏和睡眠共用，则活动室的使用面积应不低于 90 平方米。依据幼儿年龄的不同，幼儿人数可在 20～35 人。活动室净高不应低于 2.8 米。

（2）活动室应采光充分、照明良好。

幼儿的视觉器官尚未发育完善，要保护好幼儿的视力，必须解决好活动室的采光和照明问题。

采光，又称自然采光，是指以日光为光源来获取视觉效果的方法。照明是指用人工光源获取视觉效果的方法。采光和照明的目的，是为了形成良好的视觉环境，保证安全和用眼卫生。活动室要做到光线充足，就要保证采光充分。这不仅能减少幼儿的视觉疲劳，预防和减少近视；还会影响幼儿的心理状态，使幼儿感到舒适和心情愉快；适宜的自然光线还具有杀灭细菌、净化空气、促进幼儿新陈代谢的功能。当遇到阴雨天或早晚间活动时，自然采光不足就需要使用人工照明来调节室内光线。

活动室采光和照明的卫生要求主要有两个方面：一是应使室内桌面、黑板面有足够的照度（照度是指光线的明亮程度），照度充足，眼睛就看得清楚，不宜产生视觉疲劳；二是应做到光线均匀，光质柔和，避免产生眩光和阴影，以保护幼儿的视觉机能。

活动室的采光状况与照度主要取决于窗户的面积大小，通常用玻地面积比及室深系数来衡量。玻地面积比是指窗户的透光面积与室内地面面积之比。一般来讲，托幼园所活动室的玻地面积比应不小于1∶5～1∶6。室深系数是指窗上缘离地面高度与室深之比。托幼园所活动室的室深系数应不小于1∶4。

窗户玻璃的清洁度、窗外是否有遮挡物、室内墙壁的颜色等因素也会对室内的采光状况与照度产生一定的影响。为了保证活动室内具有充足的采光与照度，活动室的窗户应尽可能开设得多些、大些，窗户的玻璃应尽可能擦得明亮些，窗外尽可能没有高大建筑物或树木等遮挡，室内的墙壁、天花板及家具等也应尽可能选用浅色的涂料。同时，为了避免眩光和日光的直射，还应采取相应的遮光措施。

活动室宜采用日光色光源的灯具照明，照度值应以150 lx(勒克斯)为宜。若使用荧光灯照明，应尽量减少闪效应的影响。

(3)活动室应通风良好。

通风的目的是通过空气流通，引进室外的新鲜空气，排出室内的污浊空气，调节室内的温度与湿度，以保证室内有适宜的小气候。将污浊的空气排出，引进室外新鲜的空气，叫作换气。

幼儿的需氧量较大，对疾病的抵抗能力较差，如果活动室的空气较浑浊，含氧量不足，有害身体的空气成分高于限度，再加上闷热及湿度过大或过小，都有可能会造成幼儿机体缺氧，引起幼儿疲劳、精神不振、注意力不集中等现象，而且，也较容易导致某些疾病的传播，影响幼儿的生长发育和健康。因此，合理的通风换气是保证室内空气清新、适宜的基本条件，这对于保证幼儿身心健康十分重要。

活动室通风的形式主要有两种：一种是自然通风，即利用自然风力、气流的通风形式；另一种是人工通风，是指利用电风扇等电器产品进行通风的方法。活动室的通风应以经常敞开窗户这一主要形式来实现。把窗户全部打开，一般10分钟左右就可换气一次。为了保证室内空气新鲜，活动室应建立每日合理的通风制度：幼儿入园前、到户外活动时、进睡眠室睡眠前及离园时应打开所有窗户通风换气；幼儿在室内活动期间，应根据季节的不同及活动室窗户的具体设置情况，定时开启全部或部分窗户通风换气。同时，应避免让幼儿在穿堂风中活动。通风换气时间的长短可根据室内外气温的具体状况来决定。一般而言，若室外和室内温度相差较大，通风换气的速度就相应较快，这时，通风换气的时间可以相对短一些，反之，则应相对延长一些。每次至少开窗10～15分钟。若遇到不适宜开窗通风的天气，如雾霾天，则应该采取其他的方式保证室内空气的清新，如使用空气净化设备等。

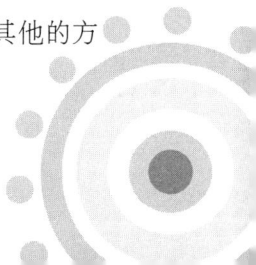

（4）活动室的地面应保暖、防滑。

活动室的地面宜为暖性、弹性地面，其中以铺设木制的地板为佳，这样有利于保暖、防潮和打扫，而且地板具有一定的弹性，幼儿活动时比较安全。

（5）活动室的其他卫生要求。

活动室的墙角、窗台、暖气罩、窗口竖边等棱角部位必须做成小圆角。活动室电源插座安装的高度不应低于1.7米。

活动室应用低温热水集中采暖，供暖的散热器必须采取防护措施。采用局部采暖时，一定要采取适当的防火措施及相应的通风与排烟措施，以防火灾及有害气体等对幼儿机体的影响。

2. 睡眠室

全日制托幼园所最好单设幼儿睡眠室。

睡眠室的窗户上应配置颜色较深的窗帘，以利于幼儿午睡。地面最好铺设木制地板，以增加保温性。在冬季，采暖设施的安全卫生要求与活动室的要求基本一致。寄宿制幼儿园的睡眠室还应设置供保育员夜间巡视用的照明设施。

睡眠室内应保持整洁与安静，经常开窗通风，保持空气流通与新鲜，即使在较寒冷的冬季也应在幼儿午睡前开窗换气10～15分钟。如果是开窗睡眠，应避免穿堂风或让风直吹到幼儿的身上。幼儿起床以后应将被子掀开，把贴身的被子暴露在外面，然后离开睡眠室，保教人员应开窗，通风换气10～15分钟以后再将被子叠起，以保证幼儿的健康及寝具、睡眠室的卫生。有条件的托幼园所可以在睡眠室里安装紫外线灭菌灯，以便经常进行室内的空气消毒，尤其是在传染病流行期间，其所起的作用将更加有效和重要。但一定注意紫外线灭菌灯的安装与使用应严格按照要求和规范进行，幼儿在睡眠室时绝对不能开紫外线灭菌灯。

3. 卫生间

卫生间是幼儿进行洗漱及排泄的生活用房。卫生间应临近活动室和睡眠室，盥洗和厕所应分间或分隔。若保教人员的厕所设置在幼儿的卫生间内，应与幼儿的厕所分隔开。

卫生间的地面应为易清洗、不渗水并防滑的地面。卫生间应自然通风，并始终保持通风与干燥。卫生间内应设有专门的污水池，用于冲洗抹布、墩布或倒污水。

由于幼儿的身材较矮小，动作能力的发展还较差，因此，幼儿的盥洗设备与厕所设备的选择均应适合幼儿的身材特点及能力发展水平。例如，年龄较小的幼儿可以使用幼儿便盆，小婴儿使用的便盆最好放在便盆架上，以防婴儿坐盆时歪倒；年龄较大的幼儿可以使用宽窄与高矮都较合适的蹲式便池或坐式便器，男幼儿可以使用低矮的小便池。坐便器每次使用后应及时冲洗，接触皮肤部位应经常消毒。

幼儿应使用流动的水洗手，故水槽的宽度、高度以及水龙头的高度等应与幼儿的身材相适应，以便幼儿能较容易地进行盥洗。每个水龙头旁边可以放置一块肥皂或悬挂一个肥皂袋，供幼儿洗手时使用。

盥洗室内幼儿使用的镜子与放置盥洗用具的柜子和架子也应适合幼儿的身高。

卫生间内的各种设备与用具应经常进行必要的清洗和消毒。

二、 托幼园所室外环境的卫生

除了道路用地外，托幼园所的室外环境主要指绿化带和室外活动场地。

(一)托幼园所的绿化

托幼园所的绿化非常重要。首先，绿化能改善托幼园所内局部小环境的气候，减少尘土、废气、噪声等有害物质对幼儿的危害，使空气得到净化。绿色植物通过光合作用，具有吸收二氧化碳、释放氧气的功能，因而能使空气变得清新，含氧量增高；许多绿色植物具有吸收有害气体并明显阻留、吸附尘土的作用和能力；绿色植物对于声波还具有一定的吸收和反射作用，能有效减弱噪声的强度；进行适当绿化还有助于调节气温、湿度及风速。其次，绿化能起到美化环境的作用，有利于幼儿产生愉悦的情绪，怡情养性。再次，在烈日炎炎的夏季，幼儿还可以在浓荫下活动和纳凉，有助于夏季开展户外活动。最后，托幼园所还可以利用绿化带引导幼儿认识各种树木与花草，培养幼儿对大自然的兴趣和热爱大自然的情感。为此，托幼园所可采用垂直绿化、屋顶花园等方式尽可能扩大园所内的绿化面积，托幼园所绿化面积应该占全园总面积的40%。

在托幼园所的绿化带中，保教人员可以种植一些树木、花草及常见的农作物，但要避免种植有毒的或带刺的植物，以免伤害幼儿。在种植的树木与花草中，最好既包括常绿植物，又包括落叶植物，以便使幼儿在园所内一年四季都能见到绿色，又能使幼儿感受到季节的变化。有条件的托幼园所应铺设一定面积的草坪，幼儿很喜欢在草坪上追逐和玩耍。

(二)托幼园所的室外活动场地

托幼园所的室外活动场地主要是供幼儿进行户外游戏和体育活动使用。

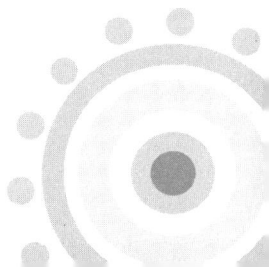

托幼园所应设置各班专用的、靠近各自活动室的室外活动场地。每班活动场地面积不应少于 60 平方米，各活动场地之间宜采取相应的分隔措施，在传染病流行期间便于班级之间的隔离，以控制传染病的蔓延。如果托幼园所的室外活动场地不足，各班可以有计划地采取轮流使用室外活动场地的方式，这样可以充分提高室外活动场地的使用率。

托幼园所还应有全园共用的室外活动场地。共用的活动场地既应包括可供幼儿进行户外体育活动或游戏时使用的面积较大的活动场地，也应包括可放置大、中型幼儿运动器械及玩沙、嬉水等的活动场地。

幼儿室外活动场地的地面设施最好有多种类型，如水泥地和软性地面(如沙土地、塑胶地、草地)等。水泥地平整、便于清扫、雨后容易干，较适合开展各种游戏活动；沙土地、塑胶地、草地弹性较好，具有一定的缓冲作用，幼儿在上面奔跑和跳跃时较安全，适合开展幼儿体育活动和其他游戏活动。

如果托幼园所的场地较为宽敞，在场地的边缘还可设置一些凉亭、回廊、小山坡等，以满足幼儿休息和多种活动的需要。但也应注意，不宜把户外空间布置得过紧、过满，影响幼儿自由地奔跑与活动。

◈ 拓展阅读 ···

铅中毒的危害及其预防

多年来，铅中毒被称作环境中儿童健康的头号杀手。0.5～6 岁的儿童很容易受铅中毒的影响，但有时候却难以察觉。因为铅中毒可能悄悄影响儿童身体的整个系统，却不会以任何明显的症状表现出来。

一、"铅"从哪里来？

铅末是儿童接触铅的主要途径。儿童可能会在窗台、门把手、栏杆、散热器和护壁板上接触到铅碎片和铅粉末，一些旧玩具、旧家具和首饰上也有铅。另外，含铅油漆、二手烟、腌制食品中都含有铅，一些亮色剂、香料和粉末中也含铅。有些家庭中的铜制水管用铅焊接，从而使得饮用水中也含铅。对儿童来说，钥匙也是铅的一个主要来源。有些铜制钥匙中也含有铅，即使铅含量很低，但对经常将钥匙放进嘴中的儿童来说也还是存在危险的。

二、"铅"如何被摄入？

儿童误食铅末或铅漆碎片，以及在含有毒铅物质的地面上玩耍之后，将受污染的手指和玩具放入口中是铅摄入的主要途径。

三、铅中毒有哪些危害呢？

1. 铅中毒对神经系统和大脑的危害表现为认知障碍、注意力缺乏甚至是学习能力低下。儿童读、写、算，以及视觉和运动等能力都可能受到制约。儿童体内铅水平过高的表现包括易怒、失眠、疝气、听力障碍、缺乏手眼协调能力及贫血等。如果血铅水平过高，可能导致儿童癫痫，甚至死亡。

2. 铅中毒会导致儿童学习障碍和行为问题。儿童体内铅水平过高会导致智力发展迟缓和大脑损伤，从而引起行为和认知问题。在有阅读障碍的儿童中，铅水平过高的儿童所占比例比正常儿童高出 6 倍。一项研究发现，铅中毒还可能导致儿童出现攻击性行为、反社会行为和过失性行为。

3. 铅进入血液后会像钙一样被骨骼吸收，而后一生都会积累。铅也可沉积在骨骼中，随时可能返回到血液中，随着沉积量的增加，就可能出现铅中毒。儿童的身体更容易吸收铅，尤其是缺铁的时候，因此健康的饮食是非常重要的。

四、预防儿童铅中毒，可以怎么做？

1. 招收还只会爬行的婴儿的托幼机构，应规定将所有人的鞋子放在门外。

2. 通过定期进行儿童体检，经常开展清洁和消毒工作，检查油漆、水源和土壤中的铅含量等方法预防儿童铅中毒。

3. 托幼机构中不能有裸露的泥地，可以通过种草或矮灌木，或者铺设吸收性材料，如树皮等，填满裸露的土地。

4. 严格清洗蔬菜和水果后再食用，以减少铅含量残留。

[资料来源：根据《儿童早期教育中的安全、营养与健康》(凯西·罗伯逊著，刘馨等译，北京师范大学出版社，2018：323-325)改编。]

第二节
托幼园所常用设备与用具的卫生要求

◎学习导引

托幼园所的各种设备与用具是幼儿生活及开展各种活动的重要物质条件。那么你清楚托幼园所常用的设备及用具都有哪些，分别需要满足哪些卫生条件吗？在本节中，希望你能结合生活经验、幼儿的身心发展特点、活动需要及拓展阅读等来深入了解选购和配置托幼园所常用设备与用具所须符合的卫生要求。基于此，我们在保教工作中才能为幼儿提供科学、适宜的设备和用具，为幼儿的生长发育和健康发展提供物质保障。

托幼园所的各种设备与用具是幼儿生活及开展各种活动所必需的物质条件。为了保证幼儿的身心健康与发展，这些设备与用具必须适合幼儿的年龄特点，符合基本的卫生要求。

托幼园所中的设备与用具都必须具备以下基本卫生要求：使用安全；便于清洗与消毒；结构设计及在环境中的设置较合理。

一、 玩具的卫生

玩具是幼儿进行游戏活动的基本物质材料。托幼园所的玩具是为集体幼儿使用的，如果选购不当或管理不善，很容易引起幼儿身体受损而导致疾病的传播。因此，托幼园所在选购和管理玩具时必须符合卫生要求。幼儿玩具的基本卫生要求是：无毒、安全、牢固、耐玩、易于保洁与消毒，对幼儿身心的健康发展能起到良好的促进作用。

具体地说，在选购幼儿玩具时，应注意以下几方面。

一要注意玩具无毒、无害、无臭、无味且不溶于水。制作玩具的材料及玩具表面的涂料不应含有毒性。玩具上所涂的颜料通常含有一定的砷、铅、汞等有害物质，应选购符合安全卫生标准的合格产品，并要求幼儿在使用时不要将玩具置于嘴中，提醒幼儿活动后要洗手。

二要注意玩具的安全性。玩具的表面应是光滑的，没有锐利的边和角，以免引起幼儿外伤；玩具的大小与轻重应适合幼儿，过小的玩具易造成异物入体，而过重的玩具则易造成砸伤；带子弹的玩具枪极易造成身体伤害，也不能选购。

三要注意玩具的材料应便于保洁和消毒。一般宜选购塑料、橡胶、木材和金属、棉布等制成的玩具。有些不能清洗的毛绒玩具不宜作为幼儿的玩具。有些玩具如口哨、喇叭等吹响玩具不适合在托幼园所中使用，否则有可能导致疾病的传播。

四要注意避免选购对幼儿的身心健康可能造成不良影响的玩具。所选购的玩具在外形和功能上应是能吸引幼儿的，能引起幼儿良好的情绪与情感感受的，并具有较好教育作用的，而不应选购容易引起幼儿视觉、听觉、触觉不安的玩具或不利于正面教育的玩具。例如，托幼园所不应选购会产生恐惧或其他不良心理反应的玩具；不应选购响声过大或声响过多的玩具，以免产生过强的声音刺激，损伤幼儿的听觉机能；不应选购手铐之类有碍于幼儿心理健康发展的玩具。

五要保存玩具购货凭证；自制玩具、学具首先应考虑安全卫生。

幼儿的玩具应定期进行消毒，通常可以采用温水和肥皂清洗，或使用消毒液清洗，也可以根据玩具材料的性质采用蒸煮或日光暴晒等方法进行消毒。

托幼园所应建立起玩具的使用与管理制度：指导幼儿正确使用各种玩具；玩具应经常消毒；对已损坏的玩具应及时修理，无法修理的应及时废弃；玩具在不使用时，应放在规定的玩具柜中保存。这样，既能保持玩具的清洁卫生，又能培养幼儿爱护玩具、保持玩具清洁、整齐的良好习惯。

二、 教具、 文具和图书的卫生

托幼园所常用的文具和教具有蜡笔、彩色铅笔、水彩笔、绘画颜料、绘画用纸、彩色纸、橡皮泥、图片、黑板、彩色粉笔、贴绒板及各种直观教具等。

幼儿使用的各种笔、绘画颜料、橡皮泥等不应含有毒物质，笔杆外的涂料应具有不宜脱落、不溶于水的特点；笔杆以圆形为宜，笔杆不宜过细，铅笔芯不宜过硬。若使用铅笔，应注意摆放的安全性，应将笔平放在纸盒中，不要将笔尖朝上放在笔筒里，以防不慎戳伤幼儿的眼睛或脸部。

托幼园所的黑板最好使用磁性黑板，磁性黑板既平整、无裂缝、不反光，也使用方便与卫生。若使用一般性黑板，应尽可能用湿的抹布拭去粉笔印迹，以免幼儿吸进粉笔灰；同时，也要注意粉笔颜色与黑板颜色的反差度以及避免反光，以便使幼儿看得见和不刺眼。在使用贴绒教具的时候，应注意贴绒板与直观教具颜色的反差度。

教师教学用的图片画面应较大，使每名幼儿都能看到，色彩应鲜明、和谐，并注意颜色应具有一定的对比和反差。

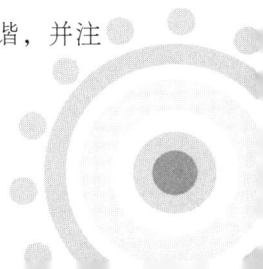

儿童读物的图画、文字等要大而清晰，并且与纸张的颜色有鲜明的对比，但色彩要协调、柔和，不要对视觉产生过分的刺激；所用纸张的质地应结实、耐用，纸面光滑且不反光；书型、儿童读物的重量和大小等均应适合幼儿。儿童读物应定期进行消毒，可以使用紫外线消毒，也可以在日光下进行翻晒(4 小时以上)。儿童读物如果有破损应及时进行修补，残破严重和脏污的图书应及时废弃。

幼儿在进行绘画或阅读的时候，保教人员还应注意把握好时间，不宜使幼儿手部和眼部过于疲劳。同时，保教人员应帮助幼儿学习和掌握正确的用笔姿势、看书姿势及用眼卫生。

三、 幼儿运动器械的卫生

托幼园所的运动器械有大、中型的，如滑梯、秋千、转椅、荡船、攀登架、摇马、平衡板、投掷架等，也有小型的运动器械，如小三轮车、手推车、塑料圈、沙包、各种球等。

幼儿运动器械的卫生要求是：坚固、耐用、光滑、安全；高矮、大小、坡度等均适合幼儿的年龄特点，有利于幼儿的身心健康与发展；在幼儿每次活动以前，保教人员要仔细检查器械的关键部位是否安全，防止意外伤害；当发现运动器械有破损、脱落、变锈等现象时，应立即停止使用，及时用绳子、木板等材料将其围挡起来，同时应放置标有幼儿能看懂的警告标识，并尽快处理；对器械定期进行检修，加强安全与清洁管理等。

四、 幼儿桌椅的卫生

幼儿在活动室进行游戏、绘画、进餐等活动与休息时都离不开桌椅。合适的桌椅有助于幼儿保持良好的坐姿，避免疲劳，预防近视和脊柱异常弯曲的发生。

幼儿桌椅的尺寸、结构及配置应符合下列卫生要求。

(一)幼儿桌椅的大小、结构等应适合幼儿的身材

1. 椅高

椅高(指椅面前缘最高点距离地面的垂直高度)应与幼儿的小腿长相适应，使幼儿在就座时，大腿与小腿之间的夹角基本能保持在 90 度左右，这样，幼儿的下肢便可着力于整个脚掌上，不会出现明显的压迫感，而且，下肢可以较自然地进行前后或左右方向移动。若幼儿使用的椅子太高，两脚就会处于悬吊状态，致使下肢的血管和神经受

到压迫，而且，由于足部失去了支持力，幼儿就座时会感到不舒服，便会很自然地将臀部前移或倾斜椅面，形成不稳定的姿势，使幼儿容易疲劳或摔倒；椅子若太低，幼儿大腿前部就会向上抬起，致使支撑幼儿身体的面积减小，也容易引起幼儿身体的疲劳。

2. 椅深

椅深(指椅面前后的深度)应为幼儿大腿长的 2/3～3/4，以便幼儿在就座时，大腿的后 3/4 部分都能置于椅面上；椅宽(指椅面左右的宽度)应为幼儿臀部的宽度再加上 5～6 厘米，以保证幼儿臀部对于身体支撑作用的发挥。

3. 椅背

椅背的高度应略高于幼儿肩胛骨的下部，椅背的下端离椅面应有一定的空隙，以便幼儿臀部能前后移动，椅背应适当地向后倾斜 7 度左右。

4. 桌椅高度差

桌椅高度差(指桌面与椅面之间的垂直距离)应合适，以幼儿就座时，两臂能很自然地平放在桌面上、背部能伸直为宜。桌椅的高度差若过大，会使幼儿在就座时耸肩或单肩提高，易造成脊柱异常弯曲；若桌椅高度差过小，则会使幼儿上体过度前倾，易形成驼背。

5. 桌椅重量

桌椅的重量应适中，椅子要便于幼儿自己安全搬运，桌子可以与他人一起搬动；桌椅的颜色应选用浅色，但不应使用白色，因为白色的反光性较强，会对幼儿的眼睛产生较强的刺激，以致损伤眼睛。

6. 桌子的面积及下方

幼儿应使用平面桌，桌面的面积可大、可小，可以两人坐，也可以四人坐、六人坐等。无论是几个人共同使用一张桌子，在幼儿进行桌面活动时，其采光的方向以及光线的强弱等均应符合基本的卫生要求。此外，桌子的下方不宜设有抽屉或横栏，以免影响幼儿下肢的正常摆放与活动。

7. 桌椅的卫生

幼儿的桌椅应经常擦拭。用于进餐的桌子均应使用专用的抹布进行擦拭并进行必要的消毒，以保证幼儿进餐时桌子的卫生。

(二)幼儿桌椅的配置应以幼儿的身高为依据

幼儿桌椅配置的依据应是幼儿的身高，而不是幼儿的年龄，因此，每一个年龄班最好备有三种不同尺寸的桌椅。幼儿身高相差 10 厘米以内者，可以使用同一尺寸的桌椅。保教人员还应该注意根据幼儿身高的变化，不断调整桌椅，使之始终适应幼儿的发展与需要。

拓展阅读 ··

幼儿课桌椅配备规范

为幼儿提供合适的桌椅既有利于幼儿身体形态的良好发育，也有利于幼儿保持良好的坐姿、减缓身体疲劳、减少脊柱异常弯曲的可能性，同时还有利于视力的保护。

国家质量监督检验检疫总局、国家标准化管理委员会于 2014 年颁布了《学校课桌椅功能尺寸及技术要求》(GB/T 3976—2014)，规定了中小学校、托幼机构和高等院校课桌椅的大小型号、功能尺寸、分配使用及其他卫生要求。其中，将学前儿童使用的儿童桌和儿童椅各分为 6 种大小型号，并规定了相关标准，主要数据如下。

儿童桌椅各型号的标准身高及身高范围表

桌椅型号	桌面高 （mm）	座面高 （mm）	标准身高 （cm）	学生身高范围 （cm）
幼 1 号	520	290	120.0	≥113
幼 2 号	490	270	112.5	105～119
幼 3 号	460	250	105.0	98～112
幼 4 号	430	230	97.5	90～104
幼 5 号	400	210	90.0	83～97
幼 6 号	370	190	82.5	75～89

注1：标准身高系指各型号课桌椅最具代表性的身高。对正在生长发育的儿童而言，常取各身高段的中值。

注2：儿童身高范围厘米以下四舍五入。

··

五、 幼儿床及寝具的卫生

幼儿应使用自己专用的小床。幼儿床的大小、长短及结构等也应适合幼儿的身材。具体地说，幼儿床的长度应为幼儿的身高再加上 15～25 厘米；床的宽度应为幼儿肩宽的 2～2.5 倍。为了保证幼儿睡眠时的安全并便于幼儿自己上下床，幼儿床的高度一般为 30～40 厘米，不宜过高。床的周围应设有栏杆，在床的一侧可留有上下床的空隙。

幼儿使用的床不宜过软，最好是木板床或棕绷床、藤绷床，这一类床有利于幼儿脊柱的正常发育。

若睡眠室较小，或将幼儿的睡眠安排在活动室中，也可以使用幼儿木制的折叠床，但一定要考虑尺寸大小及结构等应适合幼儿的身材和幼儿的安全与健康。

为了避免幼儿睡眠时相互干扰，控制疾病的传播并便于保教人员在床间进行巡视和照料，床与床之间应保持一定的距离。幼儿使用的床应保持清洁与干燥，必要时可以放到日光下进行暴晒消毒。

幼儿枕头的高低及软硬程度直接关系到幼儿的健康，应选用较扁平、柔软的枕头，过高或过低的枕头都会影响幼儿脊柱、颈椎的正常发育，也易引起幼儿落枕。例如，过高的枕头有可能导致幼儿脊柱异常弯曲或成年后患颈椎病；过低的枕头或不枕枕头，会使幼儿头部过分后仰，造成颈前部肌肉压迫气管，从而影响幼儿正常的呼吸以及头部的血液循环等。幼儿枕头的软硬度也应适中，否则会影响幼儿头部的血液循环。

幼儿应使用自己专用的寝具，如自己的枕巾、被子和褥子等，寝具应选用纯棉制品，并经常清洗和晾晒，不用时则应放置在干燥的橱柜中保存，以保证其清洁与卫生。我国南方的夏季比较炎热，可以在幼儿的床上铺席子，幼儿使用的席子以草席为宜，新购买的席子应用开水浇烫、晾干，幼儿使用时，每天应用温水擦洗，以消灭或减少席中的有害生物。

六、幼儿橱柜的卫生

幼儿直接使用的橱柜主要包括玩具柜、文具柜、饮水杯柜、刷牙杯柜、衣帽柜、鞋柜等。橱柜的结构、高矮及深度应适合幼儿的身材，以便幼儿自己取放和整理。

橱柜不应有尖锐的棱角，最好制作成小圆角；橱柜的表面应光滑，避免有木刺或钉子露出；橱柜应敦实，重心较低，以免幼儿不慎将此推倒而造成伤害；最好将橱柜设在墙内，这样既能扩大幼儿活动的空间，又能避免幼儿碰撞。

七、幼儿饮食用具的卫生

幼儿常用的饮食用具有碗、碟、匙、筷子、饮水杯等，其质地应坚固、光滑、无毒，易于清洗与消毒，不起化学反应，防烫嘴和手，其大小、重量及结构等应适合幼儿手部发育的特点，便于幼儿用手操作。

幼儿使用的餐具可以选用不锈钢餐具、木制餐具、耐高温的塑料餐具或瓷器等。

如果使用搪瓷制品，必须注意瓷釉的制作特点和瓷釉脱落的问题，尽量选择釉下彩的瓷器，以免伤害幼儿。幼儿使用的筷子宜选用圆柱体的竹制筷子或木制筷子，筷子长度约 20 厘米，外表不要涂漆。如果幼儿使用的饮食用具出现了破损应及时更换，以免伤害幼儿的肌肤或出现某些危险。

幼儿每次进餐以后，用过的餐具应及时洗净并进行消毒，消毒的方法通常有煮沸消毒、蒸气消毒、红外线消毒等。

八、 幼儿盥洗用具的卫生

幼儿常用的盥洗用具有肥皂、毛巾、牙刷、牙膏、刷牙杯、洗脸盆、洗屁股盆、洗脚盆等。除肥皂以外，其他的盥洗用具都应该是专人专用。

由于幼儿的皮肤比较娇嫩，保护机能较差，很容易受到损伤，因而，幼儿使用的肥皂应选用刺激性较小的香皂，香皂中含碱要少。

幼儿使用的毛巾也应选用质地较柔软的棉织品，以免擦伤幼儿娇嫩的肌肤，尤其是年龄较小的婴儿，更需格外注意。此外，毛巾不宜太厚，以利于幼儿自己动手清洗。寄宿制幼儿园中幼儿的洗脸毛巾与洗脚毛巾应分开使用，女幼儿还应有专用的清洗外阴的毛巾。幼儿每次盥洗后，保教人员应将毛巾搓洗干净然后晾挂，以保持毛巾的清洁与干燥。幼儿使用的毛巾应定期消毒。托幼园所中一般使用毛巾架来晾挂毛巾，毛巾架应使每条毛巾之间保持一定的距离，以保证通风干燥及避免相互接触，并且应经常搬到室外，放在日光下进行暴晒消毒。

寄宿制幼儿园需要为幼儿准备洗脸、刷牙的用具和洗屁股、洗脚用的盆。

幼儿应使用儿童牙刷，这种牙刷的结构与毛的质量较适合幼儿。幼儿刷牙后，牙刷上往往会残留一些细菌，需彻底清洗干净，甩干后再把牙刷毛端朝上、牙刷柄端朝下地放置于刷牙杯中，以保持牙刷的干燥，干燥的牙刷不利于细菌的生长与繁殖。最好选用儿童专用牙膏，刷牙杯应定期进行清洗和消毒，牙刷应定期更换。

幼儿使用的洗屁股盆和洗脚盆应分开，并且在幼儿每次洗完以后应进行必要的清洗以及定期消毒。

巩固与练习

一、简答题

1. 简述幼儿饮食用具的卫生要求。

2. 简述幼儿美工用具和文具的卫生要求。

3. 简述幼儿图书的卫生要求。

二、论述题

1. 举例说明托幼园所的物质环境卫生对幼儿健康发展的重要意义。

2. 阐述托幼园所生活用房的卫生要求。

3. 论述幼儿玩具的卫生要求。

4. 论述幼儿运动器械的卫生要求。

5. 论述幼儿桌椅的卫生要求。

◉ 实践与体验

1. 见习两所幼儿园，分析在物质环境的卫生方面哪些做法比较好，哪些还需要加以改进。

2. 结合托幼园所的物质环境建设要求，讨论如何创设既符合幼儿发展水平，又能促进幼儿身心健康发展的优质环境。

3. 闷热的夏季，某幼儿园活动室离盥洗室非常近，盥洗室经常潮湿，导致活动室蚊子较多；户外树木花草多，也经常有蚊虫。幼儿每天回家都跟家长说被蚊子咬了，家长也看到孩子身上有很多红疙瘩。如果你是幼儿园园长，你会怎么做？作为班级教师，你会怎么做？

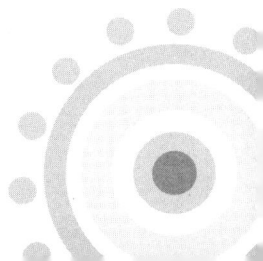

第八章
托幼园所的卫生
保健制度

■ **学习目标**

1. 全面了解托幼园所的卫生保健制度的内容。

2. 了解保教人员在落实托幼园所的卫生保健制度方面应配合做好的相关工作。

■ **本章导读**

案例：轩轩在五一假期随父母出去游玩了一周，回园第一天保健医生晨检时发现他舌面、牙龈等处出现了小的疱疹，立即报告园领导和班级教师，并建议家长带其去医院检查，经医院检查该幼儿确诊为手足口病。幼儿园马上启动传染病预防与处置应急预案，上报信息到区卫生防疫部门，同时隔离观察与患儿有过接触的人，对患儿班级及全园进行全方位卫生消毒工作，开展全园手足口病卫生健康教育。最终没有造成传染病的爆发，患儿在治愈两周后经医院开具同意复课证明后再次入园。在整个过程中，幼儿园严格执行了晨检制度、隔离制度、消毒制度、信息上报制度、患儿复课制度等卫生保健制度。

托幼园所的卫生保健制度是保证幼儿健康成长、防止和控制疾病发生或在园内传播的基本措施，托幼园所必须建立并严格执行各项卫生保健制度。

■ 内容概览

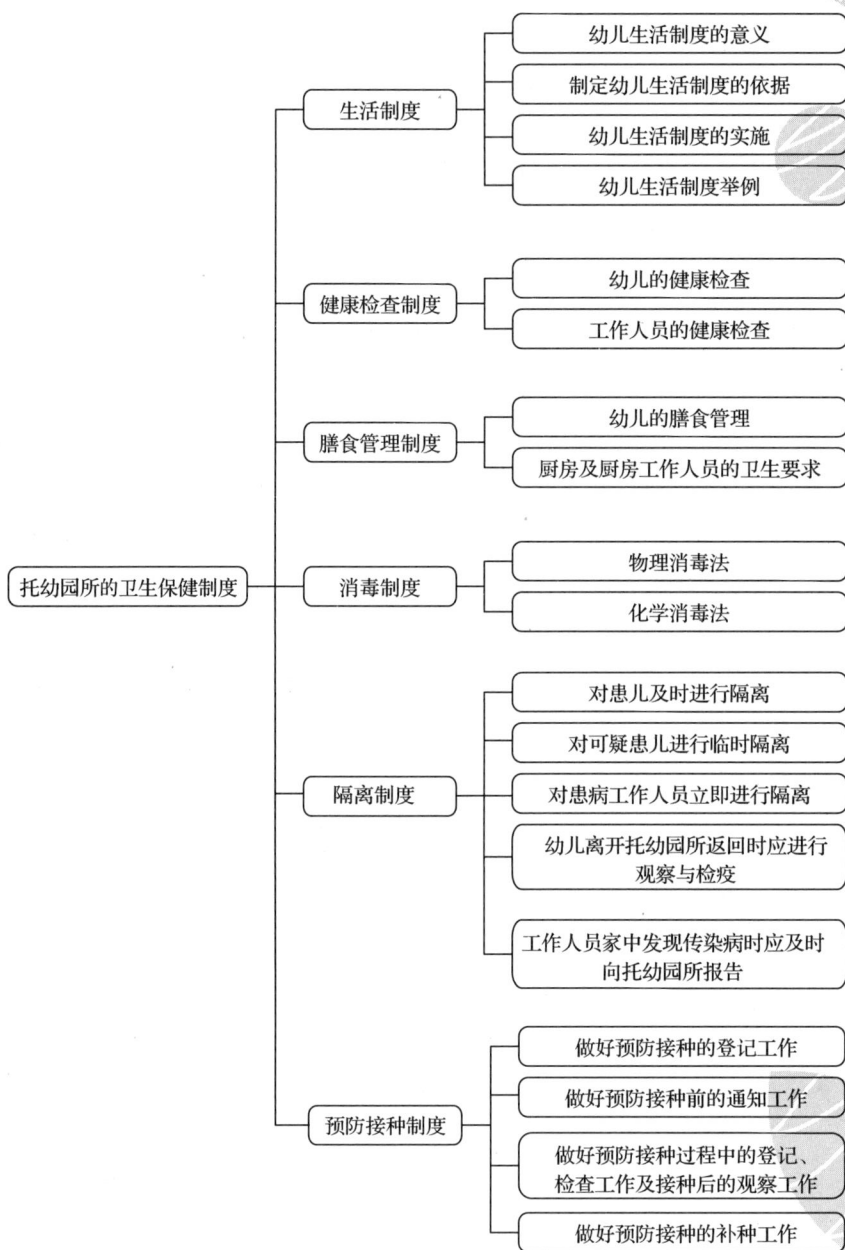

- 托幼园所的卫生保健制度
  - 生活制度
    - 幼儿生活制度的意义
    - 制定幼儿生活制度的依据
    - 幼儿生活制度的实施
    - 幼儿生活制度举例
  - 健康检查制度
    - 幼儿的健康检查
    - 工作人员的健康检查
  - 膳食管理制度
    - 幼儿的膳食管理
    - 厨房及厨房工作人员的卫生要求
  - 消毒制度
    - 物理消毒法
    - 化学消毒法
  - 隔离制度
    - 对患儿及时进行隔离
    - 对可疑患儿进行临时隔离
    - 对患病工作人员立即进行隔离
    - 幼儿离开托幼园所返回时应进行观察与检疫
    - 工作人员家中发现传染病时应及时向托幼园所报告
  - 预防接种制度
    - 做好预防接种的登记工作
    - 做好预防接种前的通知工作
    - 做好预防接种过程中的登记、检查工作及接种后的观察工作
    - 做好预防接种的补种工作

第一节
生活制度

学习导引

1. 托幼园所中幼儿的生活制度是按照一定的依据将幼儿每日在园内的主要活动在时间和顺序上合理地固定下来的一种制度。那么你知道这一生活制度对幼儿的生活和发展有何重要意义？制定生活制度的依据是什么？在本节中，期望你能结合生活经验和幼儿的身心发展特点来深入理解幼儿生活制度的意义及其制定依据，进而为保教工作的顺利开展提供重要条件。

2. 托幼园所生活制度的严格实施是幼儿在园规律生活的重要前提条件。那么你是否知道托幼园所生活制度的安排及实施的注意事项呢？在本节中，希望你能结合幼儿的身心发展特点、案例分析以及见习等来深入了解托幼园所一日生活各项活动的时间安排和顺序，掌握实施生活制度时应注意的事项，从而便于我们在保教工作中将一日生活安排得既稳定又具有一定灵活性，以满足幼儿的不同需求。

一、 幼儿生活制度的意义

托幼园所中幼儿的生活制度是指按科学的依据把幼儿每日在园内的主要活动，如入园、盥洗、如厕、进餐、睡眠、游戏、户外活动、教育活动、离园等在时间和顺序上合理地固定下来，并形成一种制度。

托幼园所制定并实施合理的幼儿生活制度，可以使幼儿在园内的生活丰富多彩、有规律性、劳逸结合、动静交替，这不仅有利于幼儿的生长发育和健康，还有利于培养幼儿有规律的生活习惯，同时，也为保教人员顺利地做好保育和教育工作提供了重要的条件。

二、 制定幼儿生活制度的依据

托幼园所在制定幼儿生活制度时，必须综合考虑与之有关的各种因素，制定出既切合本园实际情况又符合幼儿发展特点与需要的合理的生活制度。一般来说，在制定生活制度时主要依据以下几个方面。

（一）幼儿的年龄特点

幼儿期是生长发育十分迅速的时期，幼儿的生活制度必须首先满足幼儿生长发育的需要，因此，在制定生活制度时，应合理安排幼儿的进餐时间，保证幼儿有充足的睡眠及户外活动的时间。

保教人员还应该考虑到不同年龄阶段幼儿的具体特点，使不同年龄阶段的幼儿在生活制度的安排上有所区别。例如，幼儿年龄越小，进餐的次数就越多，睡眠的时间就越长，每次集体教学活动的时间则越短；随着幼儿年龄的增长，进餐的次数及睡眠时间可以逐渐减少，每次集体教学活动的时间则可以逐渐延长。

（二）幼儿生理活动的特点

幼儿的活动效果在很大程度上取决于大脑皮层的机能状态。研究发现，大脑皮层机能活动具有如下几个规律。

1. 优势法则

人的大脑从大量刺激中选择出符合自身目的、愿望和兴趣的最强或最重要刺激，在大脑皮层相应区域形成一个兴奋灶，导致周围其他皮层产生抑制效应，会将大脑皮层其他兴奋点的兴奋性吸引过来以加强本身的兴奋性，从而形成优势兴奋灶，对其他刺激则"视而不见""听而不闻"。大脑优势兴奋灶的形成主要与刺激的大小、兴趣、愿望、目的等因素有关。处于优势兴奋灶的皮层区域具有最好的应激能力，条件反射容易形成，学习工作能力和效率都比较高。

幼儿大脑皮层优势兴奋灶的形成与其活动的兴趣有关，因此在教育活动中，要注意激发幼儿的好奇心，使幼儿保持对事物和活动的浓厚兴趣，充分调动幼儿活动的积极性。实践表明，幼儿在游戏中注意力保持时间越长，思维越活跃，记忆效果越好；幼儿的优势兴奋灶较易消失，年龄越小，有意注意时间就越短。因此，对不同年龄的幼儿，教育活动的时间、形式和方法应有所不同，应珍视游戏对幼儿发展的重要价值。

2. 镶嵌式活动

人们在活动时，大脑皮层只有相应区域的神经细胞处于兴奋和工作状态，其他区域处于抑制和休息状态，形成兴奋区和抑制区，因而，皮质经常呈现兴奋区和抑制区、工作区和休息区相互镶嵌的活动方式。同时，由于大脑功能定位不同，随活动性质的变化，大脑皮层兴奋区和抑制区、工作区和休息区不断轮换，不断出现新的镶嵌。

根据镶嵌式活动原理，教师在安排幼儿活动时，应注意动静交替、劳逸结合。同一活动过程中不同形式的交替能使大脑皮层保持较长时间的工作能力，减少疲劳的产生。

3. 动力定型

动力定型是指当一系列的条件刺激依一定顺序重复多次后，大脑皮层的兴奋和抑制过程在时间、空间上的关系会固定下来，条件反射就越来越恒定和精确，前一种活动成为后一种活动的条件刺激，这就呈现出类似于程序性的连锁式反应。幼儿一切技能和习惯的养成都是建立动力定型的过程。

建立动力定型的作用是使习惯成自然，神经细胞能以最经济的消耗获取最大的效果。但也要注意防止幼儿产生思维"惰性"，影响创新性。

幼儿年龄越小越容易建立动力定型。因此，托幼园所要合理安排生活制度，使得幼儿有规律地生活，培养良好的习惯，形成健康的生活方式。

4. 保护性抑制

保护性抑制是指当大脑皮层超强度或超长时间工作，能量消耗达到一定限度时，大脑会因疲劳而自动调节进入抑制性状态，随之各项功能降低。这是因为神经系统的兴奋有一定的极限，当受到长时间或过分强烈刺激时，不仅不能提高兴奋，反而会产生抑制作用，是一种生理性保护抑制。如果强迫性的兴奋过程与保护性抑制过程经常发生矛盾，会影响身心健康。

幼儿年龄越小，大脑皮层越容易进入抑制状态，越容易产生疲劳，单调乏味的刺激容易使幼儿产生保护性抑制和疲劳。所以，幼儿的教育活动应生动形象，在教育过程中，教师要善于发现幼儿疲劳的早期信号。

幼儿疲劳的产生与识别。疲劳是因高强度或长时间持续活动导致工作能力减弱、工作效率降低、错误率增加的状态。疲劳是一种自我保护的生理现象。人体通过皮层抑制，降低机体工作效能，使得机体各器官功能不会过度损耗。如果机体长期处于疲劳状态，且得不到缓解，过度疲劳的机体会出现系列功能障碍或发生病理性改变，可导致大脑两半球非常顽固的慢性充血现象，主要表现为无力、萎靡、面色苍白、食欲减退、消化不良等一系列症状，对疾病的抵抗力下降，幼儿过度疲劳还容易导致意外伤害的发生。所以，托幼园所在安排幼儿生活、活动时应积极预防过度疲劳的发生。

幼儿疲劳的原因很多，通常有活动时间持续较长；活动内容较多，难度较大；活动形式较单调，方法不太适宜；空气较混浊，光线较昏暗；幼儿营养水平较差，睡眠不足等。幼儿身体发育尚不完善，机能不成熟，身体各项功能较弱，容易因活动过量而引发疲劳甚至过度疲劳。

幼儿疲劳要早期识别。疲劳不仅影响学习和活动效率，而且会危及幼儿健康和安全，一定要注意识别幼儿早期疲劳。幼儿早期疲劳的信号主要有注意不集中，易分心；记忆力下降，反应迟钝；情绪不安，烦躁；动作不协调，平衡能力较差；出现倦意，瞌睡等。当幼儿出现上述疲劳信号时，保教人员应及时调整和休息，让幼儿疲劳得以缓解。

托幼园所在制定幼儿生活制度时，应考虑幼儿大脑机能活动特点，不同性质的活动轮换进行，做到劳逸结合、动静交替。例如，在教育活动之后，可以安排幼儿自由地活动；在室内较安静的活动之后，可以让幼儿到户外进行体育活动等。这样可以使幼儿大脑皮层各机能区的神经细胞及身体的各器官系统既能得到充分的调动和锻炼，又能得到轮流的、充分的休息，从而促进幼儿身心健康的发展。

（三）地区特点与季节变化

我国地域辽阔，具有较大的南北气候差异及东西时间差异，各园所应根据本地区的地理特征及本园的实际情况，制定相应的生活制度。在制定生活制度时，还应考虑到不同季节的特点，对生活制度中的部分环节进行适当调整。例如，夏季昼长夜短，幼儿入园的时间可适当提前；同理，冬季天黑得较早，幼儿离园的时间也可以适当提前。必要的话，托幼园所可以根据当地的具体情况和需要，制定出不同季节的生活制度。

（四）家长的需要

幼儿的年龄特点决定了幼儿入园及离园都必须由家长亲自接送，因此，托幼园所在制定生活制度时，还应该考虑幼儿家长的实际情况和需要，更好地为家长服务。例如，幼儿入园的时间可以根据家长的需要适当提前，而离园的时间可以适当推迟；同时托幼园所为幼儿提供的膳食，可以由一餐两点增加到三餐一点或三餐两点等。

三、 幼儿生活制度的实施

幼儿生活制度建立以后，托幼园所应该严格实施以保证幼儿在园内生活的规律性。由于幼儿在园内的活动并不是一成不变的，有时会有一些特殊的活动介入，如开运动会、外出远足、健康检查等。幼儿一日生活的安排既应该保证一定的稳定性和规律性，又应该具有相对的灵活性。

幼儿存在较大的个体差异，有的幼儿精力十分旺盛，睡眠时间较少；有的幼儿体质较弱，往往需要比其他人更多的睡眠时间；有的幼儿吃饭较慢，吃饭时间较长等。对此，在生活制度具体实施的过程中，教师应兼顾幼儿的个体差异，适当区别对待，满足幼儿的不同需要。

四、 幼儿生活制度举例

幼儿生活制度的具体实施情况可参见表8-1，一所全日制幼儿园一日活动日程表。

表 8-1　3～6 岁全日制幼儿园一日活动日程表

内容	小班	中班	大班
入园、晨检、晨间活动	7：30	7：30	7：30
餐前准备、盥洗	7：50	7：50	7：50
早餐	8：00	8：00	8：00
区角活动或游戏	8：30	8：30	8：30
教育活动	9：00（15 分钟）	9：00（20 分钟）	9：00（25 分钟）
喝水、如厕	9：15	9：20	9：25
教育活动	—	9：40	9：40
户外活动	9：30	10：10	10：10
室内自由游戏	10：30	—	—
安静活动	11：10	11：10	11：10
餐前准备、盥洗	11：20	11：20	11：20
午餐	11：30	11：30	11：30
午睡	12：00	12：00	12：00
午检、起床、如厕、盥洗	14：30	14：00	14：00
午点、室内自由游戏	14：45	14：15	14：15
户外活动	15：30	15：30	15：30
餐前准备、盥洗	16：30	16：30	16：30
晚餐	16：45	16：45	16：45
离园	17：20—18：00	17：20—18：00	17：20—18：00

其他幼儿园生活制度举例：

7：30　入园、晨检、晨间活动

8：20　收拾玩具

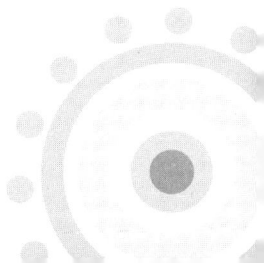

8：30   早操活动

9：00   教育活动

9：30   喝牛奶

9：45   户外体育活动

11：00   盥洗、准备餐具

11：15   午餐

12：00   午睡

14：00   起床、盥洗、吃点心   ⎫
14：30   活动区游戏   ⎬ 中班、大班

14：30   起床、盥洗、吃点心   ⎫
15：00   活动区游戏   ⎬ 小班

15：30   户外活动

16：30   室内活动、准备离园

17：00—18：00   离园

第二节
健康检查制度

◈ 学习导引

　　健康检查有助于了解幼儿的生长发育情况和健康状况，及时发现问题并采取相应措施。那么你认为托幼园所中哪些人员需要进行健康检查？健康检查具体又包括哪些内容？在本节中，希望你能结合自身经验、相关管理文件的阅读及见习等来全面了解托幼园所健康检查的对象、主要内容和具体程序。只有深入理解托幼园所健康检查制度的意义，了解健康检查制度的内容，我们在保教工作中才能更好地落实健康检查工作，促进幼儿的健康成长。

　　托幼园所应建立和健全健康检查制度。健康检查的对象应包括新入园的幼儿、在园的幼儿及托幼园所中的全体工作人员。

一、幼儿的健康检查

　　托幼园所对幼儿进行定期的和不定期的健康检查，可以了解每个幼儿的生长发育情况和健康状况，以便采取相应的措施，更好地促进幼儿健康成长，同时，对疾病也可以做到早发现、早隔离和早治疗。

　　（一）入园（所）前的健康检查

　　即将进入托幼园所生活的幼儿，在入园（所）前必须进行全面的健康检查，以鉴定该幼儿是否能过集体生活，防止将某些传染病带入托幼园所中。入园（所）前的健康检查还能为托幼园所更好地了解和掌握每名幼儿生长发育的特点及健康状况提供重要的信息。

　　幼儿入园（所）前健康检查的主要内容：

　　（1）了解幼儿的疾病史、传染病史、过敏史、家族疾病史等；

　　（2）检查幼儿当前的生长发育与健康状况，如身高、体重、胸围、头围、心肺功能、视力、听力、皮肤、牙齿的发育、脊柱的发育、血红蛋白、肝功能等；

　　（3）了解幼儿预防接种完成的情况等。

　　幼儿入园（所）前的健康检查，通常是在当地的妇幼卫生保健院进行，目前，许多城市都有统一规定的幼儿入园（所）前健康检查项目。幼儿入园（所）前的健康检查只在

1个月内有效。

此外，若幼儿离开园(所)3个月以上需重新按照入园(所)检查项目进行健康检查。

转园幼儿持原托幼园所提供的"儿童转园(所)健康证明"和"0～6岁儿童保健手册"可直接转园。"儿童转园(所)健康证明"有效期为3个月。

(二)定期健康检查

幼儿入园(所)后应定期进行健康检查。儿童定期健康检查项目包括测量身高、体重，检查口腔、皮肤、心肺、肝脾、脊柱、四肢等，测查视力、听力，检测血红蛋白或血常规等。

1～3岁婴幼儿每年健康检查2次，每次间隔6个月；3岁以上幼儿每年健康检查1次。所有幼儿每年进行1次血红蛋白或血常规检测。1～3岁幼儿每年进行1次听力筛查，4岁以上幼儿每年检查1次视力。体检后教师应当及时向家长反馈健康检查结果。托幼园所应为每名幼儿建立健康档案，以便全面了解和判断每名幼儿生长发育的情况。

幼儿每次健康检查以后，卫生保健人员应对幼儿个人及集体进行健康状况分析、评价和疾病统计，并据此提出在促进幼儿健康成长方面的相应措施。

(三)每日的健康观察

幼儿每日入园(所)以后，卫生保健人员和保教人员应该对其进行每日的健康检查和观察，发现疾病及早进行隔离和治疗，防止疾病的加重或在园(所)内传播。幼儿每日的健康观察主要包括晨间或午间入园(所)检查和全日的观察。

1. 晨(午)检

晨(午)检是托幼园所卫生保健工作的一个重要环节。通过这一环节教师不仅可以及早发现疾病，而且对于一些不安全的因素也可以及时处理。同时，教师也能了解幼儿在家庭中的生活情况，有利于保教人员更好地做好当日的工作及密切家园联系。

晨(午)检工作应在幼儿每天清晨入园或午间入园(所)时进行，寄宿制幼儿园应在幼儿早晨起床以后进行。负责晨(午)检工作的人员可以是卫生保健人员，也可以是具有初步医学知识的保教人员。

幼儿晨(午)检的主要内容概括起来是：一摸、二看、三问、四查。"一摸"是指摸摸幼儿的前额部位，粗知幼儿的体温是否正常，摸摸幼儿颈部淋巴结是否肿大；"二看"是指认真查看幼儿的咽喉部位是否发红，口腔、手部是否有小疱疹，观察幼儿的皮肤、脸色、精神状况等有无异常；"三问"是指询问一下家长，幼儿在家里饮食、睡眠、排便等生活情况；"四查"是指检查幼儿有无携带不安全的物品到园内来，发现问题及时处理。

晨午检中如果保教人员发现幼儿有身体不适或疾病迹象，应劝说家长带幼儿去医院检查，或暂时将该幼儿隔离，请卫生保健人员进一步检查，然后再确定是否入班。

2. 全日观察

幼儿入园(所)以后，保教人员在对幼儿进行日常保育和教育的过程中，应随时观察幼儿有无异常表现，重视疾病的早发现。全日观察的重点是：幼儿的精神状况、食欲状况、大小便状况、睡眠状况、体温等。

平时活泼爱动的幼儿如果突然变得不爱说话、不爱活动、没精打采了；幼儿吃饭时没有食欲，甚至出现呕吐等现象；幼儿小便颜色加重、大便次数增多或腹泻；等等。这些都反映出幼儿身体的异常，保教人员应进一步对幼儿进行身体检查，以确定幼儿是否生病。

卫生保健人员每日应深入班级巡视两次，发现患病、疑似传染病幼儿应尽快隔离，与家长联系送到医院诊治，并追访诊治结果。

二、 工作人员的健康检查

为了保证幼儿的健康，托幼园所的工作人员在进入托幼园所工作之前，都必须进行严格的健康检查，健康检查合格者方能进入托幼园所工作。精神病患者或者有精神病史者不得在托幼园所工作。在托幼园所中工作的全体人员每年必须进行一次全面的健康检查。托幼园所工作人员的健康检查除了一般性健康检查项目以外，还包括胸部X射线透视、肝功能、阴道霉菌和滴虫及淋病、梅毒等项目的检查。健康检查不合格者应立即调离或暂时离开工作岗位，有些疾病待痊愈后持有关的健康诊断证明方可恢复工作。

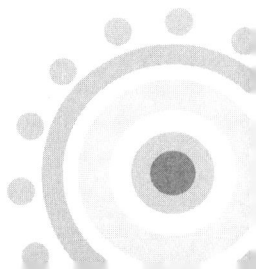

第三节
膳食管理制度

学习导引

　　合理膳食能为幼儿的健康成长提供重要的物质保障。那么你知道托幼园所是如何管理幼儿膳食的吗？托幼园所如何确保为幼儿提供的膳食是健康卫生的？在本节中，期望你能结合生活经验、相关管理文件的学习和托幼园所膳食管理案例分析等来全面了解托幼园所的膳食管理内容、对厨房及其工作人员和食品的卫生要求，从而有助于我们在保教工作中更加科学合理地安排幼儿的膳食，与相关部门协调配合，满足幼儿的生长发育需求。

　　托幼园所食堂应按照《食品安全法》《食品安全法实施条例》及《餐饮服务许可管理办法》《餐饮服务食品安全监督管理办法》《学校食堂与学生集体用餐卫生管理规定》等有关法律、法规和规章的要求，取得《餐饮服务许可证》，建立健全各项食品安全管理制度。

一、 幼儿的膳食管理

　　幼儿的膳食应由专人负责管理。幼儿的伙食费应专用，做到计划开支，精打细算，合理使用。建立由家长代表参加的膳食委员会并定期召开会议，进行民主管理。工作人员的伙食应与幼儿的伙食分开，不允许侵占幼儿的伙食。每月公布账目，每学期膳食收支盈亏不超过2%。

　　应当在具有《食品生产许可证》或《食品流通许可证》的单位采购儿童食品，进货前必须查验许可证并索要票据，托幼园所应建立食品采购和验收记录。

　　有条件的托幼园所可为贫血、营养不良、食物过敏等儿童提供特殊膳食。

　　幼儿的膳食管理主要包括：

　　(1)合理安排幼儿的就餐时间和就餐次数；

　　(2)根据当地不同季节食品的供应情况，制定适合幼儿年龄特点的食谱，并定期进行更换；

　　(3)准确掌握当日幼儿出勤的人数，做到每天按人按量供应主、副食，不吃隔夜饭菜；

　　(4)遵守开饭时间，按时开饭，保证幼儿吃饱、吃好；

(5)定期计算幼儿的进食量和营养量，对幼儿的饮食状况以及营养状况进行分析，发现问题及时采取相应措施等。

二、　厨房及厨房工作人员的卫生要求

(一)厨房的卫生要求

(1)厨房应每日清扫、消毒，保持内外环境整洁。食品加工用具必须生熟标识明确，分开使用，定位存放。餐饮器具、熟食盛器应在厨房或清洗消毒间集中清洗消毒，消毒后保洁存放。库存食品应当分类，注有标识，注明保质期，定位储藏。

(2) 禁止加工变质、有毒、不洁、超过保质期的食物，不得制作和提供冷荤凉菜。

(3)厨房内严禁外人出入，严禁吸烟。

(二)厨房工作人员的卫生要求

(1)厨房工作人员应保持个人的清洁卫生，做到勤洗头、勤洗澡、勤换衣、勤剪指甲，上班时不化妆，不涂指甲油，不戴首饰。

(2)炊事人员应坚持上岗前洗手，换上工作服，戴好帽子；如厕前脱下工作服，便后或接触过污物、生食后应用肥皂洗手；在进行烹调操作前洗手，在尝菜时使用专用的筷子或汤匙等。

(3)厨房工作人员在制作面点及分饭、分菜前必须洗净双手，不能对着食物咳嗽、打喷嚏或说话等。

(三)食品的卫生要求

(1)严格执行《食品卫生法》。

(2)购买新鲜、质量好的食品，做好食品的储存和保鲜工作，不用和不食腐坏变质的食物。

(3)购买的熟食需加热处理后方能食用。

(4)对于烧熟的食物，冬季要做好保温工作，夏季要做好防烫和防变质工作。

(5)幼儿每天的食物在送往班级以前应留样保存，留样食品应当按品种分别盛放于清洗消毒后的密闭专用容器内，在冷藏条件下存放48小时以上；每样品种不少于100克以满足检验需要，并做好记录以备抽查。

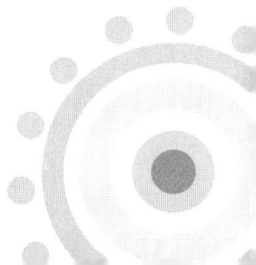

第四节
消毒制度

◎学习导引

幼儿的免疫系统尚未发育完善，抵抗疾病的能力较弱，而托幼园所建立并严格执行消毒制度是预防疾病发生并切断其传播途径的重要措施。那么你是否知道托幼园所常用的消毒方法及具体操作呢？在本节中，希望你能结合自身生活经验及见习活动等来了解托幼园所采用的消毒方法。只有熟知常用的消毒方法，我们在日常保教工作中才能保证环境的卫生，减少幼儿患病的概率。

托幼园所建立并严格执行消毒制度，是预防疾病发生并切断其传播途径的一项重要措施。

卫生消毒工作是托幼园所预防疾病的重点工作之一。托幼园所应做好预防性消毒和传染病疫源地消毒两方面的工作。对日常用水、食物、餐具、餐桌、盥洗用具、玩具、图书等的经常性消毒和定期消煮，我们称之为预防性消毒。当发生传染病后，对疫源地进行消毒，我们称之为疫源地消毒。

托幼园所常用的消毒方法有物理消毒法和化学消毒法。

一、物理消毒法

物理消毒法是利用物理因素清除或杀灭病原微生物，常用的方法有机械消毒、热力消毒(煮沸消毒、蒸气消毒)、光照消毒等。

机械消毒：清扫、洗涤、擦抹、铲除、过滤及通风换气等方法操作简便、经济，但不能完全杀灭病原微生物，仅可减少其数量，主要用于玩具、室内、衣物等清洁消毒。

热力消毒：指利用热力破坏微生物的蛋白质，使蛋白质凝固变性，从而致其死亡的方法。热力消毒主要有煮沸消毒、蒸气消毒等。煮沸消毒是指利用水的高温作用，将物品中的致病微生物杀灭，其方法是将需要消毒的物品全部浸入水中，煮沸15分钟以上，主要用于各种耐热和不怕水的餐具、金属器械、衣物等物品的消毒。蒸气消毒是指利用蒸气的高温作用将物品中的致病微生物杀灭，主要用于毛巾、尿布、衣物、餐具等物品的消毒。

光照消毒：指利用紫外线、红外线的作用杀灭附在物品表面的致病微生物。托幼园所常用日光暴晒、紫外线灯照射法。日光暴晒是将需要消毒的物品放在日光下持续暴晒 3～6 小时，主要用于不宜洗涤的衣服、被褥、图书、玩具等物品的消毒。

二、　化学消毒法

化学消毒法是指利用化学药品来杀灭、消除微生物的一种消毒方法。

托幼园所常用的化学消毒剂有：酒精、碘酒、高锰酸钾、消毒灵、新洁尔灭、肥皂水、洗衣粉、去污粉、漂白粉、石灰、来苏水、氯胺 T 钠、过氧乙酸等。

消毒剂最好是液体状态或者溶于水的，以便与致病微生物迅速接触起到消毒的作用。保教人员使用消毒剂时，应严格掌握消毒剂的有效浓度和浸泡时间。物品浸泡前通常要洗刷干净，然后再将物品全部浸泡在消毒液中进行消毒。

在实际操作中，有时还可以将物理消毒法与化学消毒法结合起来进行，以提高某些物品的消毒效果。

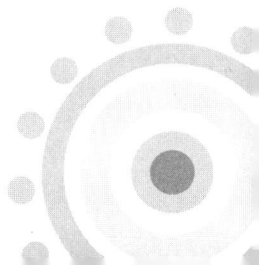

第五节
隔离制度

学习导引

隔离制度是托幼园所控制传染病传播和蔓延的一项重要卫生保健措施。那么你知道应对哪些群体进行隔离吗？隔离时应注意哪些事项呢？在本节中，希望你能结合自身经验、相关管理文件的学习等来了解托幼园所隔离制度所包含的内容。只有清楚了解隔离要求、掌握具体方法，我们在保教工作中才能有效地做好传染病预防工作，提升隔离效果。

隔离制度是托幼园所控制传染病传播和蔓延的一项重要卫生保健措施。将传染病患者、病原携带者或可疑患者同健康的人分隔开来，阻断或尽量减少相互间的接触，并实施彻底的消毒和合理的卫生制度，以防止传染病在园所内的传播和蔓延。托幼园所的隔离室最好能有两间以上。隔离室的用品应专用。托幼园所的隔离制度主要包括以下几方面的基本措施。

一、 对患儿及时进行隔离

当教师发现幼儿患传染病后，应立即将患儿进行隔离，并视传染病的种类及病情的轻重，确定留园隔离治疗、送回家中隔离治疗或送医院隔离治疗。对患有不同传染病的幼儿应分别隔离，以防交叉传染。病儿所在的班级应进行必要的消毒。

与患儿有过接触的幼儿或成人应进行检疫、观察或隔离。检疫期间，该班不收新生入班，不与其他的班级接触。检疫期满后，无症状者方可解除隔离。患儿待隔离期满痊愈后，经医生证明方能回园所和班级。

被隔离的幼儿应使用自己的餐具、盥洗用具及专用的便盆等，卫生保健人员应对其使用过的物品和排泄物及时或定时进行消毒清理。在此期间，托幼园所应委派专人对患儿进行细心照顾、观察和护理。

二、 对可疑患儿进行临时隔离

当教师发现幼儿有患传染病的迹象时，应立即请卫生保健人员诊断，不管确诊与否都应进行个人临时隔离。临时隔离可以在家中进行，也可以暂住在园内的隔离室。

三、 对患病工作人员立即进行隔离

托幼园所中的工作人员如果患了传染病，应立即进行隔离，同时，也要做好与其相接触人的检疫及疫源地的消毒工作。

四、 幼儿离开托幼园所返回时应进行观察与检疫

幼儿如果离开托幼园所 1 个月以上或到外地，在返回托幼园所时，卫生保健人员应向家长询问该幼儿有无传染病接触史，同时，对该幼儿进行必要的健康检查。未接触传染病的幼儿要观察两周；有传染病接触史的幼儿应进行个人临时隔离，待检疫期满以后方可回班。

五、 工作人员家中发现传染病时应及时向托幼园所报告

托幼园所工作人员的家中或幼儿的家中如果发现有传染病患者，应及时报告托幼园所领导，并在保健室备案，托幼园所对此应酌情采取相应的防范措施或隔离措施。

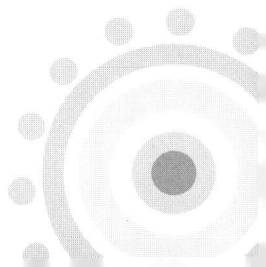

第六节
预防接种制度

> 🌑 **学习导引**
>
> 　　接种疫苗是预防传染性疾病的有效措施。那么你是否知道托幼园所应如何配合卫生部门，共同完成幼儿的计划免疫工作？在本节中，期望你能结合自身经验、活动资源及托幼园所预防接种实例分析等来深入了解托幼园所开展的预防接种工作的内容，从而有效地指导我们在保教工作中配合卫生保健部门做好预防接种工作，促进幼儿的健康成长。

　　幼儿进入托幼园所以后，预防接种的任务应该由托幼园所承担起来，配合卫生防疫部门，共同完成幼儿的计划免疫工作。托幼园所应建立预防接种制度，严格按照规定的接种种类、剂量、次数、间隔时间等为幼儿进行预防接种，并防止漏种、错种或重复接种。

　　托幼园所的预防接种工作主要包括以下四方面内容。

一、 做好预防接种的登记工作

　　幼儿进入托幼园所以后，卫生保健人员应根据幼儿预防接种卡上的记录进行全面登记，确定该幼儿哪些接种已完成，哪些接种尚未进行，以保证预防接种的衔接性。

二、 做好预防接种前的通知工作

　　幼儿在每次进行预防接种前，托幼园所应提前在园所大门前的橱窗或告示栏上给出通知，通知家长幼儿预防接种的时间、接种疫苗的种类及注意事项等，以取得家长的配合。

三、 做好预防接种过程中的登记、 检查工作及接种后的观察工作

　　在进行预防接种的过程中，保教人员和卫生保健人员应相互配合，共同做好接种幼儿的登记和检查工作，尤其应防止漏种、错种或重复接种，保证接种任务的顺利完成。对于没有接种的幼儿和因患病暂时不能接种的幼儿应登记在案。

　　幼儿接种以后，在生活和活动方面，卫生保健人员应给予必要的建议和指导，保

教人员应配合进行。同时，保教人员和卫生保健人员应共同做好幼儿接种后的观察工作，发现幼儿出现异常情况应及时采取相应措施。

四、 做好预防接种的补种工作

对未参加预防接种的幼儿，卫生保健人员应与幼儿的家长进行联系并与家长协商，共同做好补种的工作。

活动资源 ....

图画书阅读活动： 鳄鱼怕怕，牙医怕怕

作者 [日]五味太郎(图/文)，上谊编辑部(译)。

版本 明天出版社 2008 年版。

内容简介

一条鳄鱼患了蛀牙，他只能去看牙医，一路上他都在嘀咕："我真的不想看到他……但是我非看不可。"诊所里的牙医其实也很害怕，谁愿意替鳄鱼看牙呢？可是他们必须鼓足勇气，面对对方。鳄鱼张开了大嘴巴，牙医撸起了袖子……最后，可怕的治疗过程终于完成了，鳄鱼和牙医都再也不想见面啦。于是他们说出了共同的那句话……

适用年龄 4～5 岁。

使用建议

1. 阅读这本图画书，幼儿可以得到情绪上的释放。打针吃药的就医体验总是伴随着紧张和疼痛。这对很多幼儿来说都是情绪上的压力。这本书里的鳄鱼恰恰是一个很好的"共情"者，鳄鱼的体验也许和很多幼儿的经历有类似之处。于是，幼儿在阅读过程中有一种找到知音的感觉，情绪的压力也随之被释放。

2. 这本图画书最大的特点就是让鳄鱼和牙医这两个角色说出几乎一样的话。话虽一样，但两个角色之所以这样说的原因却不同：鳄鱼怕疼，牙医怕咬。这就使故事情节在紧张之余平添一份幽默。讲读时，可以让幼儿分别模仿鳄鱼和牙医说的话，尽量表达出他们各自的情绪，从而加深对角色的理解。

3. 在面对困难时，牙医和鳄鱼虽然都很害怕，但是他们还是坚持去做了。教师可以引导幼儿说一说他们在为自己打气时说的话，或者通过"加油"的方式与故事中人物

进行互动，感受他们是如何克服困难的。

4.4～5岁的幼儿情绪调控能力还有待提高。在日常生活中，可以引导幼儿学习识别并说出自己的心情，并且想办法控制自己的一些消极情绪，同时，也鼓励幼儿分享自己愉悦的心情。

（资料来源：刘馨主编，幼儿园健康教育资源：健康生活，人民教育出版社，2017：350。）

....

巩固与练习

一、名词解释

1. 优势法则。

2. 镶嵌式活动。

3. 动力定型。

二、简答题

1. 托幼园所的卫生保健制度包括哪些方面？

2. 简述制定幼儿生活制度的依据。

3. 保教人员应如何落实隔离制度？

4. 托幼园所的预防接种工作内容有哪些？

三、论述题

1. 结合幼儿生理活动特点谈谈应如何制定幼儿生活制度？

2. 保教人员应做好健康检查的哪些工作？

3. 托幼园所应如何安排膳食管理工作？

4. 托幼园所如何做好卫生消毒工作？

实践与体验

1. 选取托幼园所的卫生保健制度中的一项内容，先将其设计成观察表，然后入园进行见习或观察，并尝试对观察所获资料加以整理和分析。

2. 访谈或调研一所幼儿园的生活制度、健康检查制度、消毒制度、隔离制度等，分析这些制度制定和执行的情况，并尝试提出一些建议。

附　录

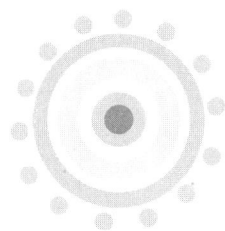

附录一

儿童体格生长发育标准差数值表

（世界卫生组织 2006 年推荐）

本标准中 0～2 岁、2～5 岁、5～7 岁参考值分别取自不同的人群，因此，在衔接处部分参考值有波动。世界卫生组织 2006 年公布的标准只包含 120.0 cm 及以下身高别体重参考值，因此，在身高别体重评价表中，120.0 cm 以上身高别体重参考值仍沿用以前的标准，衔接处部分参考值有波动。

一、 0～2 岁女童身长/年龄、 体重/年龄标准差数值表

| 年龄 | | 身长（cm） | | | | | | | 体重（kg） | | | | | | |
岁	月	−3SD	−2SD	−1SD	中位数	+1SD	+2SD	+3SD	−3SD	−2SD	−1SD	中位数	+1SD	+2SD	+3SD
0	0	43.6	45.4	47.3	49.1	51.0	52.9	54.7	2.0	2.4	2.8	3.2	3.7	4.2	4.8
	1	47.8	49.8	51.7	53.7	55.6	57.6	59.5	2.7	3.2	3.6	4.2	4.8	5.5	6.2
	2	51.0	53.0	55.0	57.1	59.1	61.1	63.2	3.4	3.9	4.5	5.1	5.8	6.6	7.5
	3	53.5	55.6	57.7	59.8	61.9	64.0	66.1	4.0	4.5	5.2	5.8	6.6	7.5	8.5
	4	55.6	57.8	59.9	62.1	64.3	66.4	68.6	4.4	5.0	5.7	6.4	7.3	8.2	9.3
	5	57.4	59.6	61.8	64.0	66.2	68.5	70.7	4.8	5.4	6.1	6.9	7.8	8.8	10.0
0	6	58.9	61.2	63.5	65.7	68.0	70.3	72.5	5.1	5.7	6.5	7.3	8.2	9.3	10.6
	7	60.3	62.7	65.0	67.3	69.6	71.9	74.2	5.3	6.0	6.8	7.6	8.6	9.8	11.1
	8	61.7	64.0	66.4	68.7	71.1	73.5	75.8	5.6	6.3	7.0	7.9	9.0	10.2	11.6
	9	62.9	65.3	67.7	70.1	72.6	75.0	77.4	5.8	6.5	7.3	8.2	9.3	10.5	12.0
	10	64.1	66.5	69.0	71.5	73.9	76.4	78.9	5.9	6.7	7.5	8.5	9.6	10.9	12.4
	11	65.2	67.7	70.3	72.8	75.3	77.8	80.3	6.1	6.9	7.7	8.7	9.9	11.2	12.8
1	0	66.3	68.9	71.4	74.0	76.6	79.2	81.7	6.3	7.0	7.9	8.9	10.1	11.5	13.1
	1	67.3	70.0	72.6	75.2	77.8	80.5	83.1	6.4	7.2	8.1	9.2	10.4	11.8	13.5
	2	68.3	71.0	73.7	76.4	79.1	81.7	84.4	6.6	7.4	8.3	9.4	10.6	12.1	13.8
	3	69.3	72.0	74.8	77.5	80.2	83.0	85.7	6.7	7.6	8.5	9.6	10.9	12.4	14.1
	4	70.2	73.0	75.8	78.6	81.4	84.2	87.0	6.9	7.7	8.7	9.8	11.1	12.6	14.5
	5	71.1	74.0	76.8	79.7	82.5	85.4	88.2	7.0	7.9	8.9	10.0	11.4	12.9	14.8
1	6	72.0	74.9	77.8	80.7	83.6	86.5	89.4	7.2	8.1	9.1	10.2	11.6	13.2	15.1
	7	72.8	75.8	78.8	81.7	84.7	87.6	90.6	7.3	8.2	9.2	10.4	11.8	13.5	15.4
	8	73.7	76.7	79.7	82.7	85.7	88.7	91.7	7.5	8.4	9.4	10.6	12.1	13.7	15.7
	9	74.5	77.5	80.6	83.7	86.7	89.8	92.9	7.6	8.6	9.6	10.9	12.3	14.0	16.0
	10	75.2	78.4	81.5	84.6	87.7	90.8	94.0	7.8	8.7	9.8	11.1	12.5	14.3	16.4
	11	76.0	79.2	82.3	85.5	88.7	91.9	95.0	7.9	8.9	10.0	11.3	12.8	14.6	16.7
2	0	76.7	80.0	83.2	86.4	89.6	92.9	96.1	8.1	9.0	10.2	11.5	13.0	14.8	17.0

二、 2～7岁女童身高/年龄、 体重/年龄标准差数值表

年龄		身长（cm）							体重（kg）						
岁	月	−3SD	−2SD	−1SD	中位数	+1SD	+2SD	+3SD	−3SD	−2SD	−1SD	中位数	+1SD	+2SD	+3SD
2	0	76.0	79.3	82.5	85.7	88.9	92.2	95.4	8.1	9.0	10.2	11.5	13.0	14.8	17.0
	1	76.8	80.0	83.3	86.6	89.9	93.1	96.4	8.2	9.2	10.3	11.7	13.3	15.1	17.3
	2	77.5	80.8	84.1	87.4	90.8	94.1	97.4	8.4	9.4	10.5	11.9	13.5	15.4	17.7
	3	78.1	81.5	84.9	88.3	91.7	95.0	98.4	8.5	9.5	10.7	12.1	13.7	15.7	18.0
	4	78.8	82.2	85.7	89.1	92.5	96.0	99.4	8.6	9.7	10.9	12.3	14.0	16.0	18.3
	5	79.5	82.9	86.4	89.9	93.4	96.9	100.3	8.8	9.8	11.1	12.5	14.2	16.2	18.7
2	6	80.1	83.6	87.1	90.7	94.2	97.7	101.3	8.9	10.0	11.2	12.7	14.4	16.5	19.0
	7	80.7	84.3	87.9	91.4	95.0	98.6	102.2	9.0	10.1	11.4	12.9	14.7	16.8	19.3
	8	81.3	84.9	88.6	92.2	95.8	99.4	103.1	9.1	10.3	11.6	13.1	14.9	17.1	19.6
	9	81.9	85.6	89.3	92.9	96.6	100.3	103.9	9.3	10.4	11.7	13.3	15.1	17.3	20.0
	10	82.5	86.2	89.9	93.6	97.4	101.1	104.8	9.4	10.5	11.9	13.5	15.4	17.6	20.3
	11	83.1	86.8	90.6	94.4	98.1	101.9	105.6	9.5	10.7	12.0	13.7	15.6	17.9	20.6
3	0	83.6	87.4	91.2	95.1	98.9	102.7	106.5	9.6	10.8	12.2	13.9	15.8	18.1	20.9
	1	84.2	88.0	91.9	95.7	99.6	103.4	107.3	9.7	10.9	12.4	14.0	16.0	18.4	21.3
	2	84.7	88.6	92.5	96.4	100.3	104.2	108.1	9.8	11.1	12.5	14.2	16.3	18.7	21.6
	3	85.3	89.2	93.1	97.1	101.0	105.0	108.9	9.9	11.2	12.7	14.4	16.5	19.0	22.0
	4	85.8	89.8	93.8	97.7	101.7	105.7	109.7	10.1	11.3	12.8	14.6	16.7	19.2	22.3
	5	86.3	90.4	94.4	98.4	102.4	106.4	110.5	10.2	11.5	13.0	14.8	16.9	19.5	22.7
3	6	86.8	90.9	95.0	99.0	103.1	107.2	111.2	10.3	11.6	13.1	15.0	17.2	19.8	23.0
	7	87.4	91.5	95.6	99.7	103.8	107.9	112.0	10.4	11.7	13.3	15.2	17.4	20.1	23.4
	8	87.9	92.0	96.2	100.3	104.5	108.6	112.7	10.5	11.8	13.4	15.3	17.6	20.4	23.7
	9	88.4	92.5	96.7	100.9	105.1	109.3	113.5	10.6	12.0	13.6	15.5	17.8	20.7	24.1
	10	88.9	93.1	97.3	101.5	105.8	110.0	114.2	10.7	12.1	13.7	15.7	18.1	20.9	24.5
	11	89.3	93.6	97.9	102.1	106.4	110.7	114.9	10.8	12.2	13.9	15.9	18.3	21.2	24.8
4	0	89.8	94.1	98.4	102.7	107.0	111.3	115.7	10.9	12.3	14.0	16.1	18.5	21.5	25.2
	1	90.3	94.6	99.0	103.3	107.7	112.0	116.4	11.0	12.4	14.2	16.3	18.8	21.8	25.5
	2	90.7	95.1	99.5	103.9	108.3	112.7	117.1	11.1	12.6	14.3	16.4	19.0	22.1	25.9
	3	91.2	95.6	100.1	104.5	108.9	113.3	117.7	11.2	12.7	14.5	16.6	19.2	22.4	26.3
	4	91.7	96.1	100.6	105.0	109.5	114.0	118.4	11.3	12.8	14.6	16.8	19.4	22.6	26.6
	5	92.1	96.6	101.1	105.6	110.1	114.6	119.1	11.4	12.9	14.8	17.0	19.7	22.9	27.0

续表

年龄		身长（cm）							体重（kg）						
岁	月	−3SD	−2SD	−1SD	中位数	+1SD	+2SD	+3SD	−3SD	−2SD	−1SD	中位数	+1SD	+2SD	+3SD
4	6	92.6	97.1	101.6	106.2	110.7	115.2	119.8	11.5	13.0	14.9	17.2	19.9	23.2	27.4
	7	93.0	97.6	102.2	106.7	111.3	115.9	120.4	11.6	13.2	15.1	17.3	20.1	23.5	27.7
	8	93.4	98.1	102.7	107.3	111.9	116.5	121.1	11.7	13.3	15.2	17.5	20.3	23.8	28.1
	9	93.9	98.5	103.2	107.8	112.5	117.1	121.8	11.8	13.4	15.3	17.7	20.6	24.1	28.5
	10	94.3	99.0	103.7	108.4	113.0	117.7	122.4	11.9	13.5	15.5	17.9	20.8	24.4	28.8
	11	94.7	99.5	104.2	108.9	113.6	118.3	123.1	12.0	13.6	15.6	18.0	21.0	24.6	29.2
5	0	95.2	99.9	104.7	109.4	114.2	118.9	123.7	12.1	13.7	15.8	18.2	21.2	24.9	29.5
	1	95.3	100.1	104.8	109.6	114.4	119.1	123.9	12.4	14.0	15.9	18.3	21.2	24.8	29.5
	2	95.7	100.5	105.3	110.1	114.9	119.7	124.5	12.5	14.1	16.0	18.4	21.4	25.1	29.8
	3	96.1	101.0	105.8	110.6	115.5	120.3	125.2	12.6	14.2	16.2	18.6	21.6	25.4	30.2
	4	96.5	101.4	106.3	111.2	116.0	120.9	125.8	12.7	14.3	16.3	18.8	21.8	25.6	30.5
	5	97.0	101.9	106.8	111.7	116.6	121.5	126.4	12.8	14.4	16.5	19.0	22.0	25.9	30.9
5	6	97.4	102.3	107.2	112.2	117.1	122.0	127.0	12.9	14.6	16.6	19.1	22.2	26.2	31.3
	7	97.8	102.7	107.7	112.7	117.6	122.6	127.6	13.0	14.7	16.8	19.3	22.5	26.5	31.6
	8	98.2	103.2	108.2	113.2	118.2	123.2	128.2	13.1	14.8	16.9	19.5	22.7	26.7	32.0
	9	98.6	103.6	108.6	113.7	118.7	123.7	128.8	13.2	14.9	17.0	19.6	22.9	27.0	32.3
	10	99.0	104.0	109.1	114.2	119.2	124.3	129.3	13.3	15.0	17.2	19.8	23.1	27.3	32.7
	11	99.4	104.5	109.6	114.6	119.7	124.8	129.9	13.4	15.2	17.3	20.0	23.3	27.6	33.1
6	0	99.8	104.9	110.0	115.1	120.2	125.4	130.5	13.5	15.3	17.5	20.2	23.5	27.8	33.4
	1	100.2	105.3	110.5	115.6	120.8	125.9	131.1	13.6	15.4	17.6	20.3	23.8	28.1	33.8
	2	100.5	105.7	110.9	116.1	121.3	126.4	131.6	13.7	15.5	17.8	20.5	24.0	28.4	34.2
	3	100.9	106.1	111.3	116.6	121.8	127.0	132.2	13.8	15.6	17.9	20.7	24.2	28.7	34.6
	4	101.3	106.6	111.8	117.0	122.3	127.5	132.7	13.9	15.8	18.0	20.9	24.4	29.0	35.0
	5	101.7	107.0	112.2	117.5	122.8	128.0	133.3	14.0	15.9	18.2	21.0	24.6	29.3	35.4
6	6	102.1	107.4	112.7	118.0	123.3	128.6	133.9	14.1	16.0	18.3	21.2	24.9	29.6	35.8
	7	102.5	107.8	113.1	118.4	123.8	129.1	134.4	14.2	16.1	18.5	21.4	25.1	29.9	36.2
	8	102.9	108.2	113.6	118.9	124.3	129.6	135.0	14.3	16.3	18.6	21.6	25.3	30.2	36.6
	9	103.2	108.6	114.0	119.4	124.8	130.2	135.5	14.4	16.4	18.8	21.8	25.6	30.5	37.0
	10	103.6	109.0	114.5	119.9	125.3	130.7	136.1	14.5	16.5	18.9	22.0	25.8	30.8	37.4
	11	104.0	109.5	114.9	120.3	125.8	131.2	136.7	14.6	16.6	19.1	22.2	26.1	31.1	37.8
7	0	104.4	109.9	115.3	120.8	126.3	131.7	137.2	14.8	16.8	19.3	22.4	26.3	31.4	38.3

三、 0～2岁女童体重/身长标准差数值表

身长（cm）	体重（kg）						
	−3SD	−2SD	−1SD	中位数	＋1SD	＋2SD	＋3SD
45.0	1.9	2.1	2.3	2.5	2.7	3.0	3.3
45.5	2.0	2.1	2.3	2.5	2.8	3.1	3.4
46.0	2.0	2.2	2.4	2.6	2.9	3.2	3.5
46.5	2.1	2.3	2.5	2.7	3.0	3.3	3.6
47.0	2.2	2.4	2.6	2.8	3.1	3.4	3.7
47.5	2.2	2.4	2.6	2.9	3.2	3.5	3.8
48.0	2.3	2.5	2.7	3.0	3.3	3.6	4.0
48.5	2.4	2.6	2.8	3.1	3.4	3.7	4.1
49.0	2.4	2.6	2.9	3.2	3.5	3.8	4.2
49.5	2.5	2.7	3.0	3.3	3.6	3.9	4.3
50.0	2.6	2.8	3.1	3.4	3.7	4.0	4.5
50.5	2.7	2.9	3.2	3.5	3.8	4.2	4.6
51.0	2.8	3.0	3.3	3.6	3.9	4.3	4.8
51.5	2.8	3.1	3.4	3.7	4.0	4.4	4.9
52.0	2.9	3.2	3.5	3.8	4.2	4.6	5.1
52.5	3.0	3.3	3.6	3.9	4.3	4.7	5.2
53.0	3.1	3.4	3.7	4.0	4.4	4.9	5.4
53.5	3.2	3.5	3.8	4.2	4.6	5.0	5.5
54.0	3.3	3.6	3.9	4.3	4.7	5.2	5.7
54.5	3.4	3.7	4.0	4.4	4.8	5.3	5.9
55.0	3.5	3.8	4.2	4.5	5.0	5.5	6.1
55.5	3.6	3.9	4.3	4.7	5.1	5.7	6.3
56.0	3.7	4.0	4.4	4.8	5.3	5.8	6.4
56.5	3.8	4.1	4.5	5.0	5.4	6.0	6.6
57.0	3.9	4.3	4.6	5.1	5.6	6.1	6.8
57.5	4.0	4.4	4.8	5.2	5.7	6.3	7.0
58.0	4.1	4.5	4.9	5.4	5.9	6.5	7.1
58.5	4.2	4.6	5.0	5.5	6.0	6.6	7.3
59.0	4.3	4.7	5.1	5.6	6.2	6.8	7.5
59.5	4.4	4.8	5.3	5.7	6.3	6.9	7.7
60.0	4.5	4.9	5.4	5.9	6.4	7.1	7.8
60.5	4.6	5.0	5.5	6.0	6.6	7.3	8.0
61.0	4.7	5.1	5.6	6.1	6.7	7.4	8.2
61.5	4.8	5.2	5.7	6.3	6.9	7.6	8.4
62.0	4.9	5.3	5.8	6.4	7.0	7.7	8.5
62.5	5.0	5.4	5.9	6.5	7.1	7.8	8.7

身长（cm）	体重（kg）						
	−3SD	−2SD	−1SD	中位数	+1SD	+2SD	+3SD
63.0	5.1	5.5	6.0	6.6	7.3	8.0	8.8
63.5	5.2	5.6	6.2	6.7	7.4	8.1	9.0
64.0	5.3	5.7	6.3	6.9	7.5	8.3	9.1
64.5	5.4	5.8	6.4	7.0	7.6	8.4	9.3
65.0	5.5	5.9	6.5	7.1	7.8	8.6	9.5
65.5	5.5	6.0	6.6	7.2	7.9	8.7	9.6
66.0	5.6	6.1	6.7	7.3	8.0	8.8	9.8
66.5	5.7	6.2	6.8	7.4	8.1	9.0	9.9
67.0	5.8	6.3	6.9	7.5	8.3	9.1	10.0
67.5	5.9	6.4	7.0	7.6	8.4	9.2	10.2
68.0	6.0	6.5	7.1	7.7	8.5	9.4	10.3
68.5	6.1	6.6	7.2	7.9	8.6	9.5	10.5
69.0	6.1	6.7	7.3	8.0	8.7	9.6	10.6
69.5	6.2	6.8	7.4	8.1	8.8	9.7	10.7
70.0	6.3	6.9	7.5	8.2	9.0	9.9	10.9
70.5	6.4	6.9	7.6	8.3	9.1	10.0	11.0
71.0	6.5	7.0	7.7	8.4	9.2	10.1	11.1
71.5	6.5	7.1	7.7	8.5	9.3	10.2	11.3
72.0	6.6	7.2	7.8	8.6	9.4	10.3	11.4
72.5	6.7	7.3	7.9	8.7	9.5	10.5	11.5
73.0	6.8	7.4	8.0	8.8	9.6	10.6	11.7
73.5	6.9	7.4	8.1	8.9	9.7	10.7	11.8
74.0	6.9	7.5	8.2	9.0	9.8	10.8	11.9
74.5	7.0	7.6	8.3	9.1	9.9	10.9	12.0
75.0	7.1	7.7	8.4	9.1	10.0	11.0	12.2
75.5	7.1	7.8	8.5	9.2	10.1	11.1	12.3
76.0	7.2	7.8	8.5	9.3	10.2	11.2	12.4
76.5	7.3	7.9	8.6	9.4	10.3	11.4	12.5
77.0	7.4	8.0	8.7	9.5	10.4	11.5	12.6
77.5	7.4	8.1	8.8	9.6	10.5	11.6	12.8
78.0	7.5	8.2	8.9	9.7	10.6	11.7	12.9
78.5	7.6	8.2	9.0	9.8	10.7	11.8	13.0
79.0	7.7	8.3	9.1	9.9	10.8	11.9	13.1
79.5	7.7	8.4	9.1	10.0	10.9	12.0	13.3
80.0	7.8	8.5	9.2	10.1	11.0	12.1	13.4
80.5	7.9	8.6	9.3	10.2	11.2	12.3	13.5
81.0	8.0	8.7	9.4	10.3	11.3	12.4	13.7
81.5	8.1	8.8	9.5	10.4	11.4	12.5	13.8
82.0	8.1	8.8	9.6	10.5	11.5	12.6	13.9

身长（cm）	体重（kg）						
	$-3SD$	$-2SD$	$-1SD$	中位数	$+1SD$	$+2SD$	$+3SD$
82.5	8.2	8.9	9.7	10.6	11.6	12.8	14.1
83.0	8.3	9.0	9.8	10.7	11.8	12.9	14.2
83.5	8.4	9.1	9.9	10.9	11.9	13.1	14.4
84.0	8.5	9.2	10.1	11.0	12.0	13.2	14.5
84.5	8.6	9.3	10.2	11.1	12.1	13.3	14.7
85.0	8.7	9.4	10.3	11.2	12.3	13.5	14.9
85.5	8.8	9.5	10.4	11.3	12.4	13.6	15.0
86.0	8.9	9.7	10.5	11.5	12.6	13.8	15.2
86.5	9.0	9.8	10.6	11.6	12.7	13.9	15.4
87.0	9.1	9.9	10.7	11.7	12.8	14.1	15.5
87.5	9.2	10.0	10.9	11.8	13.0	14.2	15.7
88.0	9.3	10.1	11.0	12.0	13.1	14.4	15.9
88.5	9.4	10.2	11.1	12.1	13.2	14.5	16.0
89.0	9.5	10.3	11.2	12.2	13.4	14.7	16.2
89.5	9.6	10.4	11.3	12.3	13.5	14.8	16.4
90.0	9.7	10.5	11.4	12.5	13.7	15.0	16.5
90.5	9.8	10.6	11.5	12.6	13.8	15.1	16.7
91.0	9.9	10.7	11.7	12.7	13.9	15.3	16.9
91.5	10.0	10.8	11.8	12.8	14.1	15.5	17.0
92.0	10.1	10.9	11.9	13.0	14.2	15.6	17.2
92.5	10.1	11.0	12.0	13.1	14.3	15.8	17.4
93.0	10.2	11.1	12.1	13.2	14.5	15.9	17.5
93.5	10.3	11.2	12.2	13.3	14.6	16.1	17.7
94.0	10.4	11.3	12.3	13.5	14.7	16.2	17.9
94.5	10.5	11.4	12.4	13.6	14.9	16.4	18.0
95.0	10.6	11.5	12.6	13.7	15.0	16.5	18.2
95.5	10.7	11.6	12.7	13.8	15.2	16.7	18.4
96.0	10.8	11.7	12.8	14.0	15.3	16.8	18.6
96.5	10.9	11.8	12.9	14.1	15.4	17.0	18.7
97.0	11.0	12.0	13.0	14.2	15.6	17.1	18.9
97.5	11.1	12.1	13.1	14.4	15.7	17.3	19.1
98.0	11.2	12.2	13.3	14.5	15.9	17.5	19.3
98.5	11.3	12.3	13.4	14.6	16.0	17.6	19.5
99.0	11.4	12.4	13.5	14.8	16.2	17.8	19.6
99.5	11.5	12.5	13.6	14.9	16.3	18.0	19.8
100.0	11.6	12.6	13.7	15.0	16.5	18.1	20.0
100.5	11.7	12.7	13.9	15.2	16.6	18.3	20.2
101.0	11.8	12.8	14.0	15.3	16.8	18.5	20.4
101.5	11.9	13.0	14.1	15.5	17.0	18.7	20.6

身长（cm）	体重（kg）						
	−3SD	−2SD	−1SD	中位数	+1SD	+2SD	+3SD
102.0	12.0	13.1	14.3	15.6	17.1	18.9	20.8
102.5	12.1	13.2	14.4	15.8	17.3	19.0	21.0
103.0	12.3	13.3	14.5	15.9	17.5	19.2	21.3
103.5	12.4	13.5	14.7	16.1	17.6	19.4	21.5
104.0	12.5	13.6	14.8	16.2	17.8	19.6	21.7
104.5	12.6	13.7	15.0	16.4	18.0	19.8	21.9
105.0	12.7	13.8	15.1	16.5	18.2	20.0	22.2
105.5	12.8	14.0	15.3	16.7	18.4	20.2	22.4
106.0	13.0	14.1	15.4	16.9	18.5	20.5	22.6
106.5	13.1	14.3	15.6	17.1	18.7	20.7	22.9
107.0	13.2	14.4	15.7	17.2	18.9	20.9	23.1
107.5	13.3	14.5	15.9	17.4	19.1	21.1	23.4
108.0	13.5	14.7	16.0	17.6	19.3	21.3	23.6
108.5	13.6	14.8	16.2	17.8	19.5	21.6	23.9
109.0	13.7	15.0	16.4	18.0	19.7	21.8	24.2
109.5	13.9	15.1	16.5	18.1	20.0	22.0	24.4
110.0	14.0	15.3	16.7	18.3	20.2	22.3	24.7

四、 2～7岁女童体重/身高标准差数值表

身长（cm）	体重（kg）						
	−3SD	−2SD	−1SD	中位数	+1SD	+2SD	+3SD
65.0	5.6	6.1	6.6	7.2	7.9	8.7	9.7
65.5	5.7	6.2	6.7	7.4	8.1	8.9	9.8
66.0	5.8	6.3	6.8	7.5	8.2	9.0	10.0
66.5	5.8	6.4	6.9	7.6	8.3	9.1	10.1
67.0	5.9	6.4	7.0	7.7	8.4	9.3	10.2
67.5	6.0	6.5	7.1	7.8	8.5	9.4	10.4
68.0	6.1	6.6	7.2	7.9	8.7	9.5	10.5
68.5	6.2	6.7	7.3	8.0	8.8	9.7	10.7
69.0	6.3	6.8	7.4	8.1	8.9	9.8	10.8
69.5	6.3	6.9	7.5	8.2	9.0	9.9	10.9
70.0	6.4	7.0	7.6	8.3	9.1	10.0	11.1
70.5	6.5	7.1	7.7	8.4	9.2	10.1	11.2
71.0	6.6	7.1	7.8	8.5	9.3	10.3	11.3
71.5	6.7	7.2	7.9	8.6	9.4	10.4	11.5
72.0	6.7	7.3	8.0	8.7	9.5	10.5	11.6
72.5	6.8	7.4	8.1	8.8	9.7	10.6	11.7
73.0	6.9	7.5	8.1	8.9	9.8	10.7	11.8
73.5	7.0	7.6	8.2	9.0	9.9	10.8	12.0
74.0	7.0	7.6	8.3	9.1	10.0	11.0	12.1
74.5	7.1	7.7	8.4	9.2	10.1	11.1	12.2
75.0	7.2	7.8	8.5	9.3	10.2	11.2	12.3
75.5	7.2	7.9	8.6	9.4	10.3	11.3	12.5
76.0	7.3	8.0	8.7	9.5	10.4	11.4	12.6
76.5	7.4	8.0	8.7	9.6	10.5	11.5	12.7
77.0	7.5	8.1	8.8	9.6	10.6	11.6	12.8
77.5	7.5	8.2	8.9	9.7	10.7	11.7	12.9
78.0	7.6	8.3	9.0	9.8	10.8	11.8	13.1
78.5	7.7	8.4	9.1	9.9	10.9	12.0	13.2
79.0	7.8	8.4	9.2	10.0	11.0	12.1	13.3
79.5	7.8	8.5	9.3	10.1	11.1	12.2	13.4
80.0	7.9	8.6	9.4	10.2	11.2	12.3	13.6
80.5	8.0	8.7	9.5	10.3	11.3	12.4	13.7
81.0	8.1	8.8	9.6	10.4	11.4	12.6	13.9
81.5	8.2	8.9	9.7	10.6	11.6	12.7	14.0
82.0	8.3	9.0	9.8	10.7	11.7	12.8	14.1
82.5	8.4	9.1	9.9	10.8	11.8	13.0	14.3

续表

身长（cm）	体重（kg）						
	－3SD	－2SD	－1SD	中位数	＋1SD	＋2SD	＋3SD
83.0	8.5	9.2	10.0	10.9	11.9	13.1	14.5
83.5	8.5	9.3	10.1	11.0	12.1	13.3	14.6
84.0	8.6	9.4	10.2	11.1	12.2	13.4	14.8
84.5	8.7	9.5	10.3	11.3	12.3	13.5	14.9
85.0	8.8	9.6	10.4	11.4	12.5	13.7	15.1
85.5	8.9	9.7	10.6	11.5	12.6	13.8	15.3
86.0	9.0	9.8	10.7	11.6	12.7	14.0	15.4
86.5	9.1	9.9	10.8	11.8	12.9	14.2	15.6
87.0	9.2	10.0	10.9	11.9	13.0	14.3	15.8
87.5	9.3	10.1	11.0	12.0	13.2	14.5	15.9
88.0	9.4	10.2	11.1	12.1	13.3	14.6	16.1
88.5	9.5	10.3	11.2	12.3	13.4	14.8	16.3
89.0	9.6	10.4	11.4	12.4	13.6	14.9	16.4
89.5	9.7	10.5	11.5	12.5	13.7	15.1	16.6
90.0	9.8	10.6	11.6	12.6	13.8	15.2	16.8
90.5	9.9	10.7	11.7	12.8	14.0	15.4	16.9
91.0	10.0	10.9	11.8	12.9	14.1	15.5	17.1
91.5	10.1	11.0	11.9	13.0	14.3	15.7	17.3
92.0	10.2	11.1	12.0	13.1	14.4	15.8	17.4
92.5	10.3	11.2	12.1	13.3	14.5	16.0	17.6
93.0	10.4	11.3	12.3	13.4	14.7	16.1	17.8
93.5	10.5	11.4	12.4	13.5	14.8	16.3	17.9
94.0	10.6	11.5	12.5	13.6	14.9	16.4	18.1
94.5	10.7	11.6	12.6	13.8	15.1	16.6	18.3
95.0	10.8	11.7	12.7	13.9	15.2	16.7	18.5
95.5	10.8	11.8	12.8	14.0	15.4	16.9	18.6
96.0	10.9	11.9	12.9	14.1	15.5	17.0	18.8
96.5	11.0	12.0	13.1	14.3	15.6	17.2	19.0
97.0	11.1	12.1	13.2	14.4	15.8	17.4	19.2
97.5	11.2	12.2	13.3	14.5	15.9	17.5	19.3
98.0	11.3	12.3	13.4	14.7	16.1	17.7	19.5
98.5	11.4	12.4	13.5	14.8	16.2	17.9	19.7
99.0	11.5	12.5	13.7	14.9	16.4	18.0	19.9
99.5	11.6	12.7	13.8	15.1	16.5	18.2	20.1
100.0	11.7	12.8	13.9	15.2	16.7	18.4	20.3
100.5	11.9	12.9	14.1	15.4	16.9	18.6	20.5
101.0	12.0	13.0	14.2	15.5	17.0	18.7	20.7
101.5	12.1	13.1	14.3	15.7	17.2	18.9	20.9
102.0	12.2	13.3	14.5	15.8	17.4	19.1	21.1

身长(cm)	体重(kg)						
	−3SD	−2SD	−1SD	中位数	+1SD	+2SD	+3SD
102.5	12.3	13.4	14.6	16.0	17.5	19.3	21.4
103.0	12.4	13.5	14.7	16.1	17.7	19.5	21.6
103.5	12.5	13.6	14.9	16.3	17.9	19.7	21.8
104.0	12.6	13.8	15.0	16.4	18.1	19.9	22.0
104.5	12.8	13.9	15.2	16.6	18.2	20.1	22.3
105.0	12.9	14.0	15.3	16.8	18.4	20.3	22.5
105.5	13.0	14.2	15.5	16.9	18.6	20.5	22.7
106.0	13.1	14.3	15.6	17.1	18.8	20.8	23.0
106.5	13.3	14.5	15.8	17.3	19.0	21.0	23.2
107.0	13.4	14.6	15.9	17.5	19.2	21.2	23.5
107.5	13.5	14.7	16.1	17.7	19.4	21.4	23.7
108.0	13.7	14.9	16.3	17.8	19.6	21.7	24.0
108.5	13.8	15.0	16.4	18.0	19.8	21.9	24.3
109.0	13.9	15.2	16.6	18.2	20.0	22.1	24.5
109.5	14.1	15.4	16.8	18.4	20.3	22.4	24.8
110.0	14.2	15.5	17.0	18.6	20.5	22.6	25.1
110.5	14.4	15.7	17.1	18.8	20.7	22.9	25.4
111.0	14.5	15.8	17.3	19.0	20.9	23.1	25.7
111.5	14.7	16.0	17.5	19.2	21.2	23.4	26.0
112.0	14.8	16.2	17.7	19.4	21.4	23.6	26.2
112.5	15.0	16.3	17.9	19.6	21.6	23.9	26.5
113.0	15.1	16.5	18.0	19.8	21.8	24.2	26.8
113.5	15.3	16.7	18.2	20.0	22.1	24.4	27.1
114.0	15.4	16.8	18.4	20.2	22.3	24.7	27.4
114.5	15.6	17.0	18.6	20.5	22.6	25.0	27.8
115.0	15.7	17.2	18.8	20.7	22.8	25.2	28.1
115.5	15.9	17.3	19.0	20.9	23.0	25.5	28.4
116.0	16.0	17.5	19.2	21.1	23.3	25.8	28.7
116.5	16.2	17.7	19.4	21.3	23.5	26.1	29.0
117.0	16.3	17.8	19.6	21.5	23.8	26.3	29.3
117.5	16.5	18.0	19.8	21.7	24.0	26.6	29.6
118.0	16.6	18.2	19.9	22.0	24.2	26.9	29.9
118.5	16.8	18.4	20.1	22.2	24.5	27.2	30.3
119.0	16.9	18.5	20.3	22.4	24.7	27.4	30.6
119.5	17.1	18.7	20.5	22.6	25.0	27.7	30.9
120.0	17.3	18.9	20.7	22.8	25.2	28.0	31.2

续表

身长（cm）	体重（kg）						
	−3SD	−2SD	−1SD	中位数	+1SD	+2SD	+3SD
120.5	16.4	18.3	2.01	22.0	24.7	27.3	29.9
121.0	16.5	18.4	20.3	22.2	24.9	27.6	30.3
121.5	16.7	18.6	20.5	22.5	25.2	27.9	30.7
122.0	16.8	18.8	20.7	22.7	25.5	28.3	31.1
122.5	17.0	19.0	20.9	22.9	25.8	28.6	31.5
123.0	17.1	19.1	21.1	23.1	26.1	29.0	31.9
123.5	17.3	19.3	21.3	23.4	26.4	29.3	32.3
124.0	17.4	19.5	21.6	23.6	26.7	29.7	32.8
124.5	17.6	19.7	21.8	23.9	27.0	30.1	33.2
125.0	17.8	19.9	22.0	24.1	27.3	30.5	33.7
125.5	17.9	20.1	22.2	24.3	27.6	30.9	34.2
126.0	18.1	20.2	22.4	24.6	28.0	31.3	34.7
126.5	18.2	20.4	22.7	24.9	28.3	31.7	35.2
127.0	18.4	20.6	22.9	25.1	28.6	32.2	35.7
127.5	18.6	20.8	23.1	25.4	29.0	32.6	36.2
128.0	18.7	21.0	23.3	25.7	29.4	33.1	36.8
128.5	18.9	21.2	23.6	25.9	29.7	33.6	37.4
129.0	19.0	21.4	23.8	26.2	30.1	34.0	37.9
129.5	19.2	21.6	24.1	26.5	30.5	34.5	38.6
130.0	19.4	21.8	24.3	26.8	30.9	35.1	39.2
130.5	19.5	22.1	24.6	27.1	31.3	35.6	39.8
131.0	19.7	22.3	24.8	27.4	31.8	36.1	40.5
131.5	19.9	22.5	25.1	27.7	32.2	36.7	41.1
132.0	20.0	22.7	25.4	28.0	32.6	37.2	41.8
132.5	20.2	22.9	25.6	28.4	33.1	37.8	42.6
133.0	20.4	23.1	25.9	28.7	33.6	38.4	43.3
133.5	20.5	23.4	26.2	29.0	34.0	39.0	44.0
134.0	20.7	23.6	26.5	29.4	34.5	39.7	44.8
134.5	20.7	23.6	26.5	29.4	34.5	39.7	44.8
135.0	21.0	24.0	27.0	30.1	35.5	40.3	45.6
135.5	21.2	24.3	27.3	30.4	36.0	41.6	47.2
136.0	21.3	24.5	27.6	30.8	36.5	42.3	48.1
136.5	21.5	24.7	27.9	31.1	37.1	43.0	49.0
137.0	21.7	25.0	28.2	31.5	37.6	43.7	49.9

五、 0～2岁男童身长/年龄、 体重/年龄标准差数值表

年龄		身长（cm）							体重（kg）						
岁	月	−3SD	−2SD	−1SD	中位数	+1SD	+2SD	+3SD	−3SD	−2SD	−1SD	中位数	+1SD	+2SD	+3SD
0	0	44.2	46.1	48.0	49.9	51.8	53.7	55.6	2.1	2.5	2.9	3.3	3.9	4.4	5.0
	1	48.9	50.8	52.8	54.7	56.7	58.6	60.6	2.9	3.4	3.9	4.5	5.1	5.8	6.6
	2	52.4	54.4	56.4	58.4	60.4	62.4	64.4	3.8	4.3	4.9	5.6	6.3	7.1	8.0
	3	55.3	57.3	59.4	61.4	63.5	65.5	67.6	4.4	5.0	5.7	6.4	7.2	8.0	9.0
	4	57.6	59.7	61.8	63.9	66.0	68.0	70.1	4.9	5.6	6.2	7.0	7.8	8.7	9.7
	5	59.6	61.7	63.8	65.9	68.0	70.1	72.2	5.3	6.0	6.7	7.5	8.4	9.3	10.4
0	6	61.2	63.3	65.5	67.6	69.8	71.9	74.0	5.7	6.4	7.1	7.9	8.8	9.8	10.9
	7	62.7	64.8	67.0	69.2	71.3	73.5	75.7	5.9	6.7	7.4	8.3	9.2	10.3	11.4
	8	64.0	66.2	68.4	70.6	72.8	75.0	77.2	6.2	6.9	7.7	8.6	9.6	10.7	11.9
	9	65.2	67.5	69.7	72.0	74.2	76.5	78.7	6.4	7.1	8.0	8.9	9.9	11.0	12.3
	10	66.4	68.7	71.0	73.3	75.6	77.9	80.1	6.6	7.4	8.2	9.2	10.2	11.4	12.7
	11	67.6	69.9	72.2	74.5	76.9	79.2	81.5	6.8	7.6	8.4	9.4	10.5	11.7	13.0
1	0	68.6	71.0	73.4	75.7	78.1	80.5	82.9	6.9	7.7	8.6	9.6	10.8	12.0	13.3
	1	69.6	72.1	74.5	76.9	79.3	81.8	84.2	7.1	7.9	8.8	9.9	11.0	12.3	13.7
	2	70.6	73.1	75.6	78.0	80.5	83.0	85.5	7.2	8.1	9.0	10.1	11.3	12.6	14.0
	3	71.6	74.1	76.6	79.1	81.7	84.2	86.7	7.4	8.3	9.2	10.3	11.5	12.8	14.3
	4	72.5	75.0	77.6	80.2	82.8	85.4	88.0	7.5	8.4	9.4	10.5	11.7	13.1	14.6
	5	73.3	76.0	78.6	81.2	83.9	86.5	89.2	7.7	8.6	9.6	10.7	12.0	13.4	14.9
1	6	74.2	76.9	79.6	82.3	85.0	87.7	90.4	7.8	8.8	9.8	10.9	12.2	13.7	15.3
	7	75.0	77.7	80.5	83.2	86.0	88.8	91.5	8.0	8.9	10.0	11.1	12.5	13.9	15.6
	8	75.8	78.6	81.4	84.2	87.0	89.8	92.6	8.1	9.1	10.1	11.3	12.7	14.2	15.9
	9	76.5	79.4	82.3	85.1	88.0	90.9	93.8	8.2	9.2	10.3	11.5	12.9	14.5	16.2
	10	77.2	80.2	83.1	86.0	89.0	91.9	94.9	8.4	9.4	10.5	11.8	13.2	14.7	16.5
	11	78.0	81.0	83.9	86.9	89.9	92.9	95.9	8.5	9.5	10.7	12.0	13.4	15.0	16.8
2	0	78.7	81.7	84.8	87.8	90.9	93.9	97.0	8.6	9.7	10.8	12.2	13.6	15.3	17.1

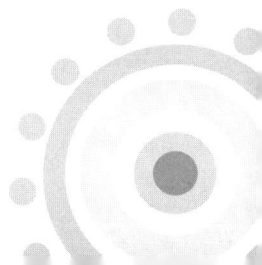

六、 2~7岁男童身高/年龄、 体重/年龄标准差数值表

年龄		身长（cm）							体重（kg）						
岁	月	−3SD	−2SD	−1SD	中位数	+1SD	+2SD	+3SD	−3SD	−2SD	−1SD	中位数	+1SD	+2SD	+3SD
2	0	78.0	81.0	84.1	87.1	90.2	93.2	96.3	8.6	9.7	10.8	12.2	13.6	15.3	17.1
	1	78.6	81.7	84.9	88.0	91.1	94.2	97.3	8.8	9.8	11.0	12.4	13.9	15.5	17.5
	2	79.3	82.5	85.6	88.8	92.0	95.2	98.3	8.9	10.0	11.2	12.5	14.1	15.8	17.8
	3	79.9	83.1	86.4	89.6	92.9	96.1	99.3	9.0	10.1	11.3	12.7	14.3	16.1	18.1
	4	80.5	83.8	87.1	90.4	93.7	97.0	100.3	9.1	10.2	11.5	12.9	14.5	16.3	18.4
	5	81.1	84.5	87.8	91.2	94.5	97.9	101.2	9.2	10.4	11.7	13.1	14.8	16.6	18.7
2	6	81.7	85.1	88.5	91.9	95.3	98.7	102.1	9.4	10.5	11.8	13.3	15.0	16.9	19.0
	7	82.3	85.7	89.2	92.7	96.1	99.6	103.0	9.5	10.7	12.0	13.5	15.2	17.1	19.3
	8	82.8	86.4	89.9	93.4	96.9	100.4	103.9	9.6	10.8	12.1	13.7	15.4	17.4	19.6
	9	83.4	86.9	90.5	94.1	97.6	101.2	104.8	9.7	10.9	12.3	13.8	15.6	17.6	19.9
	10	83.9	87.5	91.1	94.8	98.4	102.0	105.6	9.8	11.0	12.4	14.0	15.8	17.8	20.2
	11	84.4	88.1	91.8	95.4	99.1	102.7	106.4	9.9	11.2	12.6	14.2	16.0	18.1	20.4
3	0	85.0	88.7	92.4	96.1	99.8	103.5	107.2	10.0	11.3	12.7	14.3	16.2	18.3	20.7
	1	85.5	89.2	93.0	96.7	100.5	104.2	108.0	10.1	11.4	12.9	14.5	16.4	18.6	21.0
	2	86.0	89.8	93.6	97.4	101.2	105.0	108.8	10.2	11.5	13.0	14.7	16.6	18.8	21.3
	3	86.5	90.3	94.2	98.0	101.8	105.7	109.5	10.3	11.6	13.1	14.8	16.8	19.0	21.6
	4	87.0	90.9	94.7	98.6	102.5	106.4	110.3	10.4	11.8	13.3	15.0	17.0	19.3	21.9
	5	87.5	91.4	95.3	99.2	103.2	107.1	111.0	10.5	11.9	13.4	15.2	17.2	19.5	22.1
3	6	88.0	91.9	95.9	99.9	103.8	107.8	111.7	10.6	12.0	13.6	15.3	17.4	19.7	22.4
	7	88.4	92.4	96.4	100.4	104.5	108.5	112.5	10.7	12.1	13.7	15.5	17.6	20.0	22.7
	8	88.9	93.0	97.0	101.0	105.1	109.1	113.2	10.8	12.2	13.8	15.7	17.8	20.2	23.0
	9	89.4	93.5	97.5	101.6	105.7	109.8	113.9	10.9	12.4	15.8	18.0	20.5	23.3
	10	89.8	94.0	98.1	102.2	106.3	110.4	114.6	11.0	12.5	14.1	16.0	18.2	20.7	23.6
	11	90.3	94.4	98.6	102.8	106.9	111.1	115.2	11.1	12.6	14.3	16.2	18.4	20.9	23.9
4	0	90.7	94.9	99.1	103.3	107.5	111.7	115.9	11.2	12.7	14.4	16.3	18.6	21.2	24.2
	1	91.2	95.4	99.7	103.9	108.1	112.4	116.6	11.3	12.8	14.5	16.5	18.8	21.4	24.5
	2	91.6	95.9	100.2	104.4	108.7	113.0	117.3	11.4	12.9	14.7	16.7	19.0	21.7	24.8
	3	92.1	96.4	100.7	105.0	109.3	113.6	117.9	11.5	13.1	14.8	16.9	19.2	21.9	25.1
	4	92.5	96.9	101.2	105.6	109.9	114.2	118.6	11.6	13.2	15.0	17.0	19.4	22.2	25.4
	5	93.0	97.4	101.7	106.1	110.5	114.9	119.2	11.7	13.3	15.1	17.2	19.6	22.4	25.7

年龄		身长（cm）							体重（kg）						
岁	月	−3SD	−2SD	−1SD	中位数	+1SD	+2SD	+3SD	−3SD	−2SD	−1SD	中位数	+1SD	+2SD	+3SD
4	6	93.4	97.8	102.3	106.7	111.1	115.5	119.9	11.8	13.4	15.2	17.3	19.8	22.7	26.0
	7	93.9	98.3	102.8	107.2	111.7	116.1	120.6	11.9	13.5	15.4	17.5	20.0	22.9	26.3
	8	94.3	98.8	103.3	107.8	112.3	116.7	121.2	12.0	13.6	15.5	17.7	20.2	23.2	26.6
	9	94.7	99.3	103.8	108.3	112.8	117.4	121.9	12.1	13.7	15.6	17.8	20.4	23.4	26.9
	10	95.2	99.7	104.3	108.9	113.4	118.0	122.6	12.2	13.8	15.8	18.0	20.6	23.7	27.2
	11	95.6	100.2	104.8	109.4	114.0	118.6	123.2	12.3	14.0	15.9	18.2	20.8	23.9	27.6
5	0	96.1	100.7	105.3	110.0	114.6	119.2	123.9	12.4	14.1	16.0	18.3	21.0	24.2	27.9
	1	96.5	101.1	105.7	110.3	114.9	119.4	124.0	12.7	14.4	16.3	18.5	21.1	24.2	27.8
	2	96.9	101.6	106.2	110.8	115.4	120.0	124.7	12.8	14.5	16.4	18.7	21.3	24.4	28.1
	3	97.4	102.0	106.7	111.3	116.0	120.6	125.3	13.0	14.6	16.6	18.9	21.5	24.7	28.4
	4	97.8	102.5	107.2	111.9	116.5	121.2	125.9	13.1	14.8	16.7	19.0	21.7	24.9	28.8
	5	98.2	103.0	107.7	112.4	117.1	121.8	126.5	13.2	14.9	16.9	19.2	22.0	25.2	29.1
5	6	98.7	103.4	108.2	112.9	117.7	122.4	127.1	13.3	15.0	17.0	19.4	22.2	25.5	29.4
	7	99.1	103.9	108.7	113.4	118.2	123.0	127.8	13.4	15.2	17.2	19.6	22.4	25.7	29.8
	8	99.5	104.3	109.1	113.9	118.7	123.6	128.4	13.6	15.3	17.4	19.8	22.6	26.0	30.1
	9	99.9	104.8	109.6	114.5	119.3	124.1	129.0	13.7	15.4	17.5	19.9	22.8	26.3	30.4
	10	100.4	105.2	110.1	115.0	119.8	124.7	129.6	13.8	15.6	17.7	20.1	23.1	26.6	30.8
	11	100.8	105.7	110.6	115.5	120.4	125.2	130.1	13.9	15.7	17.8	20.3	23.3	26.8	31.2
6	0	101.2	106.1	111.0	116.0	120.9	125.8	130.7	14.1	15.9	18.0	20.5	23.5	27.1	31.5
	1	101.6	106.5	111.5	116.4	121.4	126.4	131.3	14.2	16.0	18.2	20.7	23.7	27.4	31.9
	2	102.0	107.0	111.9	116.9	121.9	126.9	131.9	14.3	16.2	18.3	20.9	24.0	27.7	32.2
	3	102.4	107.4	112.4	117.4	122.4	127.5	132.5	14.5	16.3	18.5	21.1	24.2	28.0	32.6
	4	102.8	107.8	112.9	117.9	123.0	128.0	133.0	14.6	16.5	18.7	21.3	24.4	28.3	33.0
	5	103.2	108.2	113.3	118.4	123.5	128.5	133.6	14.7	16.6	18.8	21.5	24.7	28.6	33.3
6	6	103.6	108.7	113.8	118.9	124.0	129.1	134.2	14.9	16.8	19.0	21.7	24.9	28.9	33.7
	7	103.9	109.1	114.2	119.4	124.5	129.6	134.8	15.0	16.9	19.2	21.9	25.2	29.2	34.1
	8	104.3	109.5	114.7	119.8	125.0	130.2	135.3	15.1	17.1	19.3	22.1	25.4	29.5	34.5
	9	104.7	109.9	115.1	120.3	125.5	130.7	135.9	15.3	17.2	19.5	22.3	25.6	29.8	34.9
	10	105.1	110.3	115.6	120.8	126.0	131.2	136.5	15.4	17.4	19.7	22.5	25.9	30.1	35.3
	11	105.5	110.8	116.0	121.3	126.5	131.8	137.0	15.5	17.5	19.9	22.7	26.1	30.4	35.7
7	0	105.9	111.2	116.4	121.7	127.0	132.3	137.6	15.7	17.7	20.0	22.9	26.4	30.7	36.1

七、 0～2岁男童体重/身长标准差数值表

身长（cm）	体重（kg）						
	－3SD	－2SD	－1SD	中位数	＋1SD	＋2SD	＋3SD
45.0	1.9	2.0	2.2	2.4	2.7	3.0	3.3
45.5	1.9	2.1	2.3	2.5	2.8	3.1	3.4
46.0	2.0	2.2	2.4	2.6	2.9	3.1	3.5
46.5	2.1	2.3	2.5	2.7	3.0	3.2	3.6
47.0	2.1	2.3	2.5	2.8	3.0	3.3	3.7
47.5	2.2	2.4	2.6	2.9	3.1	3.4	3.8
48.0	2.3	2.5	2.7	2.9	3.2	3.6	3.9
48.5	2.3	2.6	2.8	3.0	3.3	3.7	4.0
49.0	2.4	2.6	2.9	3.1	3.4	3.8	4.2
49.5	2.5	2.7	3.0	3.2	3.5	3.9	4.3
50.0	2.6	2.8	3.0	3.3	3.6	4.0	4.4
50.5	2.7	2.9	3.1	3.4	3.8	4.1	4.5
51.0	2.7	3.0	3.2	3.5	3.9	4.2	4.7
51.5	2.8	3.1	3.3	3.6	4.0	4.4	4.8
52.0	2.9	3.2	3.5	3.8	4.1	4.5	5.0
52.5	3.0	3.3	3.6	3.9	4.2	4.6	5.1
53.0	3.1	3.4	3.7	4.0	4.4	4.8	5.3
53.5	3.2	3.5	3.8	4.1	4.5	4.9	5.4
54.0	3.3	3.6	3.9	4.3	4.7	5.1	5.6
54.5	3.4	3.7	4.0	4.4	4.8	5.3	5.8
55.0	3.6	3.8	4.2	4.5	5.0	5.4	6.0
55.5	3.7	4.0	4.3	4.7	5.1	5.6	6.1
56.0	3.8	4.1	4.4	4.8	5.3	5.8	6.3
56.5	3.9	4.2	4.6	5.0	5.4	5.9	6.5
57.0	4.0	4.3	4.7	5.1	5.6	6.1	6.7
57.5	4.1	4.5	4.9	5.3	5.7	6.3	6.9
58.0	4.3	4.6	5.0	5.4	5.9	6.4	7.1
58.5	4.4	4.7	5.1	5.6	6.1	6.6	7.2
59.0	4.5	4.8	5.3	5.7	6.2	6.8	7.4
59.5	4.6	5.0	5.4	5.9	6.4	7.0	7.6

身长（cm）	体重（kg）						
	−3SD	−2SD	−1SD	中位数	+1SD	+2SD	+3SD
60.0	4.7	5.1	5.5	6.0	6.5	7.1	7.8
60.5	4.8	5.2	5.6	6.1	6.7	7.3	8.0
61.0	4.9	5.3	5.8	6.3	6.8	7.4	8.1
61.5	5.0	5.4	5.9	6.4	7.0	7.6	8.3
62.0	5.1	5.6	6.0	6.5	7.1	7.7	8.5
62.5	5.2	5.7	6.1	6.7	7.2	7.9	8.6
63.0	5.3	5.8	6.2	6.8	7.4	8.0	8.8
63.5	5.4	5.9	6.4	6.9	7.5	8.2	8.9
64.0	5.5	6.0	6.5	7.0	7.6	8.3	9.1
64.5	5.6	6.1	6.6	7.1	7.8	8.5	9.3
65.0	5.7	6.2	6.7	7.3	7.9	8.6	9.4
65.5	5.8	6.3	6.8	7.4	8.0	8.7	9.6
66.0	5.9	6.4	6.9	7.5	8.2	8.9	9.7
66.5	6.0	6.5	7.0	7.6	8.3	9.0	9.9
67.0	6.1	6.6	7.1	7.7	8.4	9.2	10.0
67.5	6.2	6.7	7.2	7.9	8.5	9.3	10.2
68.0	6.3	6.8	7.3	8.0	8.7	9.4	10.3
68.5	6.4	6.9	7.5	8.1	8.8	9.6	10.5
69.0	6.5	7.0	7.6	8.2	8.9	9.7	10.6
69.5	6.6	7.1	7.7	8.3	9.0	9.8	10.8
70.0	6.6	7.2	7.8	8.4	9.2	10.0	10.9
70.5	6.7	7.3	7.9	8.5	9.3	10.1	11.1
71.0	6.8	7.4	8.0	8.6	9.4	10.2	11.2
71.5	6.9	7.5	8.1	8.8	9.5	10.4	11.3
72.0	7.0	7.6	8.2	8.9	9.6	10.5	11.5
72.5	7.1	7.6	8.3	9.0	9.8	10.6	11.6
73.0	7.2	7.7	8.4	9.1	9.9	10.8	11.8
73.5	7.2	7.8	8.5	9.2	10.0	10.9	11.9
74.0	7.3	7.9	8.6	9.3	10.1	11.0	12.1
74.5	7.4	8.0	8.7	9.4	10.2	11.2	12.2

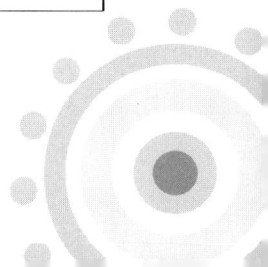

续表

身长（cm）	体重（kg）						
	−3SD	−2SD	−1SD	中位数	+1SD	+2SD	+3SD
75.0	7.5	8.1	8.8	9.5	10.3	11.3	12.3
75.5	7.6	8.2	8.8	9.6	10.4	11.4	12.5
76.0	7.6	8.3	8.9	9.7	10.6	11.5	12.6
76.5	7.7	8.3	9.0	9.8	10.7	11.6	12.7
77.0	7.8	8.4	9.1	9.9	10.8	11.7	12.8
77.5	7.9	8.5	9.2	10.0	10.9	11.9	13.0
78.0	7.9	8.6	9.3	10.1	11.0	12.0	13.1
78.5	8.0	8.7	9.4	10.2	11.1	12.1	13.2
79.0	8.1	8.7	9.5	10.3	11.2	12.2	13.3
79.5	8.2	8.8	9.5	10.4	11.3	12.3	13.4
80.0	8.2	8.9	9.6	10.4	11.4	12.4	13.6
80.5	8.3	9.0	9.7	10.5	11.5	12.5	13.7
81.0	8.4	9.1	9.8	10.6	11.6	12.6	13.8
81.5	8.5	9.1	9.9	10.7	11.7	12.7	13.9
82.0	8.5	9.2	10.0	10.8	11.8	12.8	14.0
82.5	8.6	9.3	10.1	10.9	11.9	13.0	14.2
83.0	8.7	9.4	10.2	11.0	12.0	13.1	14.3
83.5	8.8	9.5	10.3	11.2	12.1	13.2	14.4
84.0	8.9	9.6	10.4	11.3	12.2	13.3	14.6
84.5	9.0	9.7	10.5	11.4	12.4	13.5	14.7
85.0	9.1	9.8	10.6	11.5	12.5	13.6	14.9
85.5	9.2	9.9	10.7	11.6	12.6	13.7	15.0
86.0	9.3	10.0	10.8	11.7	12.8	13.9	15.2
86.5	9.4	10.1	11.0	11.9	12.9	14.0	15.3
87.0	9.5	10.2	11.1	12.0	13.0	14.2	15.5
87.5	9.6	10.4	11.2	12.1	13.2	14.3	15.6
88.0	9.7	10.5	11.3	12.2	13.3	14.5	15.8
88.5	9.8	10.6	11.4	12.4	13.4	14.6	15.9
89.0	9.9	10.7	11.5	12.5	13.5	14.7	16.1
89.5	10.0	10.8	11.6	12.6	13.7	14.9	16.2
90.0	10.1	10.9	11.8	12.7	13.8	15.0	16.4
90.5	10.2	11.0	11.9	12.8	13.9	15.1	16.5
91.0	10.3	11.1	12.0	13.0	14.1	15.3	16.7
91.5	10.4	11.2	12.1	13.1	14.2	15.4	16.8
92.0	10.5	11.3	12.2	13.2	14.3	15.6	17.0

身长（cm）	体重（kg）						
	−3SD	−2SD	−1SD	中位数	+1SD	+2SD	+3SD
92.5	10.6	11.4	12.3	13.3	14.4	15.7	17.1
93.0	10.7	11.5	12.4	13.4	14.6	15.8	17.3
93.5	10.7	11.6	12.5	13.5	14.7	16.0	17.4
94.0	10.8	11.7	12.6	13.7	14.8	16.1	17.6
94.5	10.9	11.8	12.7	13.8	14.9	16.3	17.7
95.0	11.0	11.9	12.8	13.9	15.1	16.4	17.9
95.5	11.1	12.0	12.9	14.0	15.2	16.5	18.0
96.0	11.2	12.1	13.1	14.1	15.3	16.7	18.2
96.5	11.3	12.2	13.2	14.3	15.5	16.8	18.4
97.0	11.4	12.3	13.3	14.4	15.6	17.0	18.5
97.5	11.5	12.4	13.4	14.5	15.7	17.1	18.7
98.0	11.6	12.5	13.5	14.6	15.9	17.3	18.9
98.5	11.7	12.6	13.6	14.8	16.0	17.5	19.1
99.0	11.8	12.7	13.7	14.9	16.2	17.6	19.2
99.5	11.9	12.8	13.9	15.0	16.3	17.8	19.4
100.0	12.0	12.9	14.0	15.2	16.5	18.0	19.6
100.5	12.1	13.0	14.1	15.3	16.6	18.1	19.8
101.0	12.2	13.2	14.2	15.4	16.8	18.3	20.0
101.5	12.3	13.3	14.4	15.6	16.9	18.5	20.2
102.0	12.4	13.4	14.5	15.7	17.1	18.7	20.4
102.5	12.5	13.5	14.6	15.9	17.3	18.8	20.6
103.0	12.6	13.6	14.8	16.0	17.4	19.0	20.8
103.5	12.7	13.7	14.9	16.2	17.6	19.2	21.0
104.0	12.8	13.9	15.0	16.3	17.8	19.4	21.2
104.5	12.9	14.0	15.2	16.5	17.9	19.6	21.5
105.0	13.0	14.1	15.3	16.6	18.1	19.8	21.7
105.5	13.2	14.2	15.4	16.8	18.3	20.0	21.9
106.0	13.3	14.4	15.6	16.9	18.5	20.2	22.1
106.5	13.4	14.5	15.7	17.1	18.6	20.4	22.4
107.0	13.5	14.6	15.9	17.3	18.8	20.6	22.6
107.5	13.6	14.7	16.0	17.4	19.0	20.8	22.8
108.0	13.7	14.9	16.2	17.6	19.2	21.0	23.1
108.5	13.8	15.0	16.3	17.8	19.4	21.2	23.3
109.0	14.0	15.1	16.5	17.9	19.6	21.4	23.6
109.5	14.1	15.3	16.6	18.1	19.8	21.7	23.8
110.0	14.2	15.4	16.8	18.3	20.0	21.9	24.1

八、 2~7岁男童体重/身高标准差数值表

身长（cm）	体重（kg）						
	−3SD	−2SD	−1SD	中位数	+1SD	+2SD	+3SD
65.0	5.9	6.3	6.9	7.4	8.1	8.8	9.6
65.5	6.0	6.4	7.0	7.6	8.2	8.9	9.8
66.0	6.1	6.5	7.1	7.7	8.3	9.1	9.9
66.5	6.1	6.6	7.2	7.8	8.5	9.2	10.1
67.0	6.2	6.7	7.3	7.9	8.6	9.4	10.2
67.5	6.3	6.8	7.4	8.0	8.7	9.5	10.4
68.0	6.4	6.9	7.5	8.1	8.8	9.6	10.5
68.5	6.5	7.0	7.6	8.2	9.0	9.8	10.7
69.0	6.6	7.1	7.7	8.4	9.1	9.9	10.8
69.5	6.7	7.2	7.8	8.5	9.2	10.0	11.0
70.0	6.8	7.3	7.9	8.6	9.3	10.2	11.1
70.5	6.9	7.4	8.0	8.7	9.5	10.3	11.3
71.0	6.9	7.5	8.1	8.8	9.6	10.4	11.4
71.5	7.0	7.6	8.2	8.9	9.7	10.6	11.6
72.0	7.1	7.7	8.3	9.0	9.8	10.7	11.7
72.5	7.2	7.8	8.4	9.1	9.9	10.8	11.8
73.0	7.3	7.9	8.5	9.2	10.0	11.0	12.0
73.5	7.4	7.9	8.6	9.3	10.2	11.1	12.1
74.0	7.4	8.0	8.7	9.4	10.3	11.2	12.2
74.5	7.5	8.1	8.8	9.5	10.4	11.3	12.4
75.0	7.6	8.2	8.9	9.6	10.5	11.4	12.5
75.5	7.7	8.3	9.0	9.7	10.6	11.6	12.6
76.0	7.7	8.4	9.1	9.8	10.7	11.7	12.8
76.5	7.8	8.5	9.2	9.9	10.8	11.8	12.9
77.0	7.9	8.5	9.2	10.0	10.9	11.9	13.0
77.5	8.0	8.6	9.3	10.1	11.0	12.0	13.1
78.0	8.0	8.7	9.4	10.2	11.1	12.1	13.3
78.5	8.1	8.8	9.5	10.3	11.2	12.2	13.4
79.0	8.2	8.8	9.6	10.4	11.3	12.3	13.5
79.5	8.3	8.9	9.7	10.5	11.4	12.4	13.6
80.0	8.3	9.0	9.7	10.6	11.5	12.6	13.7
80.5	8.4	9.1	9.8	10.7	11.6	12.7	13.8
81.0	8.5	9.2	9.9	10.8	11.7	12.8	14.0
81.5	8.6	9.3	10.0	10.9	11.8	12.9	14.1
82.0	8.7	9.3	10.1	11.0	11.9	13.0	14.2
82.5	8.7	9.4	10.2	11.1	12.1	13.1	14.4

身长（cm）	体重（kg）						
	-3SD	-2SD	-1SD	中位数	+1SD	+2SD	+3SD
83.0	8.8	9.5	10.3	11.2	12.2	13.3	14.5
83.5	8.9	9.6	10.4	11.3	12.3	13.4	14.6
84.0	9.0	9.7	10.5	11.4	12.4	13.5	14.8
84.5	9.1	9.9	10.7	11.5	12.5	13.7	14.9
85.0	9.2	10.0	10.8	11.7	12.7	13.8	15.1
85.5	9.3	10.1	10.9	11.8	12.8	13.9	15.2
86.0	9.4	10.2	11.0	11.9	12.9	14.1	15.4
86.5	9.5	10.3	11.1	12.0	13.1	14.2	15.5
87.0	9.6	10.4	11.2	12.2	13.2	14.4	15.7
87.5	9.7	10.5	11.3	12.3	13.3	14.5	15.8
88.0	9.8	10.6	11.5	12.4	13.5	14.7	16.0
88.5	9.9	10.7	11.6	12.5	13.6	14.8	16.1
89.0	10.0	10.8	11.7	12.6	13.7	14.9	16.3
89.5	10.1	10.9	11.8	12.8	13.9	15.1	16.4
90.0	10.2	11.0	11.9	12.9	14.0	15.2	16.6
90.5	10.3	11.1	12.0	13.0	14.1	15.3	16.7
91.0	10.4	11.2	12.1	13.1	14.2	15.5	16.9
91.5	10.5	11.3	12.2	13.2	14.4	15.6	17.0
92.0	10.6	11.4	12.3	13.4	14.5	15.8	17.2
92.5	10.7	11.5	12.4	13.5	14.6	15.9	17.3
93.0	10.8	11.6	12.6	13.6	14.7	16.0	17.5
93.5	10.9	11.7	12.7	13.7	14.9	16.2	17.6
94.0	11.0	11.8	12.8	13.8	15.0	16.3	17.8
94.5	11.1	11.9	12.9	13.9	15.1	16.5	17.9
95.0	11.1	12.0	13.0	14.1	15.3	16.6	18.1
95.5	11.2	12.1	13.1	14.2	15.4	16.7	18.3
96.0	11.3	12.2	13.2	14.3	15.5	16.9	18.4
96.5	11.4	12.3	13.3	14.4	15.7	17.0	18.6
97.0	11.5	12.4	13.4	14.6	15.8	17.2	18.8
97.5	11.6	12.5	13.6	14.7	15.9	17.4	18.9
98.0	11.7	12.6	13.7	14.8	16.1	17.5	19.1
98.5	11.8	12.8	13.8	14.9	16.2	17.7	19.3
99.0	11.9	12.9	13.9	15.1	16.4	17.9	19.5
99.5	12.0	13.0	14.0	15.2	16.5	18.0	19.7
100.0	12.1	13.1	14.2	15.4	16.7	18.2	19.9
100.5	12.2	13.2	14.3	15.5	16.9	18.4	20.1

身长（cm）	体重（kg）						
	－3SD	－2SD	－1SD	中位数	＋1SD	＋2SD	＋3SD
101.0	12.3	13.3	14.4	15.6	17.0	18.5	20.3
101.5	12.4	13.4	14.5	15.8	17.2	18.7	20.5
102.0	12.5	13.6	14.7	15.9	17.3	18.9	20.7
102.5	12.6	13.7	14.8	16.1	17.5	19.1	20.9
103.0	12.8	13.8	14.9	16.2	17.7	19.3	21.1
103.5	12.9	13.9	15.1	16.4	17.8	19.5	21.3
104.0	13.0	14.0	15.2	16.5	18.0	19.7	21.6
104.5	13.1	14.2	15.4	16.7	18.2	19.9	21.8
105.0	13.2	14.3	15.5	16.8	18.4	20.1	22.0
105.5	13.3	14.4	15.6	17.0	18.5	20.3	22.2
106.0	13.4	14.5	15.8	17.2	18.7	20.5	22.5
106.5	13.5	14.7	15.9	17.3	18.9	20.7	22.7
107.0	13.7	14.8	16.1	17.5	19.1	20.9	22.9
107.5	13.8	14.9	16.2	17.7	19.3	21.1	23.2
108.0	13.9	15.1	16.4	17.8	19.5	21.3	23.4
108.5	14.0	15.2	16.5	18.0	19.7	21.5	23.7
109.0	14.1	15.3	16.7	18.2	19.8	21.8	23.9
109.5	14.3	15.5	16.8	18.3	20.0	22.0	24.2
110.0	14.4	15.6	17.0	18.5	20.2	22.2	24.4
110.5	14.5	15.8	17.1	18.7	20.4	22.4	24.7
111.0	14.6	15.9	17.3	18.9	20.7	22.7	25.0
111.5	14.8	16.0	17.5	19.1	20.9	22.9	25.2
112.0	14.9	16.2	17.6	19.2	21.1	23.1	25.5
112.5	15.0	16.3	17.8	19.4	21.3	23.4	25.8
113.0	15.2	16.5	18.0	19.6	21.5	23.6	26.0
113.5	15.3	16.6	18.1	19.8	21.7	23.9	26.3
114.0	15.4	16.8	18.3	20.0	21.9	24.1	26.6
114.5	15.6	16.9	18.5	20.2	22.1	24.4	26.9
115.0	15.7	17.1	18.6	20.4	22.4	24.6	27.2
115.5	15.8	17.2	18.8	20.6	22.6	24.9	27.5
116.0	16.0	17.4	19.0	20.8	22.8	25.1	27.8
116.5	16.1	17.5	19.2	21.0	23.0	25.4	28.0
117.0	16.2	17.7	19.3	21.2	23.3	25.6	28.3
117.5	16.4	17.9	19.5	21.4	23.5	25.9	28.6
118.0	16.5	18.0	19.7	21.6	23.7	26.1	28.9
118.5	16.7	18.2	19.9	21.8	23.9	26.4	29.2

身长（cm）	体重（kg）						
	−3SD	−2SD	−1SD	中位数	+1SD	+2SD	+3SD
119.0	16.8	18.3	20.0	22.0	24.1	26.6	29.5
119.5	16.9	18.5	20.2	22.2	24.4	26.9	29.8
120.0	17.1	18.6	20.4	22.4	24.6	27.2	30.1
120.5	16.9	18.7	20.6	22.4	24.9	27.4	29.8
121.0	17.0	18.9	20.7	22.6	25.1	27.6	30.2
121.5	17.2	19.1	20.9	22.8	25.4	27.9	30.5
120.0	17.4	19.2	21.1	23.0	25.6	28.3	30.9
122.5	17.5	19.4	21.3	23.2	25.9	28.6	31.2
123.0	17.7	19.6	21.5	23.4	26.2	28.9	31.6
123.5	17.9	19.8	21.7	23.6	26.4	29.2	32.0
124.0	18.0	20.0	21.9	23.9	26.7	29.5	32.4
124.5	18.2	20.2	22.1	24.1	27.0	29.9	32.7
125.0	18.4	20.4	22.3	24.3	27.2	30.2	33.1
125.5	18.6	20.5	22.5	24.5	27.5	30.5	33.5
126.0	18.7	20.7	22.8	24.8	27.8	30.9	33.9
126.5	18.9	20.9	23.0	25.0	28.1	31.2	34.4
127.0	19.1	21.1	23.2	25.2	28.4	31.6	34.8
127.5	19.2	21.3	23.4	25.5	28.7	32.0	35.2
128.0	19.4	21.5	23.6	25.7	29.0	32.2	35.6
128.5	19.6	21.7	23.8	26.0	29.3	32.7	36.1
129.0	19.8	21.9	24.1	26.2	29.7	33.1	36.5
129.5	19.9	22.1	24.3	26.5	30.0	33.5	37.0
130.0	20.1	22.3	24.5	26.8	30.3	33.9	37.5
131.0	20.4	22.7	25.0	27.3	31.0	34.7	38.4
131.5	20.6	22.9	25.2	27.6	31.3	35.1	38.9
132.0	20.8	23.1	25.5	27.8	31.7	35.5	39.4
132.5	21.0	23.3	25.7	28.1	32.1	36.0	39.9
133.0	21.1	23.6	26.0	28.4	32.4	36.4	40.4
133.5	21.3	23.8	26.2	28.7	32.8	36.9	40.9
134.0	21.5	24.0	26.5	29.0	33.2	37.3	41.5
134.5	21.6	24.2	26.7	29.3	33.5	37.8	42.0
135.0	21.8	24.4	27.0	29.6	33.9	38.2	42.5
135.5	22.0	24.6	27.3	29.9	34.3	38.7	43.1
136.0	22.1	24.8	27.5	30.2	34.7	39.2	43.7
136.5	22.3	25.0	27.8	30.6	35.1	39.7	44.2
137.0	22.4	25.3	28.1	30.9	35.5	40.2	44.8

身长（cm）	体重（kg）						
	−3SD	−2SD	−1SD	中位数	+1SD	+2SD	+3SD
137.5	22.6	25.5	28.4	31.2	36.0	40.7	45.4
138.0	22.8	25.7	28.6	31.6	36.4	41.2	46.0
138.5	22.9	25.9	28.9	31.9	36.8	41.7	46.6
139.0	23.1	26.1	29.2	32.3	37.2	42.2	47.2
139.5	23.2	26.4	29.5	32.6	37.7	42.8	47.9
140.0	23.4	26.6	29.8	33.0	38.1	43.3	48.5
140.5	23.5	26.8	30.1	33.3	38.6	43.9	49.1
141.0	23.7	27.0	30.4	33.7	39.1	44.4	49.8
141.5	23.8	27.2	30.7	34.1	39.5	45.0	50.5
142.0	24.0	27.5	31.0	34.5	40.0	45.6	51.1
142.5	24.1	27.7	31.3	34.8	40.5	46.2	51.8
143.0	24.2	27.9	31.6	35.2	41.0	46.7	52.5
143.5	24.4	28.1	31.9	35.6	41.5	47.3	53.2
144.0	24.7	28.6	32.5	36.5	42.5	48.6	54.6
145.0	24.8	28.8	32.8	36.9	43.0	49.2	55.4

附录二

中国营养学会推荐的婴幼儿喂养指南（2022）

（一）**6 月龄内婴儿母乳喂养指南**

(1)母乳是婴儿最理想的食物，坚持 6 月龄内纯母乳喂养。

(2)生后 1 小时内开奶，重视尽早吸吮。

(3)回应式喂养，建立良好的生活规律。

(4)适当补充维生素 D，母乳喂养无需补钙。

(5)任何动摇母乳喂养的想法和举动，都必须咨询医生或其他专业人员，并由他们帮助做出决定。

(6)定期监测婴儿体格指标，保持健康生长。

（二）**7～24 月龄婴幼儿喂养指南**

(1)继续母乳喂养，满 6 月龄起必须添加辅食，从富含铁的泥糊状食物开始。

(2)及时引入多样化食物，重视动物性食物的添加。

(3)尽量少加糖盐，油脂适当，保持食物原味。

(4)提倡回应式喂养，鼓励但不强迫进食。

(5)注重饮食卫生和进食安全。

(6)定期监测体格指标，追求健康生长。

（三）**学龄前儿童膳食指南**

(1)食物多样，规律就餐，自主进食，培养健康饮食行为。

(2)每天饮奶，足量饮水，合理选择零食。

(3)合理烹调，少调料少油炸。

(4)参与食物选择与制作，增进对食物的认知和喜爱。

(5)经常户外活动，定期体格测量，保障健康成长。

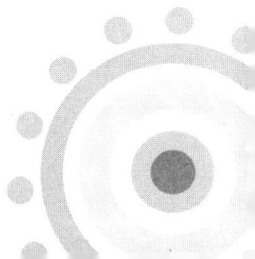

附录三

中国居民膳食营养素参考摄入量表（DRIs 2022）

中国居民膳食能量需要量（EER）、宏量营养素可接受范围（AMDR）、蛋白质参考摄入量（RNI）

人群	EER(kcal/d)*		AMDR				RNI	
	男	女	总碳水化合物	添加糖（%E）	总脂肪（%E）	饱和脂肪酸 U-AMDR（%E）	蛋白质(g/d)	
							男	女
0～6个月	90kcal/(kg·d)	90kcal/(kg·d)	—	—	48(AI)	—	9(AI)	9(AI)
7～12个月	80kcal/(kg·d)	80kcal/(kg·d)	—	—	40(AI)	—	20	20
1岁	900	800	50～65	—	35(AI)	—	25	25
2岁	1100	1000	50～65	—	35(AI)	—	25	25
3岁	1250	1200	50～65	—	35(AI)	—	30	30
4岁	1300	1250	50～65	<10	20～30	<8	30	30
5岁	1400	1300	50～65	<10	20～30	<8	30	30
6岁	1400	1250	50～65	<10	20～30	<8	35	35
7岁	1500	1350	50～65	<10	20～30	<8	40	40
8岁	1650	1450	50～65	<10	20～30	<8	40	40
9岁	1750	1550	50～65	<10	20～30	<8	45	45
10岁	1800	1650	50～65	<10	20～30	<8	50	50
11岁	2050	1800	50～65	<10	20～30	<8	60	55
14～17岁	2500	2000	50～65	<10	20～30	<8	75	60
18～49岁	2250	1800	50～65	<10	20～30	<10	65	55
50～64岁	2100	1750	50～65	<10	20～30	<10	65	55
65～79岁	2050	1700	50～65	<10	20～30	<10	65	65
80岁～	1900	1500	50～65	<10	20～30	<10	65	55
孕妇(早)	—	1800	50～65	<10	20～30	<10	—	55
孕妇(中)	—	2100	50～65	<10	20～30	<10	—	70
孕妇(晚)	—	2250	50～65	<10	20～30	<10	—	85
乳母	—	2300	50～65	<10	20～30	<10	—	80

＊6岁及以上是轻体力活动水平

注：①未制定参考值者用"—"表示；②%E为占能量的百分比；③EER：能量需要量；④AM-DR：可接受的宏量营养素范围；⑤RNI：推荐摄入量。

中国居民膳食矿物质的推荐摄入量(RNI)或适宜摄入量(AI)

人群	钙 (mg/d) RNI	磷 (mg/d) RNI	钾 (mg/d) AI	钠 (mg/d) AI	镁 (mg/d) RNI	氯 (mg/d) AI	铁 (mg/d) RNI 男	铁 (mg/d) RNI 女	碘 (mg/d) RNI	锌 (mg/d) RNI 男	锌 (mg/d) RNI 女	硒 (mg/d) RNI	铜 (mg/d) RNI	氟 (mg/d) AI	铬 (mg/d) AI	锰 (mg/d) AI	钼 (mg/d) RNI
0岁~	200(AI)	100(AI)	350	170	20(AI)	260	0.3(AI)		85(AI)	2.0(AI)		15(AI)	0.3(AI)	0.01	0.2	0.01	2(AI)
0.5岁~	250(AI)	180(AI)	550	350	65(AI)	550	10		115(AI)	3.5		20(AI)	0.3(AI)	0.23	4.0	0.7	15(AI)
1岁~	600	300	900	700	140	1100	9		90	4.0		25	0.3	0.6	15	1.5	40
4岁~	800	350	1200	900	160	1400	10		90	5.5		30	0.4	0.7	20	2.0	50
7岁~	1000	470	1500	1200	220	1900	13		90	7.0		40	0.5	1.0	25	3.0	65
11岁~	1200	640	1900	1400	300	2200	15	18	110	10	9.0	55	0.7	1.3	30	4.0	90
14岁~	1000	710	2200	1600	320	2500	16	18	120	11.5	8.5	60	0.8	1.5	35	4.5	100
18岁~	800	720	2000	1500	330	2300	12	20	120	12.5	7.5	60	0.8	1.5	30	4.5	100
50岁~	1000	722	2000	1400	330	2200	12	12	120	12.5	7.5	60	0.8	1.5	30	4.5	100
65岁~	1000	700	2000	1400	320	2200	12	12	120	12.5	7.5	60	0.8	1.5	30	4.5	100
80岁~	1000	670	2000	1300	310	2000	12	12	120	12.5	7.5	60	0.8	1.5	30	4.5	100
孕妇(早)	800	720	2000	1500	370	2300	—	20	230	—	9.5	65	0.9	1.5	31	4.9	110
孕妇(中)	1000	720	2000	1500	370	2300	—	24	230	—	9.5	65	0.9	1.5	34	4.9	110
孕妇(晚)	1000	720	2000	1500	370	2300	—	29	230	—	9.5	65	0.9	1.5	36	4.9	110
乳母	1000	720	2400	1500	330	2300	—	24	240	—	12	78	1.4	1.5	37	4.8	103

注:未制定参考值用"—"表示。

中国居民膳食维生素推荐摄入量(RNI)或适宜摄入量(AI)

人群	维生素A (μgRAE/d) RNI 男	女	维生素D (μg/D) RNI	维生素E (mgα-Te/d) AI	维生素K (μg/d) AI	维生素B₁ (mg/d) RNI 男	女	维生素B₂ (mg/d) RNI 男	女	维生素B₆ (mg/d) RNI	维生素B₁₂ (μg/d) RNI	泛酸 (mg/d) AI	叶酸 (μgDFE/d) RNI	烟酸 (mgNE/d) RNI 男	女	胆碱 (mg/d) AI 男	女	生物素 (μg/d) AI	维生素C (mg/d) RNI
0岁~	300(AI)		10(AI)	3	2	0.1(AI)		0.4(AI)		0.2(AI)	0.3(AI)	1.7	65(AI)	2(AI)		120		5	40(AI)
0.5岁~	350(AI)		10(AI)	3	10	0.3(AI)		0.5(AI)		0.4(AI)	0.6(AI)	1.9	100(AI)	3(AI)		150		9	40(AI)
1岁~	310		10	6	30	0.6		0.6		0.6	1.0	2.1	160	6		200		17	40
4岁~	360		10	7	40	0.8		0.7		0.7	1.2	2.5	190	8		250		20	50
7岁~	500		10	9	50	1.0		1.0		1.0	1.6	3.5	250	11	10	300		25	65
11岁~	670	630	10	13	70	1.3	1.1	1.3	1.1	1.3	2.1	4.5	350	14	12	400		35	90
14岁~	820	630	10	14	75	1.6	1.3	1.5	1.2	1.4	2.4	5.0	400	16	13	500	400	40	100
18岁~	800	700	10	14	80	1.4	1.2	1.4	1.2	1.4	2.4	5.0	400	15	12	500	400	40	100
50岁~	800	700	10	14	80	1.4	1.2	1.4	1.2	1.6	2.4	5.0	400	14	12	500	400	40	100
65岁~	800	700	15	14	80	1.4	1.2	1.4	1.2	1.6	2.4	5.0	400	14	11	500	400	40	100
80岁~	800	700	15	14	80	1.4	1.2	1.4	1.2	1.6	2.4	5.0	400	13	10	500	400	40	100
孕妇(早)	—	700	10	14	80	—	1.2	—	1.2	2.2	2.9	6.0	600	—	12	—	420	40	100
孕妇(中)	—	770	10	14	80	—	1.4	—	1.4	2.2	2.9	6.0	600	—	12	—	420	40	115
孕妇(晚)	—	770	10	14	80	—	1.5	—	1.5	2.2	2.9	6.0	600	—	12	—	420	40	115
乳母	—	1300	10	17	80	—	1.5	—	1.5	1.7	3.2	7.0	550	—	15	—	520	50	150

注:①未制定参考值者用"—"表示;②视黄醇活性当量(RAE,μg)=膳食或补充剂来源全反式视黄醇(μg)+1/2补充剂纯品全反式β-胡萝卜素(μg)+1/12膳食全反式β-胡萝卜素(μg)+1/24其他膳食维生素A原类胡萝卜素(μg);③α-生育酚当量(α-TE,mg)=膳食中总α-TE当量(mg)=1×α-生育酚(mg)+0.5×β-生育酚(mg)+0.1×γ-生育酚(mg)+0.02×δ-生育酚(mg)+0.3×α-三烯生育酚(mg);④膳食叶酸当量(DFE,μg)=天然食物来源叶酸(μg)+1.7×合成叶酸(μg);⑤烟酸当量(NE,mg)=烟酸(mg)+1/60色氨酸(mg)。

附录四

托幼园所环境和物品预防性消毒方法

消毒对象	物理消毒方法	化学消毒方法	备注
空气	开窗通风每日至少2次；每次至少10~15分钟		在外界温度适宜、空气质量较好、保障安全性的条件下，应采取持续开窗通风的方式
	采用紫外线杀菌灯进行照射消毒每日1次，每次持续照射60分钟		1. 不具备开窗通风条件时使用 2. 应使用移动式紫外线杀菌灯。按照每立方米1.5瓦计算紫外线杀菌灯管需要量 3. 禁止紫外线杀菌灯照射人体体表 4. 采用反向式紫外线杀菌灯在室内有人环境持续照射消毒时，应使用无臭氧式紫外线杀菌灯
餐具、炊具、水杯	煮沸消毒15分钟或蒸气消毒10分钟		1. 对餐具必须先去残渣、清洗后再进行消毒 2. 煮沸消毒时，被煮物品应全部浸没在水中；蒸气消毒时，被蒸物品应疏松放置，水沸后开始计算时间
	餐具消毒柜，按产品说明使用		1. 使用符合国家标准规定的产品 2. 保洁柜无消毒作用，不得用保洁柜代替消毒柜进行消毒
毛巾类织物	用洗涤剂清洗干净后，阳光直接照射暴晒干燥		暴晒时不得相互叠夹，暴晒时间不低于6小时
	煮沸消毒15分钟或蒸气消毒10分钟		煮沸消毒时，被煮物品应全部浸没在水中；蒸气消毒时，被蒸物品应疏松放置
		使用次氯酸钠类消毒剂消毒 使用浓度为有效氯每升250~400毫克溶液浸泡消毒20分钟	消毒时将织物全部浸没在消毒液中，消毒后用生活饮用水将残留消毒剂冲净
抹布	煮沸消毒15分钟或蒸气消毒10分钟		煮沸消毒时，抹布应全部浸没在水中；蒸气消毒时，抹布应疏松放置

消毒对象	物理消毒方法	化学消毒方法	备注
		使用次氯酸钠类消毒剂消毒 使用浓度为有效氯每升400毫克、浸泡消毒20分钟	消毒时将抹布全部浸没在消毒液中，消毒后可直接控干或晾干存放；或用生活饮用水将残留消毒剂冲净后控干或晾干存放
餐桌、床围栏、门把手、水龙头等物体表面		使用次氯酸钠类消毒剂消毒 使用浓度为有效氯每升100～250毫克，消毒10～30分钟	1. 可采用表面擦拭、冲洗消毒方式 2. 餐桌消毒后要用生活饮用水将残留消毒剂擦净 3. 家具等物体表面消毒后可用生活饮用水将残留消毒剂去除
玩具、图书	每两周至少通风晾晒一次		适用于不能湿式擦拭、清洗的物品 暴晒时不得相互叠夹，暴晒时间不低于6小时
		使用次氯酸钠类消毒剂消毒 使用浓度为有效氯每升100～250毫克，表面擦拭、浸泡消毒10～30分钟	根据污染情况，每周至少消毒1次
便盆、坐便器与皮肤接触部位、盛装吐泻物的容器		使用次氯酸钠类消毒剂消毒。使用浓度为有效氯每升400～700毫克，浸泡或擦拭消毒30分钟	1. 必须先清洗后消毒 2. 浸泡消毒时将便盆全部浸没在消毒液中 3. 消毒后用生活饮用水将残留消毒剂冲净后控干或晾干存放
体温计		使用75％～80％乙醇溶液，浸泡消毒3～5分钟	使用符合《中华人民共和国药典》规定的乙醇溶液

注：1. 表中有效氯剂量是指使用符合卫生部（国家卫健委）《次氯酸钠类消毒剂卫生质量技术规范》规定的次氯酸钠类消毒剂。

2. 传染病消毒根据《中华人民共和国传染病防治法》规定，配合当地疾病预防控制机构实施。

3. 资料来源：《托儿所幼儿园卫生保健工作规范》（卫生部，2012）。

主要参考文献

1. 人民教育出版社幼儿教育室编．幼儿卫生学[M]．北京：人民教育出版社，1988.

2. 万钫．学前卫生学[M]．北京：北京师范大学出版社，2012.

3. 中国营养学会．中国居民膳食指南（2022）[M]．北京：人民卫生出版社，2022.

4. 中华人民共和国教育部．幼儿园工作规程[Z]．2015-12-14.

5. 中华人民共和国卫生部，中华人民共和国教育部．托儿所幼儿园卫生保健管理办法[Z]．2010-03-01.

6. 中华人民共和国卫生部．托儿所幼儿园卫生保健工作规范[Z]．2012-05-09.

7. 中华人民共和国住房和城乡建设部．托儿所、幼儿园建筑设计规范[Z]．2016-04-20.

8. 李季湄，冯晓霞．《3—6岁儿童学习与发展指南》解读[M]．北京：人民教育出版社，2013.

9. 朱家雄．现代儿童保健百科全书[M]．上海：中国大百科全书出版社（上海分社），1994.